Ibrahim Alkatout, Christian W. Zöllner

Liselotte Mettler – eine Frau in der Medizin

Ibrahim Alkatout,
Christian W. Zöllner

Liselotte Mettler – eine Frau in der Medizin

Frauenheilkunde in der zweiten Hälfte des 20. Jahrhunderts

DE GRUYTER

Autoren

Prof. Dr. med. Ibrahim Alkatout
Klinik für Gynäkologie und Geburtshilfe
Universitätsklinikum Innsbruck
Anichstraße 35
6020 Innsbruck
Österreich

Dr. Christian W. Zöllner
Platanenring 7
24119 Kronshagen
Deutschland

ISBN 978-3-11-225634-3
ISBN 978-3-11-225635-0 (PDF)
ISBN 978-3-11-225636-7 (E-PUB)
DOI https://doi.org/10.1515/9783112256350

Library of Congress Control Number: 2026947172

Bibliografische Information der Deutschen Nationalbibliothek
Die Deutsche Nationalbibliothek verzeichnet diese Publikation in der Deutschen Nationalbibliografie; detaillierte bibliografische Daten sind im Internet über https://dnb.dnb.de abrufbar

De Gruyter und Walter de Gruyter GmbH sind Teil von De Gruyter Brill.
www.degruyterbrill.com

Fragen zur allgemeinen Produktsicherheit:
productsafety@degruyterbrill.com

Einbandabbildung: Carina Klena, Designagentur für Webdesign, Corporate Design, Branding und Redisign, Uetersen

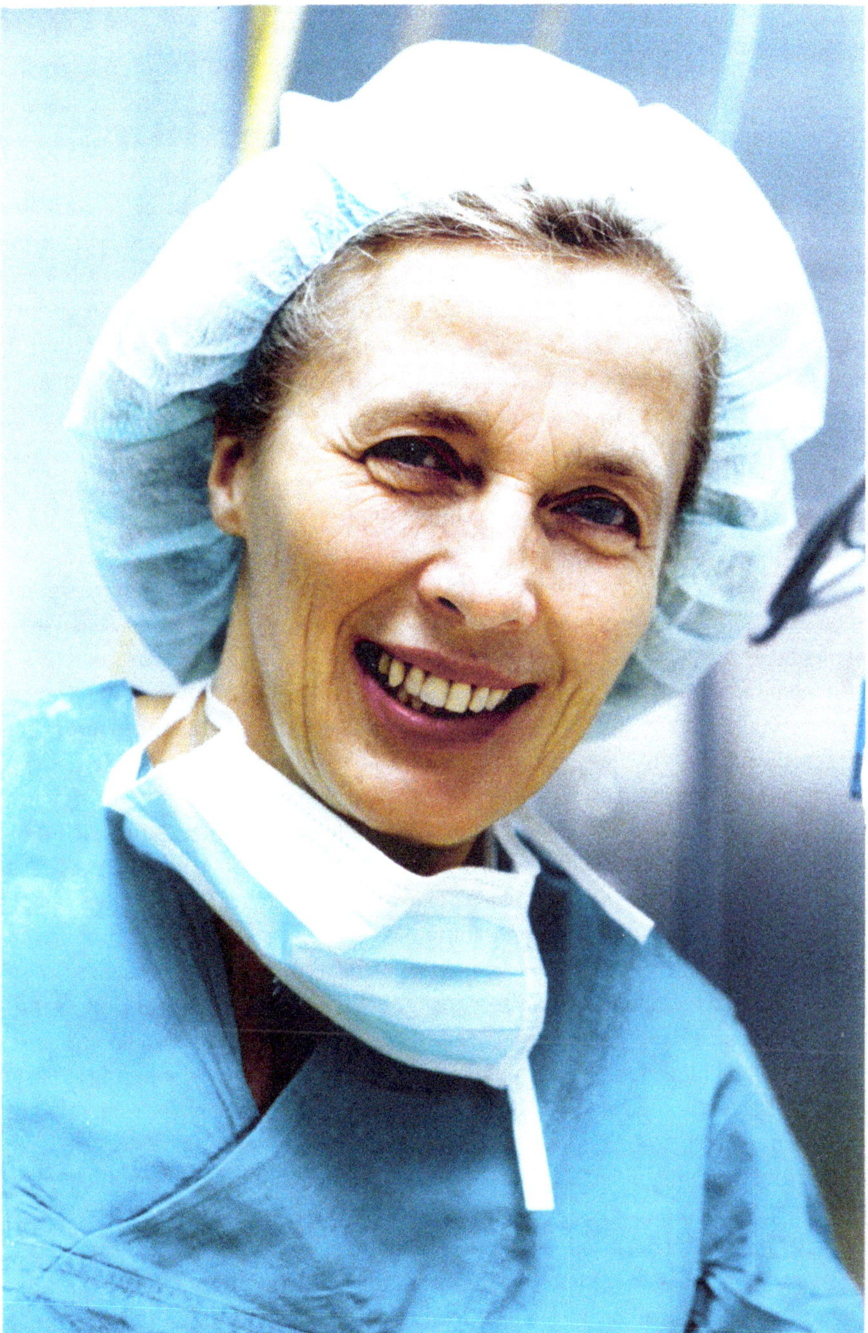

Abb. 1: Ärztin und Chirurgin Liselotte Mettler.

Zum Geleit

Als eine besondere Ehre betrachte ich es, dass mir eine Biografie gewidmet wird. Da dies keineswegs selbstverständlich ist, empfinde ich es als eine einmalige Form der Anerkennung. Diese gilt in meinen Augen vor allem dem Umstand, dass – wie der Titel lautet – eine Frau in der Medizin ihren Platz einnehmen und behaupten kann. Dafür und für die Zeit, nachdem ich 1965 mein Staatsexamen gemacht hatte, noch etwas Ungewöhnliches, zeigt diese Biografie eine Wegmarke auf. Außerdem schließt sich für mich mit 87 Jahren als eine der ersten und eine der letzten verbliebenen Zeitzeugen der ersten Stunde der minimal-invasiven Chirurgie und einer globalen Akzeptanz einer heute nicht mehr wegzudenkenden Operationstechnik der Kreis. Indem die Biografie darüber hinaus als einen Schwerpunkt meiner Tätigkeit die Reproduktionsmedizin behandelt, beschreibt sie ein Gebiet dessen Bedeutung spät erst anerkannt wurde, das jedoch eine große Bedeutung für unsere Gesellschaft erlangt hat. Schließlich wird mit diesem Buch auch die Arbeit des Teams in der Kieler Universitätsfrauenklinik gewürdigt, mit dem ich über viele Jahre eng zusammenarbeiten konnte und mit dem ich noch heute tief verbunden bin.

Mit der Biografie ist naturgemäß ein Rückblick verbunden – auf mein persönliches Leben und auf meine berufliche Tätigkeit. Im Nachhinein kann ich ermessen, wie sehr mir meine aktive Zeit als Jugendliche eine gute Basis gegeben hat, wie viel Glück ich in meinem Leben hatte, wie wichtig gute Freunde und feste Bindungen sind. Mir wird bewusst, wie viel Unterstützung ich erfahren durfte und wie viele Chancen mir geboten wurden, die ich wahrnehmen konnte. Der Rückblick zeigt mir auch auf, wie viele Weggabelungen es für mich in meiner beruflichen Laufbahn gegeben hat, bei denen ich mich immer wieder neu entscheiden musste. Ein Umstand, dessen Gefühl sich immer erst im Nachhinein offenbart. Letztendlich zufrieden und glücklich hat mich das Berufsleben als Ärztin in der Verantwortung gegenüber den Nöten der Patientinnen gemacht.

Werde ich gefragt, welche Eigenschaften ich für bedeutsam erachte, um im Beruf zu bestehen, fällt mir sofort ein, wie wichtig es ist, flexibel zu bleiben, neugierig zu sein, sich für Neues zu öffnen, bereit zu sein, neue Wege zu gehen. Aber auch, gelegentlich innezuhalten, sich zu vergewissern, ob der Kurs noch stimmt und, wenn nötig, bereit zu sein, den eingeschlagenen Kurs zu ändern. Und ich habe erkannt, wie wichtig es ist, Vertrauen zu haben: in die eigenen Fähigkeiten, ebenso wie in die der Partner, mit denen man zusammenarbeitet. Nur so ist man verlässlich auch für andere.

Für die Ausübung einer Hochschultätigkeit im medizinischen Bereich halte ich es zwar für unverzichtbar, wissenschaftlich auf der Höhe zu sein und gute Ergebnisse in der Forschung abzuliefern, jedoch auch, die dadurch gewonnenen Erkenntnisse stets in den Dienst der Praxis zu stellen. Es geht bei aller Hochschultätigkeit vorrangig darum, nicht aus den Augen zu verlieren, dass Medizin in erster Linie eine Dienstleistung am Menschen ist und den Patienten in den Mittelpunkt stellt. Dies muss auch den Studenten der Medizin vermittelt werden.

https://doi.org/10.1515/9783112256350-202

Wenn ich mir etwas für diese Biografie wünsche, dann, dass sie jene, die in der Medizin tätig sind, motiviert und bestätigt in ihrem Einsatz für diejenigen, die sich ihnen anvertrauen. Ebenso möge dieses Buch den Frauen die Gewissheit geben, dass sie in ihrem Beruf Ziele erreichen können und dass es sich lohnt, sich zu engagieren.

Mein weiterer Wunsch ist, dass meine Biografie einen aufrichtigen Dank allen jenen vermittelt, die mir in den unterschiedlichsten Phasen meines Lebens ihr Vertrauen geschenkt haben und denen ich nach wie vor in enger Partnerschaft verbunden bin.

Ich habe allen Anlass, unendlich dankbar zu sein: meiner Mutter, die uns Kinder unter großen Mühen heranzog, allen, bei denen ich lernen und mich weiterentwickeln konnte, meinen Mentoren und den Stäben der Krankenhäuser, bei denen ich mitwirken durfte, meinen Lebensgefährten und meinen Kindern.

Dankbar bin ich für die 30 Jahre einer spannenden und erfolgreichen Zusammenarbeit mit meinem Lehrer Kurt Semm. Diese Jahre haben mir viel gegeben und mich ständig gefordert. Auch mit den weiteren Direktoren der Kieler Universitätsfrauenklinik, Walter Jonat und Nicolai Maass, habe ich gut zusammengearbeitet.

Besonders stolz bin ich auf die spätere Kooperation in der endoskopischen Chirurgie in unserer Kieler Endoskopie Schule mit meinen Nachfolgern, wie jetzt schon 20 Jahre lang mit Ibrahim Alkatout in diesem Bereich und in der Reproduktionsmedizin mit der „Lilo Mettler School" mit Andreas Schmutzler und Sören von Otte. Ich sehe und freue mich anzuerkennen, mit welcher Intensität sich Ibrahim mit der endoskopischen Anatomie auseinandersetzte und wie viele Neuerungen er bei den Operationen kritisch erarbeitet und beforscht hat, ehe er sie einsetzte.

Den vielen Gesprächspartnern und Fachkollegen und ganz besonders denen, die mich in Kiel während meiner Dienstjahre begleitet, unterstützt und motiviert haben, bin ich von Herzen dankbar. Dankbar bin ich auch für die vielen Auszeichnungen, mit denen meine Tätigkeit geehrt wurde. Getragen werde ich noch heute von einem unumstößlichen (Gott-)Vertrauen und von Großzügigkeit im Verhältnis zu meinen Mitmenschen.

Und schließlich gilt mein besonderer Dank den beiden Autoren Ibrahim Alkatout und Christian Zöllner für ihre von Saskia Struck unterstützte intensive Arbeit an dieser Biografie und für die vielen damit verbundenen anregenden und freundschaftlichen Gespräche.

Kiel im Juni 2026 Liselotte Mettler

Vorwort

Bei dieser Biografie, die noch zu ihren Lebzeiten entstanden ist, geht es „nur“ um eine Frau in der Medizin. Es geht jedoch bei Liselotte Mettler um eine besondere Frau, die in einer Phase, als Frauen in der Hochschullandschaft noch längst nicht als ebenbürtig anerkannt wurden,[1] bahnbrechend in der Universitätsmedizin gewirkt hat. Sie hat für die Medizin sowie für die nachfolgenden Generationen von Ärztinnen wichtige Arbeit als Pionierin geleistet.

Der Lebens- und Berufsweg von Liselotte Mettler lässt sich wie folgt zusammenfassen: 1939 in Wien geboren, studierte sie von 1959 bis 1965 Medizin an den Universitäten Tübingen, Wien und Kiel. Kurt Semm holte sie 1970 an die Universitätsfrauenklinik in Kiel, wo sie als Ärztin für Frauenheilkunde im Bereich der Gynäkologie und Geburtshilfe tätig war. Sie leitete bis zu ihrer Pensionierung 2004 die Sektion Endokrinologie und Reproduktionsmedizin. 1976 habilitierte sie sich mit einer Arbeit über *Immunologische Aspekte der weiblichen Sterilität*. Ihr wurde 1981 die stellvertretende Leitung der Klinik für Gynäkologie und Geburtshilfe im Zentrum Operative Medizin I übertragen, eine Funktion, die sie während ihrer gesamten Dienstzeit beibehielt. Parallel war sie von 1983 bis 2004 stellvertretende Direktorin der Universitätsfrauenklinik und der Michaelis-Hebammenschule Kiel. Im Zeitraum von 2007 bis 2026 war Liselotte Mettler stellvertretende Leiterin der universitären Kieler Kinderwunschsprechstunde; nach wie vor ist sie die ehrenamtlich stellvertretende Direktorin der Reproduktionsmedizin. Die von ihr im Jahr 1990 gegründete Kieler „Schule für Gynäkologische Endoskopie“ entwickelte sich zu einem Zentrum der ärztlichen Fort- und Weiterbildung. Nach ihrer Pensionierung arbeitete sie als niedergelassene Frauenärztin in Kiel, gründete die Firma GyneConsulting Kiel, die Beratung zu Wissenschaft und Klinik auf dem Sektor Frauenheilkunde anbietet, und ist seitdem als deren Geschäftsführerin tätig. Seit März 2008 wirkt sie als Direktorin ihres Fachbereichs und als Gastprofessorin im German Medical Center Dubai, Dubai Healthcare City.

Diese nüchterne Aufzählung begründet nicht die Darstellung einer umfangreichen Lebensgeschichte. Vielmehr erzählt die vorliegende Biografie die faszinierende Geschichte einer Frau, deren Lebensweg von Neugier, Engagement, Abenteuerlust und Glück geprägt ist. Von den nachhaltig wirkenden Erlebnissen ihrer Kindheit, über Begegnungen mit einem Martin Luther King Jr. in den USA oder den Indigenen im peruanischen Urwald bis hin zu den Herausforderungen und den Erfolgen ihres beruflichen und privaten Lebens zeichnet sich ein außergewöhnlicher Werdegang ab. In ihm spiegeln sich Erfahrungen bei internationalen Kontakten, Leidenschaft in der Ausübung ihres Berufes und persönliche Entwicklung nicht selten in der Auseinandersetzung mit den Vorurteilen, die ihr als Frau begegneten. Die von ihr unter großem Einsatz bei der Anwendung und Übertragung der Weiterentwicklung von

---

1 S.a. Kapitel 2.

https://doi.org/10.1515/9783112256350-203

Endoskopie und Reproduktionsmedizin gemachten Erfahrungen vermittelte sie den Fachkolleginnen und Fachkollegen, den Studenten der Medizin sowie einer breiten Öffentlichkeit. Dazu verfasste sie mehrere Handbücher und eine große Zahl von Artikeln, hielt eine Vielzahl von Vorträgen und wirkte in nationalen und überregionalen Fachgesellschaften.[2] Das Kapitel *Als Frau in der Medizin* setzt hier einen besonderen Akzent.

Die Würdigungen ihrer Tätigkeiten und die Ehrungen, die Liselotte Mettler in Anerkennung ihrer Verdienste erhielt, unterstreichen die Bedeutung ihres Wirkens.

- *Die Zeit*[3] nannte sie 1985 in einem Artikel „Ärztin aus Leidenschaft [...] Sie ist – weltweit – die einzige Frau, die ein Team aufgebaut hat und leitet, das sogenannte extrakorporale Befruchtungen durchführt, also Befruchtungen außerhalb des Mutterleibes. In Kiel sorgte sie 1983 für Schlagzeilen, als sie ‚ihr' erstes Retortenbaby präsentierte; es war das dritte in der Bundesrepublik."
- Auf dem 61. Kongress der Deutschen Gesellschaft für Gynäkologie und Geburtshilfe (DGGG) vom 19. bis 22. Oktober 2016 in Stuttgart wurde Liselotte Mettler für ihre besonderen Verdienste zum Ehrenmitglied ernannt. Sie sei, so formulierte es der damalige Präsident Diethelm Wallwiener[4], eine „der berühmtesten Frauen der Frauenheilkunde".[5]
- Die „zu den weltweit führenden Reproduktionsmedizinern zählende Fachärztin für Frauenheilkunde und Geburtshilfe, Prof. Dr. med. Liselotte Mettler", so ein Artikel im „Deutschen Ärzteblatt"[6], wurde auf dem wissenschaftlichen Kongress der DGGG in München am 12. Oktober 2022 als erste Frau mit der Carl-Kaufmann-Medaille ausgezeichnet. Diese Medaille wird an besonders herausragende Klinikerinnen und Kliniker oder Forscherinnen und Forscher der Frauenheilkunde vergeben und ist die höchste Auszeichnung, die einer Gynäkologin beziehungsweise einem Gynäkologen in Deutschland, Österreich oder der Schweiz zugesprochen werden kann.
- Im Februar 2025 wurde Liselotte Mettler mit dem Verdienstkreuz 1. Klasse des Verdienstordens der Bundesrepublik Deutschland ausgezeichnet. Sie habe als Ärztin und Wissenschaftlerin „die deutsche, europäische und internationale medizinische Entwicklung in der gynäkologischen endoskopischen Chirurgie und der Reproduktionsmedizin revolutioniert und über sechs Jahrzehnte wesentlich geprägt und vorangebracht", hieß es in der Laudatio.[7] Dann wurde hinzugefügt: „Zahllose Familien haben dank ihrer Forschungsarbeit das Glück eines eigenen Kindes erlebt."

---

2 Siehe den Anhang sowie Aufzählungen zu unterschiedlichen Themenbereichen in Kapitel 3 und 4.

3 Kerner, Charlotte: *Ärztin aus Leidenschaft*, in: *DIE ZEIT*, Nr. 40, 27. September 1985, S. 62.

4 Diethelm Wallwiener (* 1954 in Saarlouis), Gynäkologe, Geburtshelfer und Onkologe, Hochschullehrer in Leipzig und in Tübingen, 2014–2016 Präsident der DGGG.

5 Bericht in *gynkongress*, offizielle Kongresszeitung zum DGGG 2016 für den 21. Oktober 2016, S. 1.

6 „Liselotte Mettler mit Carl-Kaufmann-Medaille ausgezeichnet" in: *Deutsches Ärzteblatt* 119 (2022), Heft 45, S. A-1977 (bzw. B-1641), „Personalien", 11. November 2022.

7 Presseerklärung der schleswig-holsteinischen Staatskanzlei vom 25. Februar 2025.

Die Tätigkeit von Liselotte Mettler an der Kieler Universitätsfrauenklinik vollzog sich nach einer breiten Ausbildung als Fachärztin und mit zunehmender Verantwortung für die gesamte Klinik vor allem vor dem Hintergrund der Entwicklungen in der endoskopischen Chirurgie und in der Reproduktionsmedizin. Insofern liegt es nahe, dass in der vorliegenden Biografie diese beiden Bereiche der Medizin in der Abfolge ihrer Implementierung ausführlich dargestellt werden.

In dem Kapitel *Wirken in der gynäkologisch-endoskopischen Chirurgie* wird aufgezeigt, wie Liselotte Mettler in den Phasen von den laparoskopischen, minimal-invasiven Operationen bis zur roboterassistierten Chirurgie aktiv an deren Etablierung mitgewirkt hat. Nachdrücklich und erfolgreich hat sie sich für die Verbreitung der damit verbundenen Technologien auch gegen anfänglichen Widerstand eingesetzt.

Wenn in dem Kapitel *Wirken in der Reproduktionsmedizin* die Entwicklung der In-vitro-Fertilisation im Mittelpunkt steht, dann ist zweifellos auch der bedeutende Beitrag gemeint, den Liselotte Mettler dazu geleistet hat. Von der frühen und sehr fragilen Anfangsphase der Reproduktionsmedizin bis zur erfolgreichen extrakorporalen Befruchtung hat sie auf diesem Gebiet zielgerichtet geforscht und gearbeitet.

Angestrebt wird in dieser Biografie, das vielseitige Wirken von Liselotte Mettler und die unter teils schwierigen Bedingungen damit verbundenen Errungenschaften eingebettet in die beiden medizinischen Schwerpunktbereiche Gynäkologie und Geburtshilfe aufzuzeigen. Für die Darstellung war es möglich, auf bereits vorliegende Veröffentlichungen und Texte, insbesondere auf die Jahresberichte der Universitätsfrauenklinik[8] zurückzugreifen. Einen besonderen Zugang zum Lebens- und Berufsweg von Liselotte Mettler gewährten jedoch die ausführlichen Interviews, die mit ihr im Jahr 2025 geführt werden konnten. Insofern war es möglich, sie mit ihren Erinnerungen, mit ihren Erfahrungen und mit ihrer wertenden Sichtweise selbst zu Worte kommen zu lassen. Beispielhaft dafür ist ihre Darstellung des Zusammenwirkens mit Kurt Semm, die sehr stark subjektiv geprägt ist. Da die Gespräche mit ihr wie keine andere Quelle originäre Bewertungen und Informationen zu einzelnen Aspekten liefern, sind ihre Aussagen überwiegend wörtlich wiedergegeben und als solche gekennzeichnet. Anstelle eines ausführlichen Schlusswortes sind zum Ausklang auch ihre eigenen Feststellungen zu Schwerpunkten ihres Wirkens aufgeführt. Insofern trägt diese Biografie auch viele autobiografische Züge, die von den Autoren bewusst beibehalten blieben, um die Authentizität der Darstellung zu wahren.

Wir danken ihr herzlich für die so ertragreichen Gesprächsrunden und für ihre Bereitschaft, ihre Geschichte aus dem Blickwinkel des persönlich Erlebten der Allgemeinheit zur Verfügung zu stellen. Mit der Idee, die vielen Meilensteine im Leben von Liselotte Mettler festzuhalten, taten sich ein Mediziner, der Liselotte Mettler seit nahezu 20 Jahren begleitet und ein Historiker, der Politik, Gesellschaft und Medizin in einen Gesamtkontext zu fügen weiß, zusammen. Die gemeinsamen Interviews, die

8 Siehe Quellenverzeichnis im Anhang.

zahlreichen gemeinsamen Gespräche ließen auch die Autoren von professionellen Partnern zu einer freundschaftlichen Beziehung zusammenwachsen.

Die Fotos konnten dem Bildarchiv des Instituts entnommen werden oder stammen aus dem privaten Archiv von Liselotte Mettler. Für die damit verbundene Mühe und für ihre Unterstützung bei der Zusammenstellung der Materialien danken wir Saskia Struck, der Managerin der Kiel School of Gynaecological Endoscopy innerhalb der Klinik für Gynäkologie und Geburtshilfe. Abbildungen aus Zeitschriften werden – soweit nicht anders angegeben – im Rahmen des Zitatrechts (§ 51 UrhG) verwendet und dienen der Analyse der dargestellten Medieninhalte.

Die Autoren bedanken sich für die kontinuierliche Unterstützung der Christian-Albrechts-Universität zu Kiel und des Universitätsklinikums Schleswig-Holstein, Campus Kiel.

Allen Leserinnen und Lesern wünschen wir jene Freude mit dieser Biografie, die wir bei der Erstellung des Buches dankbar empfunden haben.

Ibrahim Alkatout
Christian Zöllner

Inhaltsverzeichnis

Zum Geleit — VI
Vorwort — VIII

1 Die frühen Jahre — 1
Kindheit und Schulbesuch in Wien — **1**
Umzug nach Stuttgart — **4**
Austauschschülerin in den USA — **5**
Teilnahme an internationalen Jugendtreffen — **10**
Studium der Medizin — **11**
Ärztin im peruanischen Urwald — **17**
Tätigkeit als Assistenzärztin — **21**
Die eigene Familie — **25**

2 Als Frau in der Medizin — 32
Privates Verhältnis zur Familie Semm — **32**
Zusammenwirken mit Kurt Semm — **36**
Akademische Laufbahn als Frau und Mutter — **44**
Stationen in der Kieler Universitätsfrauenklinik — **48**
Drei Jahrzehnte klinische Tätigkeit — **54**
Akzente in der Arbeit mit Walter Jonat — **59**
Professorin im Ruhestand — **62**

3 Wirken in der gynäkologisch-endoskopischen Chirurgie — 66
Pelviskopische/laparoskopische Operationen — **66**
Einsatz der Endoskopie — **71**
Instrumente und Apparate — **74**
Videoübertragung in der Endoskopie — **80**
Dokumentation der Ergebnisse — **82**
Kongresse, Tagungen und Gesellschaften — **88**
Anwendung und Weiterentwicklung der minimal-invasiven Chirurgie — **94**
Umgang mit Komplikationen — **100**
Operationen mit C*A*S*H*, C*I*S*H* und C*U*R*T* — **107**
Mammachirurgie — **112**
Roboterassistierte Chirurgie — **117**
Kieler Schule für Gynäkologische Endoskopie — **119**

4 Wirken in der Reproduktionsmedizin — 124
Ausgangslage — **124**
Weichenstellung an der Kieler Universitätsfrauenklinik — **128**
Konstituierungsphase der Reproduktionsmedizin — **133**

Meilenstein und Zäsur: Juli 1978 — **136**
Die ersten deutschen Retortenbabys — **138**
Erfolge in der Anwendung neuer Techniken — **149**
Richtlinien und Leitlinien für die IVF-Technik — **152**
Mitwirkung in Fachgesellschaften und auf Kongressen — **160**
Sinnhaftigkeit auswärtiger Verpflichtungen und offene Fragen — **166**
Umgang mit Endometriose — **170**
Akzente in der Reproduktionsmedizin nach 1995 — **174**
Zum Schluss — **177**

Anhang — 182
1 Tabellarischer Lebenslauf von Liselotte Mettler — **182**
2 Anzahl gynäkologischer Karzinome 1985 bis 1994 — **184**
3 Gynäkologisch-operative Tätigkeit von 1970 bis 1994 — **185**
4 Pelviskopiestatistik 1971 bis 1994 — **186**
5 Pelviskopiefrequenz von 1970 bis 1994 — **186**
6 Laborleistungen 1970 bis 1994 — **187**
7 Mammadiagnostik im Zeitraum 1970 bis 1994 — **188**
8 Reproduktionsmedizin von 1970 bis 1994 — **190**
9 Poliklinische Tätigkeit im Zeitraum 1975 bis 1994 — **191**
10 Reproduktionsbiologische Laboruntersuchungen — **192**
11 Reproduktionsbiologisches Labor im Zeitraum von 1992 bis 1994 — **192**
12 IVF/ET an der UFK Kiel im Zeitraum 1982 bis 1994 — **193**
13 Kindergeburten nach IVF/ET im Zeitraum 1982 bis 1994 — **194**
14 Statistik Wissenschaftliche Filme und Video-Tapes im Zeitraum 1972 bis 1995 — **194**
15 Quellenverzeichnis — **197**
16 Literaturverzeichnis — **198**

Index — 200

1 Die frühen Jahre

Kindheit und Schulbesuch in Wien

In Wien, wo Liselotte Mettler am 6. Juni 1939 geboren wurde, hingen damals schon die braunen Fahnen, aber die Donaumetropole hatte ihr altes Flair beibehalten. Auch der unmittelbar bevorstehende Beginn des mörderischen Kriegsgeschehens warf noch keine Schatten voraus. Die Eltern, August und Margarete Mettler, besaßen eine 200 qm, für damalige Verhältnisse große, schöne Wohnung in Wien-Josefstadt, Hamerling-Platz 10. Liselottes Vater war Bauingenieur und hatte zunächst als Angestellter der obersten Bauleitung in Stuttgart am Autobahnbau zwischen Stuttgart und Ulm mitgewirkt. Ab Mai 1938 wurde er als leitender Ingenieur zum Bau des Flughafens Schwechat auf dem „Heidfeld“ zwischen Fischamend[1] und Schwechat[2] abgeordnet. Der Flughafen war als Fliegerhorst für die deutsche Luftwaffe vorgesehen.

Kurz nach Kriegsbeginn, nachdem der Flugplatz Schwechat fertiggestellt war, wurde Liselottes Vater nach Bukarest abkommandiert. Dort arbeitete er an der Fertigstellung des Militärflugplatzes mit, der ab Frühjahr 1941 als Zwischenlandeplatz der deutschen Luftwaffe im Rahmen des Balkanfeldzugs der Wehrmacht diente. Ebenso war er an dem Ausbau des Bukarester Flugplatzes zum Stützpunkt deutscher Abfangjäger gegen alliierte Bomber beteiligt. Am 4. April und danach am 26. August 1944 wurde der Flugplatz größtenteils durch Bombenangriffe der amerikanischen Luftwaffe zerstört. Als Ende August 1944 die sowjetische Armee Bukarest besetzte, geriet er mit seinen Kameraden in russische Gefangenschaft.

„Meinen Vater“, so Liselotte Mettler,

> habe ich während der gesamten Kriegsjahre kaum, höchstens während seines Fronturlaubs zuhause erlebt. Eigentlich kannte ich ihn nicht und wenn, dann nur als kurzzeitigen Besucher. Wie viele andere Kinder bin ich damals ohne Vater aufgewachsen. Das bedeutete auch, dass meine Mutter sich allein um uns Kinder – mein Bruder Peter kam zwei Jahre nach mir zur Welt – kümmern musste. Sie hat uns dann als gute ‚Wiener Kinder‘ erzogen; bei keinem von uns ist ein Trauma aus dieser Zeit zurückgeblieben. Glücklicherweise war für uns während der ersten Kriegsjahre aufgrund der damaligen Stellung meines Vaters gut gesorgt.

Die Situation in Wien wurde für die Einwohner jedoch umso schwieriger, je mehr sich die Menschen aufgrund zunehmender Bombenangriffe mit der Realität des Krieges konfrontiert sahen. Hunderttausende Flüchtende, teils aus dem Osten, teils aus dem damaligen „Altreich“, strömten in das verhältnismäßig sichere Wien. Hinzu kam, dass

1 Fischamend, eine Stadtgemeinde mit 5.708 Einwohnern (Stand 1. Januar 2024) im Bezirk Bruck an der Leitha in Niederösterreich.

2 Schwechat, eine Stadtgemeinde südöstlich von Wien, am Fluss Schwechat mit 21.227 Einwohnern (Stand 1. Januar 2024).

https://doi.org/10.1515/9783112256350-001

etwa 140.000 ausländische Arbeitskräfte in Wien lebten. Im Spätsommer 1944 war die Stimmung der Bevölkerung auf einem Tiefpunkt angelangt. Als Wien dann Anfang April 1945 zum Verteidigungsbereich erklärt und das Standrecht verhängt wurde, verließen viele Frauen und Kinder die Stadt. Wien versank in den Tagen danach im Chaos. Am 13. April wurde die Stadt von der Roten Armee eingenommen.

Dazu sagte Liselotte Mettler:

> Noch vor dem Einmarsch der sowjetischen Truppen war meine Mutter im April 1945 mit meinem Bruder Peter und mir, die ich damals fünf Jahre alt war, geflohen. Ich weiß noch, wie schwierig es war, die Umgebung der Stadt überhaupt zu verlassen. Wir hatten Glück und kamen per Anhalter zu einem Bergbauern in Westendorf. Der nahm uns auf und meine Mutter konnte auf dem Bauernhof arbeiten; so bekamen wir freie Logis und freie Mahlzeiten. Uns bekümmerte natürlich, dass wir vom Vater seit Monaten nichts mehr gehört hatten, außer, dass er – wie wir vermuteten – in Gefangenschaft bei den Russen geraten war. Aber an das Leben in Westendorf denke ich gerne zurück.

Das Dorf mitten in den Kitzbüheler Alpen liegt direkt am Eingang des Brixentals auf einem sonnigen Hochplateau, nur wenige Kilometer von Kitzbühel entfernt. In der bewaldeten und landwirtschaftlich genutzten Umgebung liegen verstreut Weiler und einzelne Gehöfte.

In Westendorf besuchte Liselotte die ersten beiden Volksschulklassen; sie musste den täglichen Schulweg zu Fuß zurücklegen.

> Mit mir ging ein Klassenkamerad, mit dem ich mich gut verstand. Er kam vom Nachbarhof und sie nannten ihn ‚Reiter-Seppl', weil sein Vater Pferdebesitzer war. Ich weiß noch, wie wir öfter die Pferde im Stall putzen mussten und dafür eine kleine Strecke ausreiten durften. Den Seppl traf ich 1980 wieder, als ich mit meiner Familie Westendorf besuchte, um ihnen das Dorf zu zeigen, wo wir untergekommen waren. Es war jedoch nicht wiederzuerkennen, da es sich zwischenzeitlich zu einem beliebten Skiort entwickelt hatte – und Seppl hatte es in den Jahren zum Hoteleigner gebracht.

Nach knapp zwei Jahren kehrte die Familie nach Wien zurück, zumal sich ihre schöne Wohnung nach der Sektorenaufteilung[3] vom Juli 1945 im amerikanischen Sektor befand. Die Mutter bekam zwar die Wohnung wieder, – sie lebten allerdings sehr beengt in zwei Zimmern. Die anderen Zimmer vermieteten sie, um sich finanziell einigermaßen über Wasser zu halten, denn einen festen Arbeitsplatz konnte Margarete Mettler erst später finden.

Von der damaligen Zeit berichtet Liselotte Mettler:

> In unserem Haus lernte ich viele Familien und einzelne Personen kennen, die bei uns zur Miete wohnten. Manche von ihnen hatten auch Kinder, mit denen wir nach der Schule draußen spielen

3 Gemäß einem von den damaligen Alliierten verabschiedeten Zonenabkommen vom 9. Juli 1945 sollte Wien in vier getrennten Sektoren – US-amerikanischer, sowjetischer, britischer und französischer Sektor – sowie einer gemeinsam geleiteten Interalliierten Zone verwaltet werden.

konnten. Unter den Mietern war ein amerikanischer Soldat, den wir ‚Uncle Jim' nannten. Wir verstanden uns gut mit ihm und konnten auf diese Weise auch Englisch sprechen. Nachdem er seine Militärzeit in Wien abgedient hatte und wieder nach Hause in die USA zurückgekehrt war, schickte er uns regelmäßig CARE-Pakete[4]. Diese waren im wahrsten Sinne des Wortes für uns ‚überlebenswichtig', zumal wir von unserem Vater immer noch nichts gehört hatten. So ging es jedoch vielen Familien damals. Wir wussten nicht, wo er ist und ob er überhaupt noch lebt. Da wir aber keine Todesmeldung erhalten hatten, blieben wir zuversichtlich und warteten auf seine Rückkehr.
Die ganze Zeit über musste unsere Mutter allein für uns sorgen und für unseren Lebensunterhalt aufkommen. Sie war auch allein für die Erziehung von uns Kindern zuständig und musste Vaters Abwesenheit in jeder Hinsicht kompensieren. So hatte sich ein besonders enges Verhältnis zu ihr entwickelt; sie war damals und auch noch später meine wichtigste Ratgeberin. Für unsere Mutter – zumal sie in Österreich in der unmittelbaren Nachkriegszeit als Deutsche nicht gut angesehen wurde – war es eine schwere Zeit mit großen Herausforderungen und vielen Entbehrungen. Damals habe ich nicht darüber nachgedacht, heute kann ich nachvollziehen, was es bedeutet, als alleinstehende Frau den Haushalt, die Erziehung von zwei Kindern und dazu noch die Anforderungen am Arbeitsplatz in Einklang zu bringen. Heute kann ich würdigen, was meine Mutter damals unter schwierigen Bedingungen für uns geleistet hat. Es mag das nachträgliche Wissen darüber sein, das mir die Kraft gab und noch gibt, mich den Herausforderungen in meinem eigenen Leben zu stellen.

Liselotte und ihr Bruder Peter befanden sich in dem überwiegend katholischen Wien in einer besonderen Lage. Sie gehörten – da sie aus einem evangelischen Elternhaus kamen und auch evangelisch erzogen wurden – zu der kleinen evangelischen Diasporagemeinde in der Wiener Josefstadt. Die in dieser Zeit entstandene Gemeinschaft, so erinnert sich Liselotte Mettler, führte dazu, dass sie gerne in die Kirche gingen und intensiv an allen Aktivitäten in der Gemeinde teilnahmen: „Die damals begründete Zugehörigkeit zur Kirche hat sich bei mir bis heute erhalten."

Die engste Freundin von Liselotte in jenen Jahren war Gucki. Sie war ihre Klassenkameradin, – zunächst zwei Jahre lang in der Volksschule, später in der Oberschule, die sie nunmehr in Wien besuchte. Gucki war eine sehr gute Schülerin, wanderte gern und konnte gut fechten. Diesen Sport betrieben sie zwar gemeinsam, Liselottes Leidenschaft war jedoch das Schwimmen. Das passte insofern gut, als es bezahlbar war. Die Mutter legte allerdings großen Wert darauf, dass die Kinder auch Schlittschuhlaufen lernten. Das Eistanzen, zu dem ihre Mutter sie auch gerne gebracht hätte, lehnte Liselotte jedoch ab – sie hasste es förmlich. Dafür nahm sie intensiv am Schwimmunterricht im Donau-Club teil. Da dessen Anlagen trotz des Bombenhagels im Krieg nicht zerstört worden waren, standen nach wie vor große Schwimmbecken zur Verfügung, eines sogar mit einer Wellenanlage. Liselotte trainierte nahezu jeden Tag und hatte den Ehrgeiz, eine gute Schwimmerin zu werden.

4 CARE-Pakete (Cooperative for American Remittances to Europe) waren Nahrungsmittelpakete, die im Rahmen von amerikanischen Hilfsprogrammen nach dem Ende des Zweiten Weltkrieges nach Europa geschickt wurden.

Im Jahr 1953 folgte für sie überraschend der Umzug der Familie von Wien nach Stuttgart. „Für mich", so Liselotte Mettler im Rückblick,

> hieß es Abschied nehmen von guten Freunden, insbesondere von Gucki, die ich erst viel später unter völlig anderen Umständen wiedersehen würde,[5] von Kameradinnen im Schwimmclub und vom Leben in Wien, an das wir uns doch gewöhnt hatten. Es war für mich ein wesentlicher Einschnitt in meinem Leben; Wien ist mir dennoch immer als ein Stück Heimat verblieben.

Umzug nach Stuttgart

Vierzehn Jahre war Liselotte Mettler alt, als die Familie 1953 nach Stuttgart umzog. Ihre Mutter wurde, wie viele andere auch, als Deutsche repatriiert und sollte nach Deutschland zurückkehren. Auch wurde ihr eine Rente als Ausgleich in Aussicht gestellt. Diese kam, da der Mann verschollen war, einer Art von Witwenrente gleich. Sie würde sie aber nur dann bekommen, wurde ihr mitgeteilt, wenn sie auch in Deutschland lebte. Auf diese finanzielle Zuwendung konnte die Familie auch deswegen nicht verzichten, weil sie über kein regelmäßiges Einkommen verfügte. Das waren die Hintergründe des Umzuges. „Unsere Mutter hat uns zwar genau erklärt, warum und wieso das alles notwendig war, aber für mich war die Entscheidung ausgesprochen bitter."

In Stuttgart lebten sie während der ersten Monate bei der Schwester der Mutter, die sie sehr freundlich aufnahm. Nach einem halben Jahr wurde ihnen dann eine eigene Wohnung in Stuttgart-Süd zugewiesen und sie zogen dort ein.

„Darüber", so Liselotte Mettler,

> haben wir uns trotz der Gastfreundschaft meiner Tante und meines Onkels sehr gefreut. Dies stärkte unser Zusammenleben, denn das Leben in Stuttgart war für mich – von der Trennung von meinen Freundinnen einmal abgesehen – anfangs doch recht schwer. Es dauerte auch lange, ehe ich mit dem mir so überhaupt nicht geläufigen Schwäbisch zurechtkam. Schon wenn ich einkaufen ging und gefragt wurde ‚Mei Mädle, etz bisch du dra. Was willsch denn kaufa?' fühlte ich mich als Außenseiterin.
>
> Da die ihr zugebilligte Rente nicht ausreichte, arbeitete unsere Mutter als Geschäftsführerin in einem Sportartikelgeschäft. Peter und ich waren dann überwiegend uns selbst überlassen. Ich musste für uns kochen und hatte allmählich meine Freude daran; mein Lieblingsrezept noch aus der Wiener Zeit waren Marillenknödel.
>
> Meinen Klassenkameradinnen musste ich erklären, warum wir in einer Familie ohne Vater lebten. Allerdings ging es auch anderen meiner Mitschülerinnen so. Und obwohl ich meinen Vater eigentlich kaum kannte, so fehlte er doch als wichtiger Ansprechpartner und als Ratgeber neben meiner uns liebevoll zugewandten Mutter.

5 Mit ihrer Freundin Gucki, Waltraud Peck, traf sie sich bei den Olympischen Spielen 1960 in Rom wieder.

Ihre Leidenschaft, das Schwimmen, konnte Liselotte auch nach dem Umzug fortführen. Sie wurde Mitglied in einem Schwimmverein in Heslach[6] und konnte somit weiter trainieren. Nahezu jeden Abend marschierte sie zum Heslacher Hallenbad, damals eines der größten Schwimmbäder in Deutschland, das in der Mitte zwischen Frauen und Männern getrennt war. Ihre Fußwege zum Schwimmbad sind ihr heute noch gut in Erinnerung. Sie weiß zwar nicht mehr, wie weit die Strecke zum Training hin und wieder zurück war, wohl aber, dass sie oft geflucht hat: „So ein Mist! Wozu machst du das eigentlich?" Doch es wurde zur Routine.

Drei Jahre lang kannte sie in Stuttgart neben der Schule keine andere Freizeitaktivität als das Schwimmen; Interesse an Jazz und Abende in Jazzkellern kamen erst im Studium auf. Es füllte sie ganz aus und weil sie gut schwimmen konnte, nahm sie erfolgreich an mehreren Wettbewerben und sogar an den Württembergischen Meisterschaften teil. Als Leistungsschwimmerin wurde sie in den Schwimmerbund Schwaben aufgenommen.

Die Sinnhaftigkeit des damaligen intensiven Schwimmtrainings kommentierte sie im Nachhinein:

> Mehr denn je bin ich davon überzeugt, dass ganzheitliche Beschäftigung und absolute Hingabe für eine Sache von großer Bedeutung für das Leben sind. Mir hat jedenfalls die Routine des Trainings die Kraft gegeben und die Ausdauer, mich auch später im Leben nochmal abends intensiv mit einer Thematik zu befassen, oder trotz Müdigkeit für die Familie zu kochen oder den Kindern etwas vorzulesen und auch dann durchzuhalten, wenn Körper oder Geist lieber aufgegeben hätten. Rückblickend muss ich feststellen: Es hat sich gelohnt. Es hat sich auch für meine Zukunft gelohnt.

In Stuttgart besuchte Liselotte Mettler das Hölderlin-Gymnasium in der Hölderlinstraße in Stuttgart-Nord. Anders als heute war es damals noch ein reines Mädchengymnasium mit einem altsprachlichen Zug und zwei neusprachlichen Zügen. Zur Schule fuhr sie jeden Tag mit der Straßenbahn. Sie kam in die Untertertia und hatte – neben den anderen Fächern – Fremdsprachenunterricht in Latein sowie in Englisch und in Französisch. Für ihren späteren Lebensweg sollte sich dies als sehr positiv erweisen.

Austauschschülerin in den USA

Die Familie lebte gerade zweieinhalb Jahre in Stuttgart, als Liselotte von einer Schulkameradin in der Untersekunda vom deutsch-amerikanischen Schüleraustausch erfuhr, der sich damals zu einem weltweiten Jugendaustausch – *International Cultural Youth Exchange* (ICYE)[7] – entwickelte. Sie berichtete davon zuhause; ihre Mutter erkundigte sich weiter und fand, dass es eine gute Möglichkeit sei, den Horizont der Kinder zu

6 Heslach, die frühere Karlsvorstadt, jetzt ein Stadtteil im Stuttgarter Stadtbezirk Süd.

7 *International Cultural Youth Exchange* (ICYE), Internationaler Jugend- und Kulturaustausch (vormals International Christian Youth Exchange) führt als eine nicht-gewinnorientierte Organisation in allen

erweitern. Nach ausführlicher Erörterung und zumal es für die Familie auch bezahlbar schien, wurde dann beschlossen, dass Liselotte sich für die Teilnahme an diesem Austauschprogramm bewerben sollte. Adressat der Bewerbung war damals schon der ICYE.

Aus allen Bewerbungen wurden einige Schülerinnen und Schüler dann zu einem Auswahlseminar in die Hauptgeschäftsstelle nach Kassel eingeladen, darunter auch Liselotte. Wie die anderen sollte auch sie in dem Seminar begründen, warum sie am Austausch teilnehmen wollte. Außerdem sollte sie ein Referat über den Bundesstaat in den Vereinigten Staaten halten, den sie am liebsten besuchen wollte. Sie fand alles sehr faszinierend, so auch, dass sie mit dem Schiff in die USA reisen würden.

Als sie bald darauf die Nachricht erhielt, dass sie für den Austausch angenommen wurde, gab es innerhalb des Lehrkörpers an ihrer Schule sehr unterschiedliche Reaktionen: Von einigen wurde angemerkt, es sei nicht gut, ein oder zwei Jahre vor dem Abitur für ein ganzes Schuljahr den ‚normalen' Schulbetrieb zu verlassen. Andere wiederum empfanden den Austausch in einem fremden Land als Teil der Vorbereitung auf das Leben gut und bestärkten sie darin. Liselotte und ihre Mutter teilten diese Einschätzung natürlich und freuten sich insbesondere über die sich bietende Möglichkeit der internationalen Begegnung.

Liselotte Mettler hatte für ihren Austausch den Wunsch geäußert, an einem ländlichen Projekt in den USA teilzunehmen, anstatt in einer größeren Stadt untergebracht zu werden. So kam sie nach Iowa, zwar nicht auf eine Farm, aber in die Kleinstadt Humboldt[8], die wiederum von Farmen umgeben ist.

> Mein High-School-Jahr 1957/1958 in Humboldt, war für mich vor allem aus Sicht des Familienanschlusses, den ich bekam, sehr gut. Die Gastfamilie Royal Bennett nahm mich als Austauschschülerin überaus freundlich auf. Sie behandelten mich wie ihre eigene Tochter. Ich hatte in dieser lieben Familie auch einen ‚Vater', etwas, was ich doch sehr vermisst hatte und was mir in dieser Zeit besonders bewusst wurde. Das Familienleben drehte sich im Übrigen um die methodistische Kirche, um unsere Schule und war vom Lebensstil her sehr behütet. Wir nahmen ausgiebig an den kirchlichen Angeboten teil, die mir gut gefielen. Hinzu kam das Landleben mit Kühe melken und Feldarbeit auf Farmen in der Umgebung, das mir als Großstadtmädchen aus Wien und Stuttgart viel Spaß machte.

In der Schule in Humboldt wurde Liselotte Mettler schnell die Klassenbeste. Das Bildungsniveau war deutlich niedriger als die Anforderungen des altsprachlichen Stuttgarter Gymnasiums; insofern fiel ihr der Unterricht leicht. Für ihren weiteren Lebensweg war es von großem Vorteil, dass sie gezwungen war, nur Englisch zu sprechen und nur englische Bücher zu lesen. „Einen solchen Austausch halte ich im Nachhinein für

---

fünf Kontinenten Austauschprogramme für Jugendliche durch. Als Dachverband entstand er in den 1960er Jahren aus dem 1949 erstmalig stattgefundenen Austausch zwischen Deutschland und den USA.

8 Humboldt, eine Kleinstadt mit rund 4.000 Einwohnern am Des-Moines-Fluss im mittleren Norden des Bundesstaates Iowa am Highway 3.

unbedingt erstrebenswert. Jemand, der nicht aus den eigenen vier Wänden herauskommt, kann weder das Leben kennenlernen noch eine Fremdsprache gut erlernen."

Während ihrer Zeit in Humboldt war sie für vier Monate Aufseherin im städtischen Schwimmbad. Sie wurde dazu jeweils im Anschluss an die letzte Schulstunde eingeteilt und hatte diese Aufgabe vor allem deswegen bekommen, weil sie eine gute Schwimmerin war.

Ein besonderes Erlebnis hatte Liselotte, als sie an einem Seminar im Nordwesten von Iowa am West-Okoboji-See teilnahm. Die Austauschschülerinnen und -schüler waren dorthin zu einem gemeinsamen Treffen eingeladen worden, um sich über ihre Erlebnisse bei den Gastfamilien zu unterhalten. Das Haus, in dem sie untergebracht waren, lag unmittelbar am Ufer des West-Okoboji-Sees – eines Sees, der für sein besonders blaues, faszinierendes Wasser überregional bekannt ist.

An einem Nachmittag fuhren alle Seminarteilnehmer mit den Betreuern des Austauschprogramms gemeinsam nach Old Town, Chicago. Sie besuchten das alte historische Stadtzentrum mit den klassischen niedrigen Backsteinbauten aus der Mitte des 19. Jahrhunderts. Als es Abend wurde, begegneten ihnen die Teilnehmer einer Demonstration mitten in der Altstadt, der sie sich sofort anschlossen. Liselotte Mettler erinnert sich noch, wie sie dort händchenhaltend und „Black and white together" singend mit einem Pastor aus dem Kongo durch die Straßen marschierte, mit dem sie sich während des Seminars angefreundet hatte. Das Lied, *We shall overcome*[9] galt schon damals als Protestsong der Bürgerrechtsbewegung. Einige Leute fingen an, über die Demonstranten zu lästern, dann folgten aggressive Zurufe. Die Lage spitzte sich zu und auf einmal gab es eine Straßenschlacht. Die Polizei kam mit Sirenen; Frauen und Männer, Jungen und Mädchen wurden getrennt und ins örtliche Gefängnis befördert.

Darüber, wie es weiterging, sagte Liselotte Mettler:

> Ich weiß noch, dass ich ängstlich in einer Zelle mit anderen aus unserer Gruppe saß und nicht wirklich verstand, warum wir eingesperrt worden waren. Es hatte auch keine Befragung und kein Verhör gegeben. Um halb zehn Uhr morgens wurden wir dann entlassen. Da stand Martin Luther King Jr.[10] vor uns mit anderen Freunden vom ICYE-Programm, gab uns die Hand und sagte: ‚I'm sorry for my country'. Danach wurden wir – und auch alle jungen Leute, die dabei waren – mit einem Bus zu unserem Quartier am West-Okoboji-Lake gefahren. Martin Luther King war an diesem Tag bei uns als Referent und wir redeten sehr ausführlich mit ihm über das Verhältnis von ‚Schwarz und Weiß' in den USA. Damals hatte ich also Martin Luther King kennengelernt. Später begegneten wir einander nochmals in den USA, einmal in Maryland und einmal in Miami. Er war ein überaus interessanter Mensch. Unsere Begegnungen hingen jedoch weder mit den Treffen zur Auswertung unserer Aufenthalte noch mit dem ICYE-Programm USA zusammen; es ging bei den

9 *We Shall Overcome* spielte als Protestlied eine wichtige Rolle in der US-Bürgerrechtsbewegung. Titel und Song werden heute weltweit als musikalischer Protest gegen jede Art von Missständen verwendet. Die bekannteste Fassung des Liedes stammt von Joan Baez.

10 Martin Luther King Jr. (* 15. Januar 1929 in Atlanta, Georgia, als Michael King Jr.; † 4. April 1968 in Memphis, Tennessee), US-amerikanischer Baptistenpastor und Bürgerrechtler.

Treffen am Rande von internationalen medizinischen Kongressen vor allem um den Austausch über die damaligen innenpolitischen Ereignisse in den USA. Die Festigkeit seines Glaubens hat mir im Übrigen die Bedeutung einer Gemeinschaft, die durch das Miteinander an sonntäglichen Gottesdiensten entsteht, deutlich vor Augen geführt.

Für die an dem Austauschprogramm teilnehmenden Deutschen lieferten die internationalen ICYE-Auswertungsseminare wichtige Erkenntnisse: Zum einen mussten die Deutschen sich in ihrem Auftreten und in ihren Beiträgen damals und noch in den 1960er Jahren deutlich zurückhalten. Anders als die anderen Nationen mit ihren Liedern, mit ihren Volkstänzen, konnten die deutschen Jugendlichen sich wegen des Schattens der Vergangenheit nicht selbst darstellen. Zum anderen leistete der ICYE gerade in den Jahren, in denen er sich als Verein etablierte, einen sehr großen Beitrag für das Miteinander der Jugend aus aller Welt. Indem er junge Menschen aus verschiedenen Nationen zusammenführte, förderte er nachdrücklich die Beziehungen auch dieser untereinander. Obwohl das damals, als Liselotte Mettler am Programm teilnahm, überwiegend noch nicht der Fall war, trug der ICYE mit seinen Veranstaltungen wesentlich dazu bei, dass die Deutschen weltweit wieder akzeptiert wurden.

Eine der Austauschschülerinnen des ICYE-Programms zum Schuljahr 1958/59 war Gudrun Ensslin[11], Pfarrerstochter aus Stuttgart-Cannstatt. Liselotte Mettler hatte sie im Rahmen des Austauschs und auf den Osterkonferenzen nach ihrem Austauschjahr kennengelernt. Sie war, wie Liselotte Mettler sagte, „ein sehr umgängliches Mädchen, ohne größere Probleme mit sich oder der Umwelt. An ihr gab es nichts Besonderes und es ging auch keine besondere Anziehungskraft von ihr aus.“ Erst im Nachhinein, als sie mit dem Terrorismus in Verbindung gebracht wurde, hat Liselotte Mettler sich mehr für Gudrun Ensslin interessiert.

Nach knapp einem Jahr, im Sommer 1958, erwarb Liselotte in Humboldt das School Leaving Certificate[12]. Dieses eröffnete ihr die Möglichkeit, mit einem Studium in den USA fortzufahren, zumal ihr ein Stipendium für den Besuch des Colleges in Iowa angeboten wurde. Als sie sich darüber mit ihrer Mutter in Stuttgart austauschte, war diese eher der Meinung, sie solle lieber ein deutsches Abitur machen.

Es ist völlig offen, so Liselotte Mettler im Nachhinein, wie es weitergegangen wäre, wenn sie dort geblieben, dort ihr Studium absolviert und dort einen Beruf ergriffen hätte. So aber entschied sie sich dafür, nach Deutschland zurückzukehren, um ihre Schullaufbahn mit dem deutschen Abitur zu beenden. Am Ende ihres High-School-Jahres machte sie noch eine Rundfahrt durch die USA, die ihr eine Fülle neuer, lebendiger

11 Gudrun Ensslin (* 15. August 1940 in Bartholomä, Baden-Württemberg; † 18. Oktober 1977 in Stuttgart-Stammheim), entwickelte sich später zu einer linksextremistischen Terroristin und wurde Mitglied der RAF (Rote-Armee-Fraktion).

12 Das School Leaving Certificate wird in den USA nach 12 Jahren Schulbesuch und erfolgreichem Abschluss der Oberschule erworben; es berechtigt zur Aufnahme eines Studiums an einem College oder an einer Universität.

Eindrücke von Menschen, deren Zusammenleben und von unterschiedlichen Gegenden des Landes vermittelte.

„Der Abschied von meinen Gasteltern, von meinen Mitschülerinnen und auch vom Kleinstädtchen Humboldt", so erinnert sich Liselotte,

> fiel mir nicht leicht. Das Austauschjahr hatte mir doch sehr viel Gutes gegeben. Heute würde ich meinen, dass ich dadurch überhaupt erst ‚aufgewacht' bin. Ich habe mein Leben danach mit anderen Augen gesehen. Der Schmerz, ohne Vater aufgewachsen zu sein, da er wohl immer noch in russischer Kriegsgefangenschaft war, und das ebenfalls schmerzhafte Empfinden, bescheiden aufgewachsen zu sein, waren verschwunden.
> Auch wäre ich ohne die Erfahrungen, die ich in jungen Jahren in den USA machen durfte, sicherlich eher ‚provinziell' geblieben. Dieses eine Jahr hat mir den Horizont meines Lebens wesentlich erweitert. Für mich waren die damaligen Erfahrungen wegweisend. Wer weiß, was ich sonst ohne diesen Impuls gemacht hätte. Mit Sicherheit wäre mein Leben ohne meine Beteiligung am Schüleraustauschprogramm anders verlaufen.
> Vorher, bis zu meinem 17. Lebensjahr, waren wir Kinder in einer Familie, in welcher der Vater fehlte und die Mutter allein für uns sorgen musste. Niemals sind wir, wie manche unserer Klassenkameradinnen, etwa an die Adria gefahren, um Ferien zu machen. Wir konnten von solchen Dingen nur träumen. Umso mehr fand ich den Aufenthalt in Amerika großartig. Er eröffnete mir eine neue Dimension. Mehr denn je bin ich heute davon überzeugt, dass ein Austausch von Schülern – oder jetzt auch Freiwilligen – ein wichtiger Bestandteil des Werdens eines jungen Menschen sein kann. Auch viele meiner Freunde, die an einem solchen Programm teilgenommen hatten, haben mir später die Bedeutung eines solchen Austauschs fast schon als wegweisend bestätigt.

Liselotte Mettlers gute Erfahrungen mit dem ICYE und ihr Wunsch, diese Initiative weiter zu unterstützen, führten auch dazu, dass sie ihre eigenen Kinder später ebenfalls mit Austauschprogrammen in die Welt schickte. Und um etwas von den schönen Erfahrungen zurückzugeben, die sie bei ihrem Aufenthalt in den USA gemacht hatte, nahm sie wiederum Austauschschüler bei sich in Kiel zuhause auf.

Mehrfach war sie später erneut auch in Humboldt in Iowa. Zum 55-jährigen Jubiläum der High-School-Graduation 2013 und als „Queen of 1958" fuhr sie mit ihren alten Schulfreundinnen durch den Ort als „Oldtimerin" in einem „Oldtimer". Sie besuchte bei jeder dieser Gelegenheiten auch ihre Gasteltern. Doch es gab nicht nur freudige Anlässe für ein Wiedersehen: So half sie ihrer amerikanischen „Schwester", ihre amerikanische „Gastmutter" mit 97 Jahren als Pflegefall in ein Heim zu bringen.

Zurück in Stuttgart besuchte Liselotte weiter das Hölderlin-Gymnasium. Sie ging direkt in die Oberprima, um sich auf das Abitur vorzubereiten. Ihre Freizeit verbrachte sie wieder beim Schwimmtraining und nahm auch an Schwimmwettkämpfen in Baden-Württemberg teil. Da ihr Taschengeld karg bemessen war, verdiente sie sich etwas Geld mit Deutschunterricht für amerikanische Soldaten in den etwas außerhalb von Stuttgart gelegenen Kelley-Baracken[13].

13 Die Kelley-Barracken, sieben Kilometer südlich der Innenstadt von Stuttgart, zwischen den Stadtbezirken Möhringen und Plieningen, waren ein Militärstützpunkt der US-Streitkräfte in Baden-Württemberg.

Außerdem beteiligte sie sich an den damals üblichen Märschen gegen das „Establishment". „Ich sah jedoch bald ein," sagte sie,

> dass solche Aktivitäten nur von kurzfristiger Dauer sind. Nicht zuletzt aufgrund von Diskussionen mit Andersdenkenden wurde meine Einstellung zum Umgang mit den Gegebenheiten realistischer. Mir wurde klar, dass man etwas im Leben nur dann verändern kann, wenn man es selbst entsprechend vorlebt und andere durch sein tägliches Tun überzeugt.

Teilnahme an internationalen Jugendtreffen

Zum ICYE hielt Liselotte Mettler lange Zeit die Verbindung aufrecht und engagierte sich über einen längeren Zeitraum für dessen Aktivitäten. Im Rahmen von Weiterbildungsmaßnahmen des ICYE fuhr Liselotte mehrfach als Studentin im Sommer in die USA und unterstützte dort einzelne Bildungsprojekte. Acht Jahre lang war sie beratend in den Gremien tätig, die jährlich die Schüler für das jeweils anstehende Austauschprogramm auswählten.

In Deutschland beteiligte Liselotte Mettler sich mehrfach persönlich an den Auswahlverfahren für Austauschschüler in Schleswig-Holstein. Die Mitglieder des Auswahlgremiums schauten sich die Unterlagen an, unterhielten sich mit den Kandidaten, befragten sie nach ihren Motiven und bewerteten anschließend, wer am ehesten für den Austausch in Frage käme.

> Dies war deswegen nicht einfach, weil sich stets sehr viel mehr Schüler und Jugendliche bewarben, als Plätze zur Verfügung standen. Dennoch war das eine sehr lohnende Aufgabe. Ein Austauschschüler, der von mir ausgewählt worden war und der schließlich ein anerkannter Jurist wurde, sagte mir bei einem sehr viel späteren Treffen: ‚Was Du damals von mir gehalten und für mich getan hast, ohne mich zu kennen, das hat mein ganzes Leben verändert!'

Ihr Aufenthalt in dem stark methodistisch geprägten Städtchen Humboldt hatte Liselotte Mettler auch in ihrer eigenen religiösen Einstellung bestärkt und führte dazu, dass sie sich, wie sie sagte, nach dem Schüleraustausch mehr als bisher mit ihrem Glauben beschäftigte. Dazu gehörte, dass sie regelmäßig den Gottesdienst in der Rosenbergkirche besuchte; als Kirchenbauwerk der „Zweiten Moderne" 1956 gebaut, liegt diese hinter einem kleinen Kirchvorplatz im Westen Stuttgarts. Mit ihrem Bruder Peter beteiligte sie sich ferner aktiv am Leben der Rosenberg-Gemeinde sowie in der Evangelischen Jugendarbeit. Sie verfolgten die Weltkirchentage mit den Auftritten von Billy Graham[14] sowie Martin Luther King Jr., bewunderten und teilten sein Engagement für soziale

---

14 William Franklin „Billy" Graham (* 7. November 1918 in Charlotte, North Carolina; † 21. Februar 2018 in Montreal, North Carolina), bekannt als Baptistenpastor und Erweckungsprediger des Evangelikalismus.

Gerechtigkeit und waren umso mehr betroffen, als er – nur 39 Jahre alt – bei einem Attentat in Memphis erschossen wurde.

„Mich haben“, so Liselotte,

> die Berichte von den Weltkirchenratsversammlungen mit ihrem Austausch von Glaubensvorstellungen und Überzeugungen sowie mit wunderbaren Menschen aus der ganzen Welt sehr beeindruckt. Im Rückblick kann ich feststellen, dass ich durch die damaligen Erlebnisse und den regelmäßigen Gottesdienstbesuch in meinen religiösen Überzeugungen gestärkt wurde. Daran änderte auch nicht, dass in späteren Jahren die medizinischen Verpflichtungen bei der Betreuung von Patienten auch an den Wochenenden erfolgen mussten.

Studium der Medizin

Im März 1959 legte Liselotte Mettler die Reifeprüfung am Hölderlin-Gymnasium Stuttgart ab. Das war auch das Jahr, in dem ihr Vater endlich aus russischer Kriegsgefangenschaft zurückkehrte. Er war zunächst nach Wien gegangen, wo er die Familie vermutete, hatte sich dort umgetan und kam, nachdem er über deren Verbleib informiert worden war, zu ihnen nach Stuttgart. Zwischen seinem 40. und 54. Lebensjahr hatte er insgesamt 14 Jahre in Kriegsgefangenschaft verbracht, wog damals nur 40 Kilo, litt an Tuberkulose und musste zunächst in ein Sanatorium. Obwohl er körperlich zur Familie zurückgekehrt war, blieb er innerlich ein gebrochener Mann und als solcher vorrangig mit sich selbst beschäftigt. Er war traumatisiert und strebte nach den bitteren Jahren der Entbehrung in der Gefangenschaft nach dem angenehmen Leben, das er vor dem Krieg hatte. Dies war unter den damaligen Verhältnissen jedoch nicht möglich. Er konnte sich auch nicht in seine Ehefrau hineinversetzen, die jahrelang auf sich allein gestellt hart gearbeitet hatte, um die Familie zu ernähren und um den Kindern eine weiterführende Bildung zu ermöglichen. Seiner Frau wiederum war ihr Ehemann mit den traumatischen Erlebnissen aus dem Krieg und mit den Erfahrungen eines zutiefst entwürdigenden Daseins in den Gefangenenlagern fremd geworden. Für die beiden Kinder war er ein Fremder, der sich auf einmal in das Familienleben drängte und den sie als Vater nie erlebt hatten.

Sie versuchten, ihn zu verstehen und ihm zu helfen, konnten ihm aber das Luxusleben, wie er sich das nach seinen Entbehrungen erträumt hatte, nicht bieten. Obwohl sich alle über seine Rückkehr gefreut hatten, wurde das Zusammenleben zunehmend schwieriger. Die Spannungen wuchsen; er hatte keine feste Stellung, die Eltern verstanden sich immer weniger und es gab heftige Auseinandersetzungen, die alle Familienmitglieder stark belasteten. Nach einem Erholungsaufenthalt im Schwarzwald ließ August Mettler sich scheiden. Er zog in die Nähe von Frankfurt und war bald erneut als Ingenieur im Autobahnbau tätig. Dort besuchten ihn die Kinder regelmäßig.

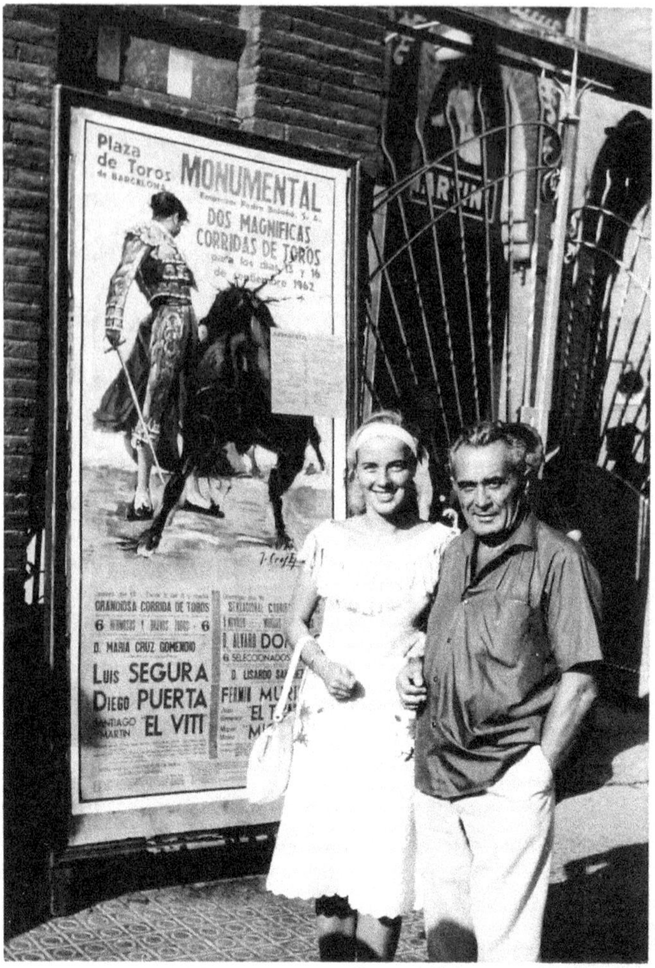

Abb. 1.1: Liselotte Mettler mit ihrem Vater August Mettler in Barcelona.

Sie habe seine Einstellung, so Liselotte Mettler, im Nachhinein sehr gut verstanden – nach allem, was er durchgemacht hatte. Beide Ehen, die er danach einging, endeten unglücklich. Viele Jahre später, als Liselotte Mettler mit ihrer Familie und ihrer Mutter in Kiel lebte und dort ihrem Beruf nachging, kehrte ihr Vater zurück. Er bezog in Kiel eine Wohnung und sagte rückblickend, er hätte bei seiner ersten Frau, Margarete, bleiben sollen. Sie war es, die sich schließlich bis zu seinem Tod mit 90 Jahren um ihn kümmerte.

Im September und Oktober 1959 nahm Liselotte Mettler am Krankenpflegedienst in der chirurgischen Abteilung am Wilhelmhospital in Stuttgart teil. In ihrem Zeugnis wurde festgehalten, dass sie „sehr fleißig, eifrig, gewissenhaft und verständig in der

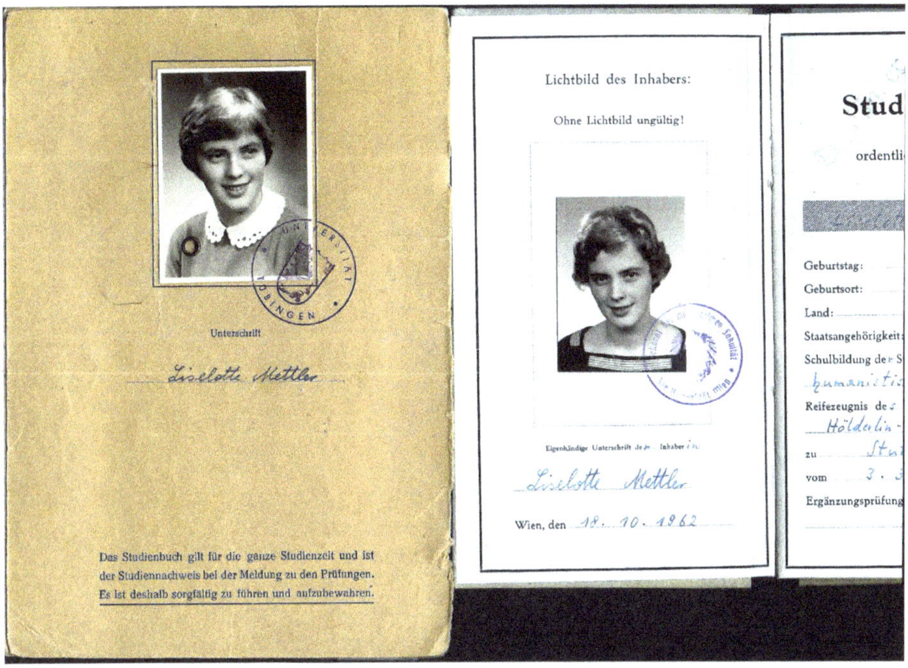

Abb. 1.2: Studienbücher von Liselotte Mettler: Universität Tübingen WS 1959, Universität Wien WS 1962.

Arbeit“ sei. Während ihr Vater die Ausbildung zur Krankenschwester als vollkommen ausreichend für ein Mädchen ansah, zumal deren Kosten weit unter denen eines Studium lagen, bestärkte ihre Mutter sie in ihrem Studienwunsch. Sie hätte es gerne gesehen, wenn sie Sprachen studierte. Doch Liselotte Mettler entschied anders: Nach zwei Monaten gab sie die Ausbildung als Krankenschwester auf und ließ sich für das Studienfach Medizin an der Universität Tübingen einschreiben. Noch im Wintersemester 1959 nahm sie ihr Medizinstudium auf, das sie überwiegend mit einem Stipendium finanzierte.

Ihre Mutter hatte großen Wert darauf gelegt, dass auch ihr Bruder Peter studierte. Liselotte Mettler hatte sich stets gut mit ihm verstanden, dennoch gingen ihre Studienwünsche sehr stark auseinander, denn er studierte Psychologie und Philosophie. „Er schwebte für mich immer irgendwo über den Wolken,“ äußerte Liselotte Mettler, „ebenfalls in seinem praktischen Leben. So hatte er drei Frauen, von denen die eine in Amerika lebt. Er ist vor drei Jahren gestorben.“

Während ihres Studiums in Tübingen lernte Liselotte Mettler im vorklinischen Semester Reza Parwaresch[15] kennen. Er war nach dem Schulabschluss in Teheran

15 Prof. Dr. Mohammad Reza Parwaresch (* 23. August 1940 in Täbris, Iran; † 1. November 2005 in Kiel), iranisch-deutscher Pathologe und Hochschullehrer in Kiel von 1975 bis 2005.

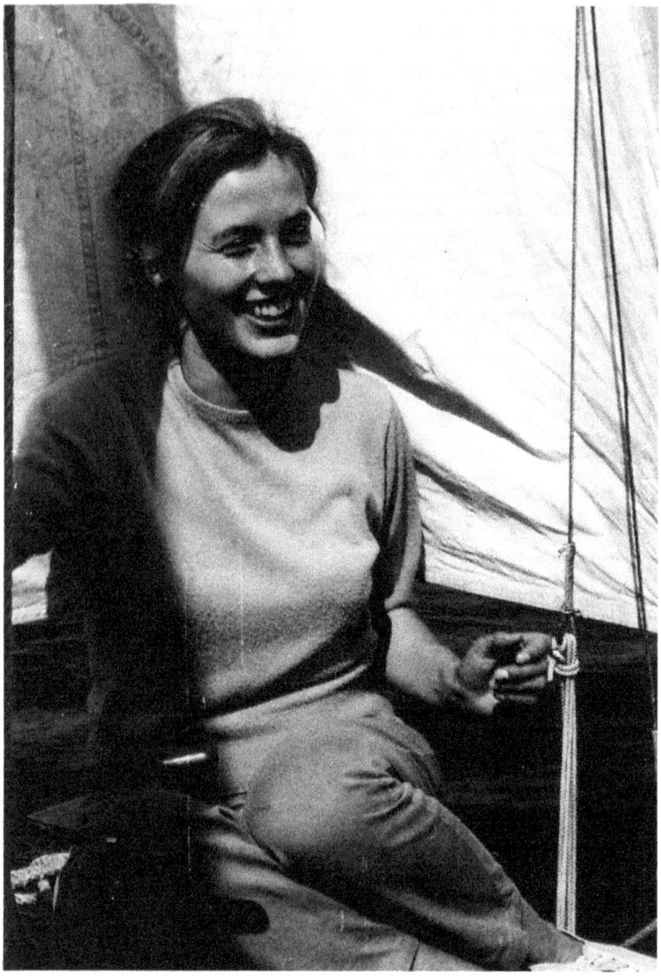

Abb. 1.3: Auf einem Segelboot in einer Bucht bei Rom im Jahr 1960.

nach Deutschland gekommen, nahm sein Studium in Tübingen auf, sprach akzentfreies Deutsch, war studentisch aktiv und hatte sich schnell eingewöhnt. Nach dem gemeinsamen Anatomiestudium wechselten sie mit zwei weiteren Studenten nach Kiel, da sie Bedenken wegen der Physiologieprüfung in Tübingen hatten. Dort absolvierten sie gemeinsam ihr Examen sowie das Physikum.[16]

16 Nach Beendigung ihres Studiums und ehe Liselotte Mettler 1970 ihren Beruf in Kiel antrat, heirateten sie und Mohammad Parwaresch.

Liselotte Mettler blieb im Schwimmsport aktiv und nahm an mehreren nationalen und internationalen Wettkämpfen teil. Ihre Stärke war das Brustschwimmen über 100 und 200 Meter, weshalb sie Mitglied in der deutschen Schwimmmannschaft wurde, die 1960 zu den Olympischen Spielen nach Rom reiste. Das Erlebnis der Spiele, sagte sie rückblickend, „war fantastisch. Die Teilnahme an der Eröffnungszeremonie, bei der die gesamtdeutsche Mannschaft durch das Stadion marschierte mit der Welt als Zuschauer, war überwältigend."

Sie genossen die olympische Gastfreundschaft und fuhren häufig mit italienischen Freunden auf deren Vespas zum Baden in einer der Buchten um Rom. Es war ein schöner Sommer; sie hatten ihren Spaß, waren abends lange unterwegs und lernten Rom lieben. Auch ohne aktiven Start war Liselotte Teil des Geschehens und fieberte begeistert mit, als die gesamtdeutsche Mannschaft im 100-m-Lagenschwimmen die Bronzemedaille gewann. In Rom traf sie auch ihre Wiener Freundin Gucki (Waltraud Peck) wieder, die als Mitglied der österreichischen Damenmannschaft im Fechten angetreten war.

Zum Sommersemester 1961 wechselte Liselotte Mettler zur Fortsetzung ihres Medizinstudiums an die Christian-Albrechts-Universität nach Kiel. Ein Semester lang wohnte sie im Haus ihres Onkels, Wilhelm Hallermann[17]. Er war für sie, wie sie ihn einordnete, „ein Promotor und lieber Mensch. Über die NS-Zeit oder über seine Positionierung darin haben wir nie diskutiert. Das ist im Nachhinein schade, aber so war es." Im Februar 1962 bestand sie dort die ärztliche Vorprüfung als Studentin der Medizin mit dem Gesamturteil „gut". Nach dem Ende des sechsten Fachsemesters in Kiel, das unter anderem einen gynäkologischen Untersuchungskurs bei Prof. Dr. Hans-Joachim Staemmler[18] beinhaltete, nahm sie an einem internationalen Studentenaustauschprogramm in Argentinien teil.

Ihr Medizinstudium mit mehreren Praktika setzte Liselotte Mettler an der Universität Wien im Wintersemester 1962/63 fort und war dort an der Unfallstation der 2. Chirurgischen Universitätsklinik tätig.

In den anschließenden Semesterferien im April und Mai 1963 absolvierte sie ein chirurgisches Praktikum am Black Notley Hospital in Braintree[19], ehe sie vom Sommersemester 1963 – ihrem achten Fachsemester – erneut an der Kieler Universität studierte. Dort besuchte sie bei Prof. Dr. Herbert Huber[20] erstmals eine geburtshilflich-gynäkologische

---

17 Wilhelm Hallermann, (* 14. März 1901 in Arnsberg, Westfalen; † 28. März 1975 in Kiel), Rechtsmediziner, 1941 bis 1969 Hochschullehrer in Kiel.

18 Hans-Joachim Staemmler (* 24. April 1918 in Posen; † 1. August 2005 in München), 1954 bis 1967 apl. Professor für Gynäkologie und Geburtshilfe in Kiel.

19 Braintree, Hauptstadt des Distriktes Braintree, eine Mittelstadt mit ca. 42.000 Einwohnern in Essex, England.

20 Herbert Huber (* 19. August 1907 in Görwihl, Schwarzwald; † 08. September 1977 in Leinfelden, Stuttgart), Professor für Frauenheilkunde und Geburtshilfe, Direktor der Kieler Universitätsfrauenklinik von 1963 bis 1970.

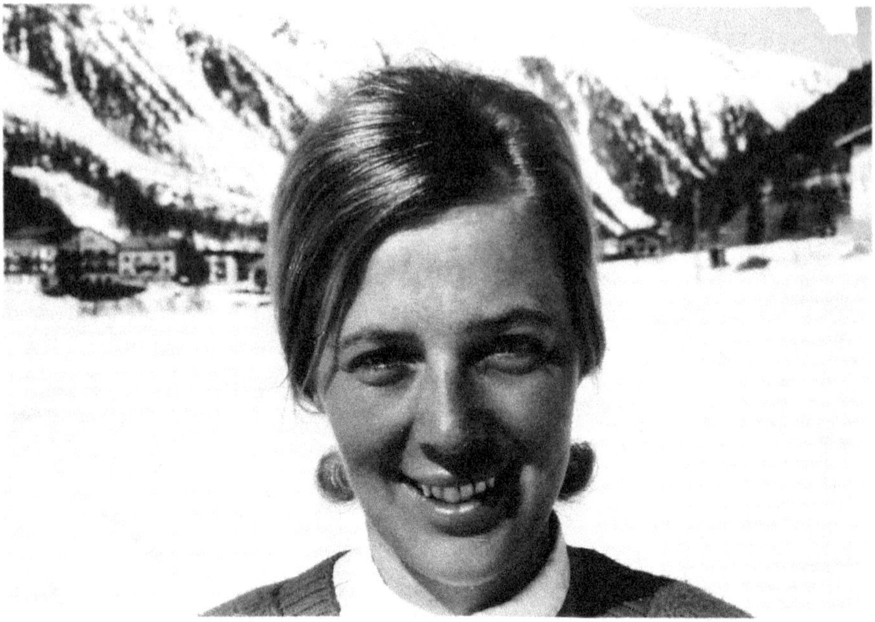

Abb. 1.4: Im Winter-Semester 1962/63 in den Österreichischen Alpen.

Klinik sowie ein geburtshilfliches Seminar und legte ihren Schwerpunkt auf die operativen Fächer. Die Innere Medizin sagte ihr nicht besonders zu; sie hatte mehr Interesse an einer manuell-praktischen Tätigkeit.

In den Herbstsemesterferien 1963 hospitierte sie am Hospital J. M. Ramos Mejia in Buenos Aires. Zurück in Kiel war sie zwischen November 1963 und Februar 1964 als Praktikantin an der Hautklinik der Universität tätig. Im April 1964 folgte eine kurze Zeit als sogenannte Famula in der Medizinischen Abteilung des Diakonissenkrankenhauses (Paulinenkrankenhaus) in Stuttgart, wo sie auf den Krankenstationen, im Laboratorium und in der Röntgenabteilung Erfahrungen sammelte.

Zurück in Kiel absolvierte sie ihr Praktikum zunächst bis Anfang Mai 1964 am Pathologischen Institut unter Prof. Dr. Karl Lennert[21], gefolgt von Tätigkeiten an der Kieler Universitätskinderklinik im Sommer- und Wintersemester 1964. Mit mehreren Visiten, unter anderem in der Gynäkologie, schloss sie ihr Studium an der Kieler Christian-Albrechts-Universität zum Wintersemester 1964/65 ab. Nach einem kurzen Aufenthalt in einem Krankenhaus in Tel Aviv beendete sie im Oktober 1965 in Kiel ihre

21 Karl Lennert (* 4. Juni 1921 in Fürth; † 27. August 2012 in Kiel), Pathologe und Immunpathologe; 1963 bis 1988 Lehrstuhlinhaber für Pathologie an der Christian-Albrechts-Universität zu Kiel und Direktor des für den Bereich der Hämatopathologie weltweit anerkannten Kieler Pathologischen Instituts.

Tätigkeit als Famula. Im selben Jahr bestand sie die ärztliche Prüfung vor dem Kieler Prüfungsausschuss mit dem Urteil „gut“ und erhielt die Berechtigung, als Medizinalassistentin[22] zu agieren.

Trotz der häufigen Ortswechsels betonte Liselotte Mettler, dass ihr Studium sehr fokussiert gewesen sei und kaum Raum für andere Aktivitäten gelassen habe. „Es gehört jedoch zum Wesen eines Medizinstudiums, dass man nicht Allgemeines macht, sondern stringent in den klinischen Fächern vorangeht.“

Ärztin im peruanischen Urwald

Gleich nachdem sie die ärztliche Prüfung bestanden hatte, fühlte sie sich, so Liselotte Mettler, „allen Herausforderungen gewachsen und wollte meinen lang gehegten Wunsch erfüllen, als Arzt wenigstens vorübergehend in einem Missionshospital zu dienen. Als überzeugte Christin konnte ich mir nichts Besseres vorstellen, als eine Tätigkeit sowohl als Arzt als auch als Missionar.“

Da sie über Grundkenntnisse im Spanischen verfügte, wählte sie als ersten Arbeitsort für ihre Zeit als Medizinalassistentin das erst wenige Jahre zuvor gegründete Urwaldkrankenhaus „Albert Schweitzer“[23] in Yarinacocha[24] – im Amazonasregenwald nahe Pucallpa[25] – aus. Auf diese Einrichtung war sie durch einen Artikel der Journalistin C. von Waldenburg aufmerksam geworden. Der Gründer, Dr. Theodor Binder[26], hatte sich 1948 in Lima[27] niedergelassen und war zum Modearzt avanciert. Er hatte jedoch auch die Kehrseite des Lebens in Peru kennen: das Elend und die Not in den Hütten der indigenen Bevölkerung. Um den Gemeinschaften rund um Pucallpa eine Gesundheitsversorgung zu bieten, fasste er den Plan, seinem Vorbild Albert Schweitzer nachzueifern.

---

22 Heute das Praktische Jahr (PJ) der letzte verpflichtende Abschnitt des Medizinstudiums vor der Ärztlichen Prüfung.

23 Ludwig Philipp Albert Schweitzer (* 14. Januar 1875 in Kaysersberg bei Colmar; † 4. September 1965 in Lambarene, Gabun), deutsch-französischer Forscher, Arzt, Philosoph, evangelischer Theologe, Organist, Musikwissenschaftler und Pazifist.

24 Yarinacocha, ein Distrikt in der Provinz Coronel Portillo in Ostzentralperu, mit einer Fläche von 662 km^2; 103.941 Einwohner beim Zensus von 2017.

25 Pucallpa – was auf Quechua „rote Erde“ bedeutet – liegt im Amazonasgebiet Perus am Ufer des Ucayali-Sees. Die Stadt ist die Hauptstadt der Region Ucayali, Einwohnerzahl beim Zensus 2017: 144.207; im Ballungsraum insgesamt 326.040 Einwohner.

26 Theodor Binder (* 24. Juli 1919 in Lörrach; † 26. Juni 2011 in Schwoben), Arzt und Gründer des Urwaldkrankenhauses „Albert Schweitzer“ in Peru.

27 Lima, Hauptstadt von Peru am Rímac-Fluss; 8.574.974 Menschen leben im Verwaltungsgebiet der Stadt, in der Provinz Lima, Stand 2017.

Es sollte ein Hospital an der Nahtstelle zwischen Zivilisation und unerschlossenem Gebiet am Ufer der Yarinacocha-Lagune[28] entstehen.

Nachdem Binder auf einer ausgedehnten Reise Spenden für sein Vorhaben eingesammelt und Albert Schweitzer in Lambarene[29] besucht hatte, gründete er im Mai 1958 mit dessen Einverständnis die Klinik „Hospital Amazónico Albert Schweitzer". Bereits zwei Jahre darauf, 1960, konnte das neue Krankenhaus seine Tätigkeit im Regenwald des Amazonas aufnehmen. Zudem gründete Binder gemeinsam mit der dort lebenden indigenen Bevölkerung – insbesondere den Shipibo-Conibo – einige Viehzuchtkooperativen, die den Gemeinschaften zugutekommen sollten. Dies ermöglichte es, die Kosten für die medizinische Versorgung während des Krankenhausaufenthalts zu decken und zugleich durch die Bereitstellung von Milch und Fleisch das Eiweißdefizit – eine Ursache vieler Mangelkrankheiten – zu beheben.

Für Liselotte Mettler stand fest, dass sie in diesem Hospital einen Teil ihrer Zeit als Medizinalassistentin verbringen wollte. Sie reiste im November 1965 von Lima aus zunächst nach Pucallpa im zentralen Osten Perus am Ufer des Ucayali-Flusses[30], inmitten des Amazonasregenwalds. Zur Zeit von Liselottes Aufenthalt hatte die Stadt noch längst nicht ihre heutige Ausdehnung erreicht. In den Vierteln prägten noch viele Bäume das Bild, wobei die Bauweisen der Häuser deutlich variierten: In den einfacheren Vierteln war Holz das wichtigste Baumaterial, während im Stadtzentrum bereits Zement dominierte. Dennoch gab es schon Anzeichen für ein rasches Wachstum, das Pucallpa in den Folgejahren zu einer Großstadt werden ließ.

Zunächst trat Liselotte Mettler eine lange Fahrt über abenteuerliche Pisten aus der Stadt zur Bootsanlegestelle an, von wo aus sie nach Yarina[31] gebracht werden sollte. Das Flachland war gekennzeichnet von Rodungen für die Anlage von Bananen- (Platana), Juca- (Maniok), Orangen- und Zitronenpflanzungen sowie für die Viehhaltung und war an vielen Stellen von gelichtetem Sekundärwald bedeckt. Der Ort Yarina selbst, mitten im Amazonasregenwald gelegen, war während der Hochwassersaison nur mit dem Boot zu erreichen, in der Niedrigwassersaison nur mit Wasserflugzeugen.

Flüsse sind in dieser Region die Straßen des Urwaldes. Händler, Waren, Tiere und Einheimische mit ihren Lasten werden auf Lastkähnen über den Fluss transportiert. Zugleich sind die Flüsse für die an den Ufern lebenden Menschen aufgrund

---

28 Yarinacocha, eine Lagune in der Nähe von Pucallpa, entstanden durch eine alte Flussschleife des Ucayali-Flusses.

29 Lambarene, Hauptort der Provinz Moyen-Ogooué in Gabun, nur wenige Kilometer südlich des Äquators inmitten des zentralafrikanischen Regenwaldes am Ogooué-Fluss; Zensus 2013: ca. 39.000 Einwohner.

30 Der Ucayali-Fluss entsteht durch den Zusammenfluss vom Urubamba-Fluss und vom Tambo-Fluss bei Atalaya und vereinigt sich im nordöstlichen Peru nahe dem Äquator mit dem größeren Marañón-Fluss zum Amazonas.

31 Yarina, Ort im Bezirk Chipurana in der Region San Martín, Zensus 2017: 1.559 Einwohner.

ihrer vielfältigen Fischarten, wie Paiche, Sábalo, Zungarowels oder Dorade, die Hauptnahrungsquelle.

Erst nach einer mehrstündigen Fahrt mit einem motorbetriebenen Kanu über den Ucayali-Fluss zum Pisqui-Fluss[32] war es damals möglich, die Lagune und das „Hospital Amazónico Albert Schweitzer" zu erreichen. Das Krankenhaus war auf einer etwa 200 Hektar großen, dem Urwald abgerungenen Lichtung errichtet worden. Um das Krankenhausgelände herum bildeten die Urwaldriesen ein grünes Kronendach. Einer von ihnen, die Palmenart Yarina, hatte der Lagune ihren Namen gegeben. In der Sprache der dort lebenden indigenen Gemeinschaft, der Shipibo-Conibo, heißt die Yarinacocha-Lagune „Konio le Ilama, jepeian", der „See der ragenden Palmen". Zu den anderen Bäumen des Tropenwaldes, welche die Lichtung umsäumten, gehörten wilde Tamarindenbäume, dickstämmige Brotnussbäume und Zedern, Mohena sowie einzelne Mahagoni. Mehrere Bäume hatten sternförmig angeordnete Rippenwurzeln, breite Brettwurzeln, die sich meterweise nach allen Richtungen auf dem Boden ausstreckten.

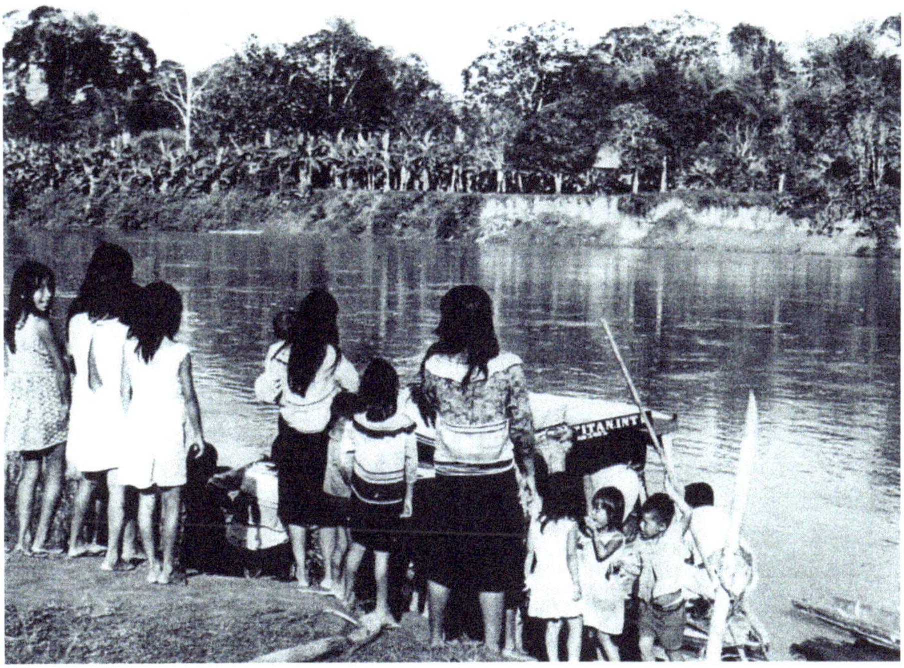

Abb. 1.5: In der Urwaldlichtung des „Hospital Amazónico Albert Schweitzer" an der Yarinacocha-Lagune im Amazonas.

32 Der Pisqui-Fluss, ein etwa 325 km langer linker Nebenfluss des Ucayali-Flusses im Osten Perus, durchfließt den Südwesten der Provinz Ucayali in der Region Loreto.

Auf dem Gelände standen neben dem Krankenhaus etliche Häuser aus Stein und Holz, in denen vor allem das Krankenhauspersonal mit ihren Familien lebte. Etwas abseits lag ein großes indigenes „campamento", ein Lager mit Hütten, in dem wiederum jene Familienangehörigen lebten, welche die Patienten durchgehend während ihres Krankenhausaufenthaltes unterstützten. Die Patienten zählten überwiegend zu den Indigenen dieser Region: die Shipibo-Conibo und auch die Aguaruna und Asháninka.

Liselotte Mettler erinnert sich, dass sie während ihrer Tätigkeit dort kaum Freizeit hatte:

> In der Regel arbeiteten wir von sechs Uhr morgens bis zwei Uhr mittags und – nach einer zweistündigen Mittagspause – bis acht Uhr abends. Es war eine sehr lohnende Zeit, die ich mit dem internationalen Ärzteteam dort verbrachte. Ich wurde sehr schnell in die Verabreichung der Anästhesie eingeführt und war bald vollständig verantwortlich dafür. Ferner assistierte ich den dort tätigen Chirurgen, zunächst einer Schweizer Ärztin, dann einem Engländer. Das chirurgische Spektrum war sehr breit gefächert und ich konnte viel dazulernen. Mit den Patienten sprachen wir hauptsächlich Spanisch und die Einheimischen übersetzten dies dann häufig in deren Muttersprache.

Das Hospital hatte damals keine geburtshilfliche Abteilung, sondern fungierte als reines Akutkrankenhaus; die normalen Geburten fanden bei den Indigenen zuhause statt. Gelegentlich wurden Frauen jedoch ins Krankenhaus gebracht, wenn sich Komplikationen abzeichneten. Auch wurden Ärzte durch Notdienste gerufen, um Geburtshilfe in besonders schwierigen Fällen vor Ort zu leisten. Dann wurden sie per Motorrad, Boot oder Flugzeug an oftmals weit abgelegene Orte gebracht.

Für einige Zeit arbeitete Liselotte Mettler auf der Leprastation und erlebte unmittelbar die traurige Realität dieser Krankheit, die häufig mit Verstümmelungen oder dem Tod assoziiert ist. Viele der Patienten wollten bewusst auf der von allen anderen isolierten Leprastation, weit entfernt von den Dörfern, wohnen. Sie wollten ihre Familie auch nicht mehr sehen, weil sie von der Krankheit so entstellt waren. Es war den Ärzten zum damaligen Zeitpunkt kaum möglich, irgendetwas Heilendes für die Patienten zu tun, erforderlich war jedoch das tägliche Verbinden ihrer Wunden. Ständig hing die Gefahr einer Ansteckung wie ein Damoklesschwert über ihnen. Geprägt war das Dasein der Patienten neben den medizinischen Problemen aber auch von dem meist unaufhaltsamen körperlichen Verfall sowie den Folgen der körperlichen Entstellung und der dauerhaften sozialen Isolation.

Auf die Frage hin, wie sie ihre Tätigkeit im „Albert Schweitzer-Krankenhaus" rückblickend bewerten würde, sagte Liselotte Mettler:

> Im Nachhinein kann ich feststellen, dass die Zeit, die ich im Urwaldhospital verbrachte, insbesondere für mein späteres Berufsleben als Ärztin überaus wichtig war. Ich konnte dort in die praktische Medizin viel schneller einsteigen als etwa bei den Praktika in Schwäbisch Gmünd, Stuttgart oder Kiel. Das gilt auch für die operative Verfahren, in die ich von der Schweizer Chirurgin sehr schnell eingeführt wurde; schon bald durfte ich einen Blinddarm selbständig entfernen. Ebenso wurde ich herangezogen, wenn es um ärztliche Hilfe bei schwierigen Geburten ging. Mir machte die Medizin damals richtig Freude.

> Allerdings erkannte ich vor Ort bald die Grenzen meiner medizinischen Erfahrungen und Kenntnisse. Mir wurde bewusst, dass ich mich weiterbilden und noch viel dazu lernen musste, um eine gute Ärztin zu werden. Dazu zählte auch der Erwerb gründlichen, vertiefenden Wissens in einem ausgesuchten medizinischen Fachgebiet. Meine christliche Einstellung allein würde nicht ausreichen, um als Missionsärztin zu wirken, wie ich es mir anfangs erträumt hatte. Die Realität im Umgang mit Patienten hatte mich gelehrt, dass ich ihnen entschieden viel besser als Ärztin, denn als missionarischer Überbringer der christlichen Botschaft helfen könne. Mit der Ausübung des medizinischen Berufes ließe sich überdies auch die Liebe zum Mitmenschen verbinden. Ich könnte, so meinte ich damals zu erkennen, mein Tun in den Dienst der Gesellschaft stellen, ohne den christlichen Aspekt zu vernachlässigen. Unbeschadet meines gesellschaftlich relevanten Berufes würden Liebe, Glaube und Hoffnung mich durchs Leben begleiten und auch tragen können.

Und nach einer kurzen Pause des Nachdenkens: „Ich habe das Leben lieb und die Menschen lieb, und deshalb setze ich mich gern mit aller Kraft und mit allem Können für sie ein." In diesem Sinne versteht sie sich als eine christlich-religiöse Frau.

Der Abschied vom Urwaldhospital und von den Menschen, die ihr dort zu Freunden geworden waren, fiel Liselotte Mettler schwer. Sie wäre, wie sie sagt, dort wahrscheinlich ein paar Jahre länger geblieben, wenn sie nicht die Absicht gehabt hätte, sich in einem medizinischen Fachbereich zu spezialisieren. Dafür wollte sie wieder nach Kiel zurückkehren, jedoch mit dem festen Vorsatz, in das Urwaldkrankenhaus mit neu erworbenem Fachwissen zurückzukommen und sich erneut einzubringen.

„Überdies", so sagte sie, „sah ich in dem Dschungel für mich ein Art Rückzugsort." Auch wenn daraus nur kurze Aufenthalte von höchstens vier Wochen wurden, so besuchte sie das Krankenhaus noch mehrfach in den darauffolgenden Jahren.

Tätigkeit als Assistenzärztin

Nachdem sie im Januar 1966 aus Peru nach Deutschland zurückgekehrt war, war sie zunächst bis April in Kiel am „Institut für gerichtliche und soziale Medizin" der Universität bei Prof. Dr. Wilhelm Hallermann tätig. Dieser bescheinigte ihr am Ende der dort abgeleisteten Assistenzzeit, dass sie „für den ärztlichen Beruf sehr geeignet" sei.

Unmittelbar danach ging sie als Medizinalassistentin nach Stuttgart in die Innere Abteilung des Diakonissenkrankenhauses (Paulinenkrankenhaus). Während ihrer Tätigkeit dort nahm sie im Rahmen ihrer Pflichtzeit an den öffentlichen Impf- und Nachsorgeterminen teil. Der Oberarzt des Diakonissenkrankenhauses attestierte ihr im November 1966 „sehr gute theoretische und praktische Kenntnisse und Fähigkeiten in der Inneren Medizin" sowie „sehr gutes Verständnis für die Aufgaben und Pflichten des ärztlichen Berufes".

Anschließend war sie in verschiedenen allgemein- und unfallchirurgischen Stationen der Chirurgischen Klinik des Katharinenhospitals in Stuttgart tätig. Ihre dort geleistete Arbeit von Ende November 1966 bis Ende März 1967 wurde in einem Zeugnis als „sehr fleißig, sehr umsichtig und sehr interessiert" gewürdigt.

Der Weg als Medizinalassistentin führte sie vom 15. April bis 15. August 1967 erneut nach Kiel. Dort war sie an der Universitätsfrauenklinik in der operativen Abteilung, im Kreißsaal und in der Ambulanz sowie in der Gerichtsmedizin beschäftigt. Der damalige Oberarzt der Frauenklinik bescheinigte ihr, dass sie sich durch „Zuverlässigkeit, Fleiß und Interesse“ auszeichne.

Im Juni 1967 promovierte Liselotte Mettler unter dem Dekanat von Prof. Dr. Herbert Huber mit einer als „gut“ beurteilten Dissertation zum Thema: „Über die Bedeutung der klinischen Diagnose einer Alkoholwirkung bei Berücksichtigung der Blutalkoholwerte. Eine statistische Auswertung in 44 690 Blutalkoholbefunden und ärztlichen Blutentnahmeprotokollen“. Ausgewertet hatte sie die Blutalkoholbefunde „von sämtlichen Verkehrsunfällen und sonstigen Alkoholdelikten in Schleswig-Holstein, die im Institut für Gerichtliche und Soziale Medizin Kiel in den Jahren 1946–1963 bearbeitet wurden“ und „neue interessante Gesichtspunkte ergeben, bzw. die bereits erkannten und gesetzmäßig erfassten Abhängigkeiten [...] bekräftigen lassen“[33]. Als Ergebnis der Untersuchung konnten bisher vorliegende Aussagen, „dass die ärztlich-klinischen Befunde nur in Abhängigkeit von der resorptiven und postresorptiven Phase gesehen werden können, durch das Gesetz der großen Zahl gesichert werden.“[34] Ihr Doktorvater war Prof. Dr. Wilhelm Hallermann.[35]

Erneut in Peru war Liselotte Mettler von Mitte August bis Ende September 1967 wiederum tätig am „Albert Schweitzer-Krankenhaus“ bei Theodor Binder und wurde neben der Chirurgie vor allem in der Inneren Medizin eingesetzt. Die praktische Arbeit an den Kranken gepaart mit der Überzeugung, dadurch einen kleinen Beitrag zur Entwicklungshilfe leisten zu können, machte diesen Aufenthalt für sie überaus lohnend. Das galt insbesondere für die Besuche, die sie mit einer Kollegin in den abgelegenen Dörfern der Campa machte. Dort durften sie zunächst nur den Frauen, die mit ihren kleineren und größeren Problemen zu ihnen kamen, ärztliche Hilfe leisten. Es dauerte eine längere Zeit, bis sich auch die Männer behandeln ließen. Regelmäßig waren diese Besuche mit einer längeren Anreise verbunden und so übernachteten sie häufig in einer Hütte im Dorf und überließen sich den geheimnisvollen Geräuschen des nächtlichen Urwaldes.

Ebenfalls während dieser Zeit unternahm Liselotte mit ihrer Kollegin Fahrten mit dem Kanu des Krankenhauses zu den Dörfern der Mestizen entlang des Pisqui-Flusses. Die Dörfer lagen verstreut in höheren Regionen unterhalb der Ausläufer des eindrucksvollen Anden-Gebirges. Bei ihren Besuchen in den Dorfgemeinschaften behandelten sie Kinder und Erwachsene,

---

33 Liselotte Mettler, Dissertation, *Über die Bedeutung der klinischen Diagnose einer Alkoholwirkung, 1967*, S. 2.

34 Ebd., S. 91.

35 Hallermann war damals der Direktor des Instituts für gerichtliche und soziale Medizin und zugleich Vorsitzender des Ausschusses für die ärztliche Prüfung an der Kieler Universität.

> wobei ich mich zu einer Expertin bei der Behandlung von Würmern, einer weit verbreiteten Krankheit unter den Einheimischen, vor allem den Kindern, entwickelte. Aber auch Ratschläge zur Gesunderhaltung konnten wir ihnen geben, etwa, das Flusswasser abzukochen, ehe sie es trinken.

Da diese Fahrten in der Regel mehrere Tage dauerten, übernachteten sie an Bord des Kanus in ihren Hängematten. Nicht selten saßen sie abends noch am Feuer in den Dörfern und erfuhren so einiges über die Mythen und Legenden, vor allem aber über die magischen Wesen und außerirdischen Kräfte, die nach wie vor „präsent" waren.

Zum Abschluss ihrer Tätigkeit im „Albert Schweitzer-Krankenhaus" bereiste sie für einige Wochen Lateinamerika, ehe sie im Oktober 1967 wieder nach Deutschland zurückkehrte.

Zurück in Deutschland ging Liselotte Mettler im Oktober 1967 an die Chirurgische Abteilung des Städtischen Krankenhauses Schwäbisch Gmünd. Damals schockierte sie der Tod von Ernesto „Che" Guevara[36], ebenfalls Arzt, der sich als revolutionär denkender Mensch nach Einschätzung vieler in der damaligen jüngeren Generation für Gerechtigkeit und Gleichberechtigung einsetzte.

Während dieser Phase begegnete sie dem US-Amerikaner John Elwin Wallace Law[37]; sie trafen sich rein zufällig im Bahnhofsrestaurant in Frankfurt am Main. Sie kamen ins Gespräch, unterhielten sich fast zwei Stunden miteinander und verabschiedeten sich – allerdings nicht ohne ihre Adressen auszutauschen.

Kurze Zeit später stand er in Stuttgart auf einmal vor der Tür ihrer Wohnung im dritten Stock und überraschte Mutter und Tochter gleichermaßen. Dies war der Beginn einer Romanze mit Treffpunkten in München, Hamburg, Stuttgart und Kiel. Dazu meinte Liselotte:

> Wir hatten danach eine wundervolle Zeit zusammen. Sie endete, als John zurück in die USA reisen musste, nachdem Schwierigkeiten bei seinem damaligen Unternehmen aufgetreten waren und er sich persönlich um deren Behebung kümmern musste. Beim letzten Treffen in Hamburg überreichte er mir eine schwarz-rote Decke, die ich für ihn aufbewahren sollte. Das tat ich über alle Jahre hinweg bis heute.

Von Dezember 1967 bis Ende Mai 1968 war Liselotte Mettler in der Chirurgischen Abteilung des Städtischen Krankenhauses Schwäbisch Gmünd tätig und führte im April und Mai eine chirurgische Männerstation selbständig und „mit gutem Erfolg", wie es in dem vom damaligen Chefarzt ausgestellten Zeugnis hieß. Vermerkt wurden ferner: „Gute Veranlagung und Einfühlungsvermögen für die operative Tätigkeit".

---

36 Ernesto „Che" Guevara (* offiziell 14. Juni 1928 bzw. 14. Mai 1928 in Rosario, Argentinien; † 9. Oktober 1967 in La Higuera, Bolivien), marxistisch-leninistischer Revolutionär, Guerillaführer, Minister in Kuba, Schriftsteller, Arzt.

37 John Elwin Wallace Law (* 2. Dezember 1938 in Georgia; † 17. Dezember 2025), US-amerikanischer Finanzfachmann.

Mit ihrer Approbation als Ärztin im April 1968 endete auch ihre Zeit als Medizinalassistentin, deren Sinnhaftigkeit sie rückblickend darin sah, die einzelnen medizinischen Fächer kennenzulernen. Im Studium war kaum Raum für praktische Arbeit, auch das Praktikum war dafür nicht ausreichend. Was operative Medizin und was konservative Medizin ist, hatte sie erst während der Zeit als Medizinalassistentin gelernt.

Im Rückblick bemerkte Liselotte Mettler, dass es ihr wichtig war, als junger Mensch von den zwanzig Jahre älteren Kollegen verstanden zu werden.

„Und da habe ich manchmal gefühlt, dass man nicht verstanden wird. Man fand kaum jemanden, der sich ein bisschen Zeit nimmt. Jeder Arzt ist beschäftigt mit sich selbst und seiner Familie und hat keine Zeit für kritische Fragen. Dies", so sagte Liselotte Mettler nach weiterem Nachdenken, „erkannte ich als ein grundsätzliches Problem. Es betraf nicht nur medizinische Fragen, dazu gehörten auch Fragen zum eigenen Lebensweg, auch zur Politik, auch zur Religion." Sie kann sich nicht erinnern, über solche Themen wirklich ernsthaft mit jemandem geredet zu haben, immer war etwas wichtiger, das dazwischenkam. „Ich halte das", so ergänzte sie, „für sehr problematisch und habe später versucht, es anders zu machen."

Im Juni 1968 arbeitete sie für kurze Zeit als Praxisvertreterin in einem Sanatorium und in einer Praxis in Bad Mergentheim. Um Erfahrungen in den verschiedenen medizinischen Fachgebieten zu sammeln, hielt Liselotte Mettler den häufigen Wechsel für sinnvoll. Hinzu kam, dass ihre Mutter weiterhin in Stuttgart lebte und leicht zu erreichen war.

In Kiel war sie ab August 1968 erneut an der Klinik und Poliklinik für Geburtshilfe und Frauenkrankheiten tätig. Diese wurde damals von Prof. Dr. Herbert Huber geleitet. Zur ersten Zeit in der Klinik sagte Liselotte im Rückblick:

> Die rigiden Regeln des Kieler Krankenhauses beunruhigten mich zunächst, da ich für Gleichheit und gleiche Chancen für jeden eintrat. Damals im Sog der 68er-Bewegung war ich eher sozialistisch gesinnt, forderte, dass die Politik stärker die Jugend berücksichtigen müsse und nahm auch an einem Protestmarsch von Ärzten gegen die neuen Regelungen teil, die uns in unseren Arbeitsstunden einschränkten. Als ich dann jedoch die Sinnhaftigkeit der Vorgaben für die praktische Krankenhausarbeit einsah, arrangierte auch ich mich.

Im Januar 1969 wurde Liselotte Mettler in Kiel zur wissenschaftlichen Assistentin im Beamtenverhältnis auf Widerruf ernannt.

Bis Januar 1970 war sie erneut für einige Monate am „Hospital Amazónico Albert Schweitzer" in Peru tätig. Damals leitete Dr. Binder noch das Krankenhaus, ehe es zwei Jahre später an das peruanische Gesundheitsministerium übergeben wurde.[38]

---

38 Im Jahr 1984 änderte das Amazonaskrankenhaus seinen Namen und wurde zum „Unterstützungs-Krankenhaus Nr. 2" von Yarinacocha. Als solches bietet es bis heute regionale Versorgungsdienste im peruanischen Urwald auch mit Erweiterungstools an, um bei den Patienten chirurgische Implantationen durchführen zu können.

Während ihrer Tätigkeit dort festigte sich – auch aufgrund des Rates des damals am Hospital ebenfalls tätigen britischen Chirurgen James Dalrymple[39] – ihre Überlegung, ein chirurgisches Spezialgebiet als fachärztliche Richtung zu wählen. Für ihr Anliegen, ihre medizinische Ausbildung als Fachärztin abzuschließen, bot sich Kiel an, wo ihr damaliger Verlobter, Reza Parwaresch, Assistenzarzt an der Pathologie war. Im Januar 1970 schickte sie aus Peru je eine Bewerbung an die medizinischen Disziplinen Ophthalmologie, HNO, Pädiatrie, Allgemeinchirurgie und Gynäkologie am Kieler Universitätsklinikum.

Die Kinderklinik sowie die HNO-Klinik sagten ab, aus der Chirurgie bekam sie nur einen hinhaltenden Bescheid. Bereits nach zehn Tagen hatte sie jedoch eine handgeschriebene Antwort von Prof. Dr. Kurt Semm[40], der zu Beginn jenes Jahres gerade die Nachfolge von Herbert Huber als neuer Direktor der Abteilung Gynäkologie an der Kieler Universitätsfrauenklinik angetreten hatte. Liselotte Mettler erinnert sich: „Ich bräuchte keine Unterlagen zu schicken,“ schrieb er,

> so ein ‚Urwaldmädchen‘ stelle er sofort ein, ich solle aus dem Urwald kommen und anfangen. Es war ein schönes Angebot, dem ich dann auch folgte. Die ‚Ärztin aus dem Dschungel‘ wurde ich in einem späteren Artikel genannt.
> Meine Entscheidung für die Gynäkologie damals war weder frauenbewegt noch frauenbewusst. Es war der Zufall, der mich zur Gynäkologin werden ließ. Davon einmal abgesehen ist die Gynäkologie ein faszinierendes Fachgebiet: Man begleitet Menschen in allen Stadien vom Anfang bis zum Ende des Lebens. Ich habe die damalige Entscheidung niemals bedauert, denn dieser Beruf hat mich voll gefordert und ich liebe ihn. Außerdem halte ich die Geburtshilfe und Schwangerenbetreuung für einen idealen Frauenberuf; hinzukommt, dass ich gern operiere.[41]

Die eigene Familie

1970 als sie endgültig nach Kiel zog, heiratete Liselotte Mettler Mohammed Reza Parwaresch. Reza war für Liselotte ein interessanter, ein fortschrittlich denkender Mann. Erst verkehrten sie freundschaftlich während ihrer Studienzeit bis zum Abschluss, dann kamen sie sich näher.

Reza Parwaresch litt bereits während des Studiums unter einer progressiven Muskeldystrophie. Als er erkannt hatte, dass diese Erkrankung früh im Leben zur Unbeweglichkeit führen würde und stark lebenslimitierend sein könnte, wollte er die Beziehung

39 James Oxenham Dalrymple (* 20. Dezember 1931 in Cardiff; † 14. November 2014 in London), britischer Arzt und Chirurg.

40 Kurt Karl Stephan Semm (* 23. März 1927 in München; † 16. Juli 2003 in Tucson, Arizona), Gynäkologe, Hochschullehrer in München und von 1970 bis 1995 Direktor der Universitätsfrauenklinik Kiel und zugleich Leiter der Michaelis-Hebammenschule in Kiel.

41 Liselotte Mettler, *Die Ärztin aus dem Dschungel*, Interview, geführt von Eva-Maria Karpf, in *unizeit*, Christian-Albrechts-Universität zu Kiel (CAU), 77 S. 14 (6. Juli 2013).

abbrechen. Seine Eltern vermittelten ihm aus dem Iran zwei, drei Damen, die er heiraten sollte. Liselotte Mettler und er betrachteten dies belustigt; er zog sich dann jedoch für Liselotte relativ unerwartet in den Iran zurück und wollte sie aus Rücksichtnahme nicht heiraten. Daraufhin ergriff Liselotte Mettler die Initiative, fuhr zu ihm und bewegte ihn dazu, aus dem Iran wieder nach Kiel zurückzukehren.

Allerdings traf ihr Wunsch, zu heiraten, auf Widerstand in beiden Familien aufgrund der großen familiären, kulturellen und religiösen Unterschiede. Reza war Moslem und Perser. Liselotte Mettlers Mutter fand das überhaupt nicht gut, ihr Onkel Hallermann hingegen meinte, Reza sei ein guter Mensch, und das allein würde zählen. Pastor Georg Pfäfflin[42], der die Familie Mettler von früher gut kannte und gemeinsam mit Liselotte Mettler als Austauschschüler im Rahmen des ICYE 1957/58 in den USA gewesen war, führte schließlich eine ökumenische Trauung in der Rosenbergkirche in Stuttgart durch.

Reza Parwaresch, der seine Ausbildung bei Karl Lennert in der Pathologie begonnen hatte, habilitierte sich 1973, wurde 1975 zum außerplanmäßigen Professor und 1977 zum Oberarzt ernannt. Die Medizinische Fakultät richtete für ihn 1991 aufgrund seiner außerordentlichen, auch international anerkannten Leistungen ein eigenständiges Institut für Hämatopathologie ein, dem er bis zu seinem Tod 2005 als Direktor vorstand. Indem er die Arbeit seines Lehrers Lennert fortsetzte, leitete er zugleich das weltberühmte Lymphknotenregister Kiel.

Als ein progressiv denkender Mensch, für den es keine enge Welt gab, unterstützte Reza Parwaresch Liselotte Mettler nachdrücklich in ihrem gesamten Berufsleben. Er hatte zwar nie mit Vorbehalten seitens seiner Kollegen zu kämpfen, dennoch gab es Situationen, in denen er seiner Herkunft wegen angefeindet wurde. Als er zum Beispiel beim Segeln ein Manöver machte, das den anderen nicht gefiel, sagten sie ihm, er solle doch dorthin zurückgehen, wo er herkomme. Als dunkelhaariger Mensch ist ihm das gelegentlich so widerfahren. Das setzte sich teilweise auch bei den Kindern fort. Ihrem Sohn Firus etwa hatte der Musiklehrer, als dieser ihn während einer Aussprache über den Unterricht kritisierte, ebenfalls geraten, doch in sein Heimatland zurückzugehen. Daraufhin hatte der damals 16-jährige Firus in Abstimmung mit seinen Eltern den Nachnamen Mettler anstelle von Parwaresch angenommen.

Ihre Söhne hatte Liselotte Mettler in der Kieler Universitätsfrauenklinik bei Semm zur Welt gebracht. Ihr dritter Sohn starb am plötzlichen Säuglingstod an einem Tag, als Liselotte Mettler gerade von einer beruflichen Auslandsreise aus Südamerika zurückflog. Es war morgens, als das Kindermädchen und Reza feststellten, dass das Baby plötzlich aufgehört hatte, zu atmen. Sie brachten den Jungen sofort in die nahe gelegene Kinderklinik, aber auch dort konnten sie nichts mehr für ihn tun. So wurde Liselotte Mettler am Abend ihrer Ankunft in Hamburg mit der Nachricht des plötzlichen Todes ihres jüngsten Sohnes konfrontiert. Für sie war es nach ihrer Auslandsreise doppelt

42 Georg Karl Wilhelm Pfäfflin (* 3. November 1908 in Bösenlustnau; † 3. April 1972 bei Göttingen), evangelischer Dekan und Pfarrer der Evangelischen Landeskirche in Württemberg.

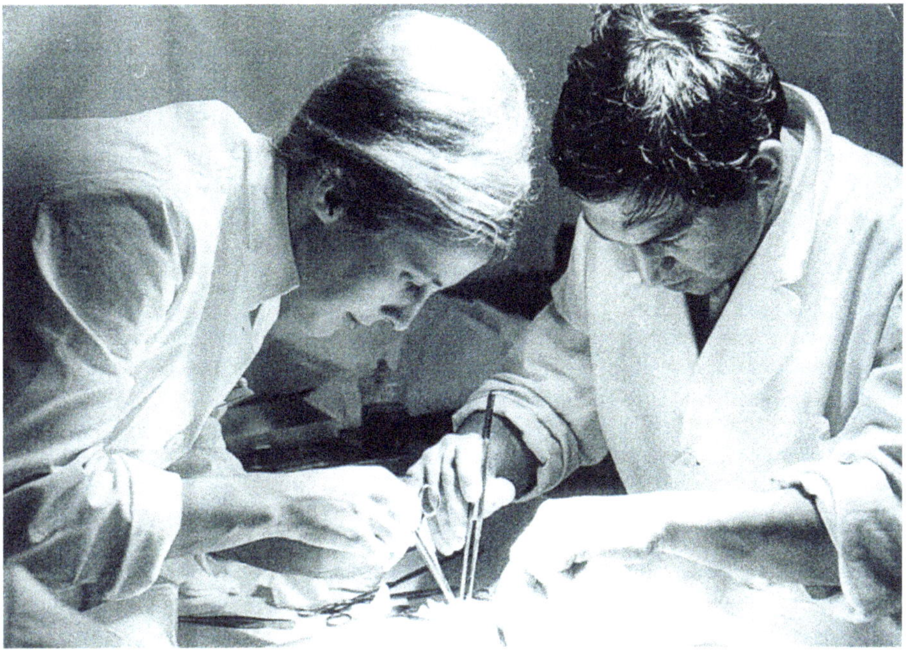

Abb. 1.6: Liselotte Mettler und Reza Parwaresch bei einem Forschungsexperiment in der Pathologie an der Kieler Universität.

schwer zu ertragen, aber sie musste – wie sie später sagte – die damit verbundene tiefe Trauer aushalten und trotzdem weitermachen. Der vierte Sohn, Moritz, wurde 1988 geboren.

Über den Werdegang ihrer drei Söhne berichtete Liselotte Mettler sehr ausführlich. Der älteste Sohn Sebastian Bijan war für ein Jahr Austauschschüler in Australien. Den gewünschten deutschen Medizinstudienplatz erhielt er nicht und ging daraufhin für ein Jahr in die USA. Dort besuchte er ein College und sagte danach: „In Amerika bleibe ich jetzt, das ist meine Zukunft. Ich mache Jura und nicht Medizin." Seit 1989 lebt Bijan in den USA; er praktiziert dort als Anwalt für Strafverteidigung, hat ein Rechtsanwaltsbüro und vier Kinder.

Alexander Firus, der zweite Sohn, absolvierte neben Jura ein Zusatzstudium in Wirtschaft, war zunächst bei einer Firma in Frankfurt tätig und betreibt jetzt mit seinem Bruder Moritz eine gemeinsame Firma in Kiel. Er ist seit 2008 mit einer aus Indien stammenden Gynäkologin, Anapuma, verheiratet und hat zwei Kinder; sie leben in dem sehr geräumigen Haus der Mutter. Anapuma leitet das reproduktionsmedizinische Labor des Universitären Kinderwunschzentrums in Kiel.

Moritz hatte zunächst in den USA ein College mit einem Wirtschaftszweig besucht und studierte dann Psychologie. Danach kehrte er zurück nach Kiel und absolvierte bei einem großen Unternehmen in Kiel eine kaufmännische Lehre. Er ist mit Firus in der gemeinsamen Firma tätig. Mit Kati hat er eine feste Lebenspartnerin.

Im August 2024 und 2025 waren alle mit Partnern und Kindern im Haus der Familie Mettler in dem für seine Strände bekannten Calp[43] an der spanischen Mittelmeerküste zusammen.

Das Leben von Liselotte Mettler und ihrem Mann war auf Familie und Universität ausgerichtet. Sie waren beide sehr stark eingebunden in Forschung, Lehre und klinische Praxis. Dazu Liselotte Mettler im Nachhinein:

> Die Doppelbelastung – einerseits Mutter und Familienmensch, andererseits Assistenzärztin, ab 1980 stellvertretende Klinikdirektorin – hat mir sehr viel abverlangt. Nicht selten hatte ich das Gefühl, allen gleichzeitig an mich gestellten Anforderungen nicht ausreichend gerecht zu werden. Nicht zuletzt lag das daran, weil ich meine Arbeit zu 100% machen wollte und sie mir Freude machte. Hinzu kommt: Wer als Ärztin in einer aufstrebenden Position zuhause bleibt, weil das Kind mal Masern hat, der ist schnell weg vom Fenster. Auch als ich hochschwanger war, arbeitete ich stets weiter und beteiligte mich beim Nachtdienst.
>
> Nach der Geburt jeder meiner Söhne fing ich früh wieder an zu arbeiten, nicht weil ich musste, sondern aus Interesse und weil ich dazugehören und dabeibleiben wollte. Die Kollegen waren fair, doch ich selbst zeigte ja auch nicht das sonst übliche Verhalten einer Schwangeren. Ich musste funktionieren und tat es – anders war es ja nicht zu machen. Manchmal jedoch war es hart an der Grenze des Möglichen. Dies lag auch daran, weil ich eine andere Sichtweise auf meinen Arbeitsplatz hatte als viele Ärzte, die nur in der Klinik sind, wenn sie Dienst haben. Für diese Mediziner ist die Klinik kein Aufenthaltsbereich, anders als für mich, die das Gefühl hatte, dort auch zu leben, und zwar täglich mindestens von acht bis acht. Natürlich hatte ich dabei das Glück, dass ich rasch zuhause sein konnte, weil Haus und Klinik nur ein dreiminütiger Fußweg trennte.

An vielen Abenden musste Liselotte Mettler zurück in die Klinik gehen, auch, um im Labor Versuche zu unternehmen. Für sie war es sehr wichtig, dass ihr Mann sie durchgehend positiv begleitete – im Familienleben und im Beruf.

Ihren damaligen Verdienst wandte Liselotte Mettler größtenteils für die Betreuung der Kinder auf. Sie hatten immer Kindermädchen und dann war da noch Klaus, zehn Jahre lang Haushälter, Kinderbetreuer, Koch, der ihren Mann unterstützte und eine Person war, die der Familie stets half. „Dank aller dieser Möglichkeiten", sagte sie

> und mit der Hilfe meines Mannes ist es mir gelungen, meinen Operationskatalog mit den großen Operationen zu vervollständigen. Großen Dank schulde ich auch meiner Mutter, die mich dabei unterstützte, meinen beruflichen und wissenschaftlichen Aufgaben nachzukommen. Nur so konnte ich die Aufgaben erledigen, die mich voll forderten. Allein dadurch war es mir auch möglich, Forschungsaufenthalte im Ausland durchzuführen oder auswärtige Vortragstätigkeiten wahrzunehmen.

Dennoch hatte sie nicht selten das Gefühl, die Familie zu vernachlässigen und fühlte sich zwischen Familie und Beruf hin- und hergerissen.

---

43 Calp an der Ostküste Spaniens, Kleinstadt zwischen Valencia und Alicante an der Costa Blanca, beliebter Tourismusort, 26.821 Einwohner nach Stand 2024.

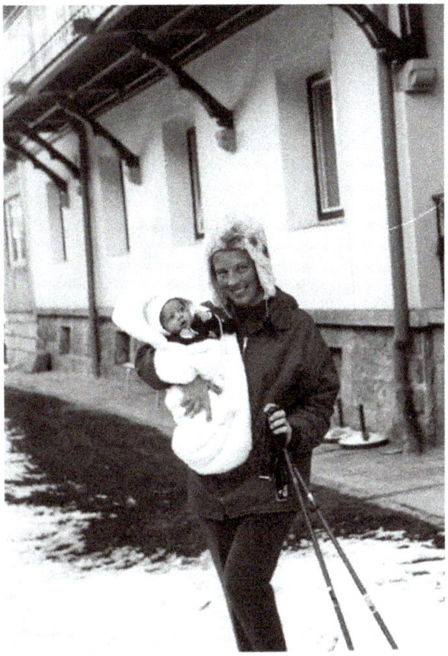

Abb. 1.7: Liselotte Mettler kurz nach der Geburt von Sebastian Bijan.

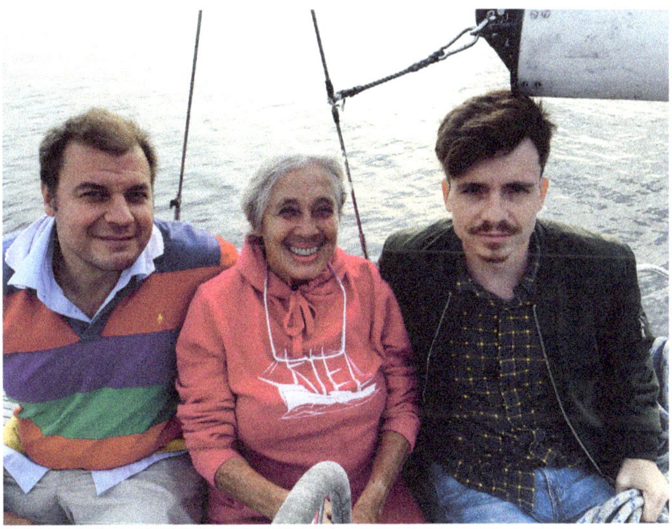

Abb. 1.8: ... und mit den Söhnen Moritz und Firus (v. l.) auf der Ostsee.

Auf die Frage, ob sie eine gute Mutter war, oder ob sie heute sagen würde, dass sie im Nachhinein als Mutter manches anders gemacht hätte, sagte Liselotte Mettler:

> Mit dem Gleichgewicht zwischen Rolle als Mutter und Beruf war ich schon zufrieden; sonst hätte ich es wahrscheinlich nicht gemacht. Aber meine Kinder waren teilweise nicht zufrieden. Sie haben mir öfter mitgeteilt, dass ich zu wenig da war und sie haben wohl darunter gelitten. Bijan hat mir vorgeworfen, dass ich dann zu wenig für ihn da war, wenn er gerade Schmerzen hatte und sich immer erst an Klaus und Papa wenden musste. Es waren aber eher kindliche Sachen, die sie bewegten und das Gefühl, allein zu sein.

Die 35 Jahre Ehe von Liselotte Mettler und Reza Parwaresch verliefen in Harmonie und in liebevoller Zuwendung sich und den Kindern gegenüber. „Für mich“, so Liselotte,

> war das Leben wie ein ewig dahinfließender gewaltiger Strom. Dann starb Reza unerwartet 2005 und auf einmal nahm der kontinuierliche Fluss meines Lebens eine abrupte Wende. Diesen Teil meines Lebens, der sich in meinen drei Söhnen, den Enkeln und Neffen fortsetzt, werde ich nie vergessen.

Einige Jahre nach dem Tod ihres Mannes bekam Liselotte überraschenderweise eine Weihnachtskarte aus den USA von John Elwin Wallace Law, der inzwischen geschieden war. Sie verabredeten sich, trafen sich erneut, knüpften an die Beziehung von früher an und ließen sich schließlich im Dezember 2010 kirchlich auf der Insel Bequia, der größten Insel des vincentischen Teils der Grenadinen, trauen.

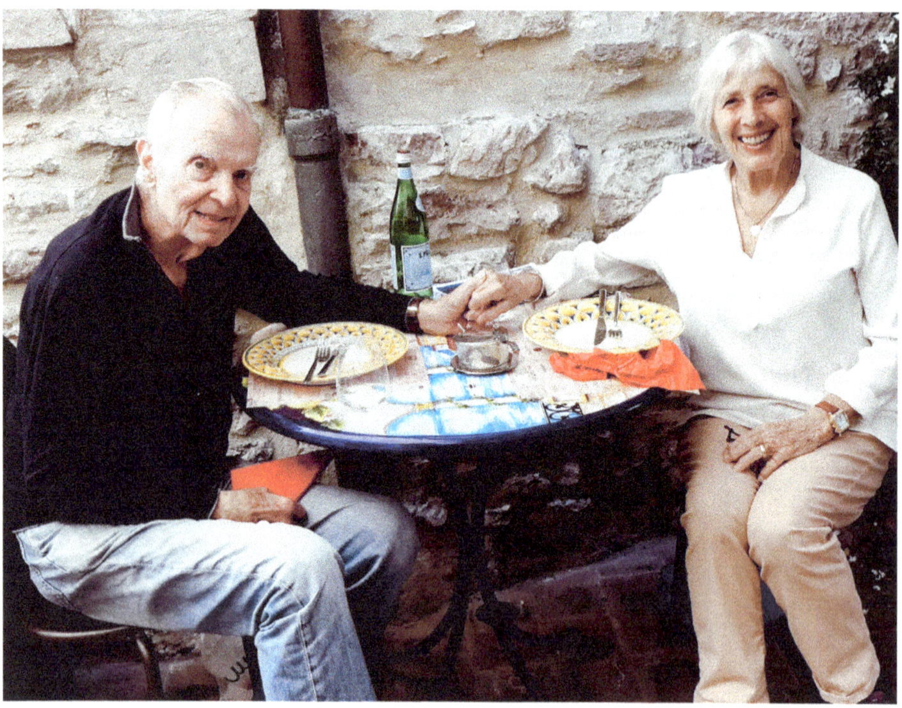

Abb. 1.9: Liselotte Mettler mit ihrem zweiten Ehemann nach 2010 John Elwin Wallace Law.

Mit ihren Kindern und Enkeln verstanden sie sich bestens. Sie behielten beide ihre Häuser – John seines in La Jolla in San Diego[44] am Pazifik, Liselotte ihres in Kiel. Zusammen unternahmen sie viele Segeltouren, vor allem auf der Ostsee, und häufig besuchten sie gemeinsam die Städte in der ganzen Welt, in denen Liselotte an Kongressen teilnahm oder in denen sie referierte.

Über ihre Beziehungen brachten sie eine eigene Veröffentlichung[45] heraus. John wollte das Buch über die „Love-Story" mit Liselotte, die vor 45 Jahren begonnen hatte und nach einer Unterbrechung von rund 40 Jahren wieder auflebte, zunächst allein schreiben, aber dann kam ihm die Idee, dass sie es gemeinsam tun sollten. Nun liegt es vor und ist zu einem Vermächtnis für die 15 Jahre geworden, die sie gemeinsam verbringen durften: Kurz vor Weihnachten 2025 „verließ John", wie Liselotte Mettler es formulierte, „friedlich zuhause in La Jolla diese Welt".

44 San Diego, im Südwesten von Kalifornien nahe der Grenze zu Mexiko, Zensus 2020: 1.386.932 Einwohner.

45 Das Buch, *Long long ago, a love story that is true*, informiert auch über ihre Lebensläufe und über ihre jeweiligen Arbeitsgebiete.

2 Als Frau in der Medizin

„Mein tatsächlicher beruflicher Werdegang begann mit Kurt Semm", stellte Liselotte Mettler im Rückblick fest und fügte hinzu:

> Eigentlich wollte ich Chirurg werden. Ich hatte jedoch das Gefühl, dass ich in der Chirurgie nicht richtig aufgehoben sein würde. Die Chirurgie war mir persönlich ein zu breites Feld. Bei der Gynäkologie konnte ich mich auf ein bestimmtes Gebiet konzentrieren. Außerdem hatte die Gynäkologie ebenfalls eine chirurgische Tätigkeit, die es mir gestatten würde, auch etwas Operatives zu machen. Es gab also mehrere Gründe, die mich – über seine sehr entgegenkommende Antwort hinaus – dazu bewogen, die Einladung von Semm anzunehmen. Im Januar 1970 konnte ich nach Abschluss meiner vorbereitenden Tätigkeiten nunmehr meine Ausbildung zur Fachärztin in der Kieler Universitätsfrauenklinik auf dem Gebiet der Gynäkologie und Geburtshilfe beginnen.

Zu dieser Zeit stand die laparoskopische Chirurgie im Zentrum des klinischen Geschehens an der Kieler Universitätsfrauenklinik. Zeitgleich zu ihrem Berufseintritt wurde unter Semm die operative gynäkologische Endoskopie fest etabliert und weiterentwickelt, die Semm und die Kieler Frauenklinik zum überregionalen Leuchtturm werden ließen. An dieser Weiterentwicklung war Liselotte Mettler unmittelbar beteiligt und wirkte von Anfang an aktiv daran mit.

Von allen weiteren Unterschieden und Differenzen mit Semm einmal abgesehen, meinte Liselotte Mettler zu der Anfangskonstellation ihres Berufseintrittes:

> Weder Kurt Semm, der Bayer aus München, noch ich, gerade aus dem Urwald kommend, passten in das Raster einer norddeutschen Universität. Er war zudem der unumschränkte Direktor, ich eine junge weibliche Anfängerin auf dem Gebiet. Damals schon hatte er mehrere deutsche und internationale Gesellschaften gegründet, eine Vielzahl von Abhandlungen veröffentlicht und war sehr angesehen. Semm wollte schon bei der ersten Begegnung alles über mein bisheriges Leben wissen. Als ich ihm von meiner Arbeit im Urwaldhospital und dem damit verbundenen chirurgischen Wirken sowie meiner früheren Tätigkeit in Süddeutschland und in Kiel berichtete, lächelte er, und ich fühlte mich etwas beschämt.

Privates Verhältnis zur Familie Semm

Kurt Semm war mit Roswitha verheiratet, einer früheren Medizinisch-technischen Assistentin (MTA) aus seiner Zeit in München, die nach der Eheschließung mit ihm nicht mehr arbeitete. Sie hatten keine Kinder. Aus der Tatsache jedoch, dass Semm 1958 die Deutsche Gesellschaft zum Studium der Fertilität und Sterilität[1] mitgegründet hatte, folgerte Liselotte Mettler, dass er gegenüber dem Begehren vieler Paare, Kinder zu haben, durchaus aufgeschlossen war. Allerdings bekundete er ihr gegenüber, dass

1 Siehe dazu Kapitel 4.

https://doi.org/10.1515/9783112256350-002

er ihren persönlichen Wunsch, Kinder zu bekommen, angesichts ihres Engagements und der Vielzahl ihrer positiven medizinischen Leistungen nicht ganz nachvollziehen könne.

Die beiden Familien lebten in direkter Nachbarschaft. Beide hatten zunächst Wohnungen in Kiel, Semm im Niemannsweg. Als Liselotte Mettler erfuhr, dass im Düsternbrooker Weg zwei Häuser mit Grundstücken zum Verkauf anstanden, kaufte sie daraufhin das untere, und Semm, nachdem sie ihn darüber informiert hatte, das obere Grundstück. Als die Familie nach seiner Emeritierung dann nach München zog, verkaufte sie ihr Haus und erwarb mit dem Erlös das Haus und das noch erweiterte Grundstück von Semm. Auch das Segelboot, mit dem Semm seine Gäste auf der Förde gefahren hatte, kaufte Liselotte Mettler ihm ab.

Da das Grundstück der Familie Semm sich ursprünglich hinter dem Haus der Familie Mettler ausdehnte, gingen die Kinder stets durch deren Garten in die Schule. Semm hatte dies zunächst verboten. Seine Frau meinte jedoch, dass es nichts ausmache, wenn sie dort vorbeispazierten, man könne es ihnen doch nicht verbieten. Roswitha Semm, die mehrfach betonte, wie sehr sie es bedauere, selbst keine Kinder zu haben, war stets nett zu den Kindern von Liselotte Mettler und Reza Parwaresch.

Rückblickend auf das gegenseitige Verhältnis der Familien, meinte Liselotte Mettler: „Wir haben uns insgesamt sehr gut verstanden. Auf der einen Seite gab es eine klare Hierarchie im Beruflichen zwischen Semm und mir. Er hatte es ganz deutlich gemacht: ‚Ich habe hier das Sagen.' Auch mein Mann Reza betonte: ‚Er ist der Chef, Du musst ihn respektieren.'" Sein Rat galt umso mehr als Semm ihren Mann, Reza Parwaresch, Professor für Pathologie und Hämatopathologie[2] in Kiel auch als Persönlichkeit und als Kollegen sehr schätzte.

Für Liselotte Mettler war die klare Trennung zwischen Beruflichem und Privatem selbstverständlich.

Zwischen den Familien hatte sich eine freundschaftliche Beziehung entwickelt. Das zeigte sich schon daran, dass Semm die Patenschaft für Firus übernommen hatte. Die Ehepaare besuchten sich häufig. Da beide Familien regelmäßig sehr viel Besuch hatten und sie es sich nicht leisten konnten, ein Lokal zu mieten, fanden große Feierlichkeiten meist zuhause statt. Dabei wurden die Feste auch auf beide Häuser verteilt. Die vielen Anlässe, zu denen regelmäßig auch Mitarbeiter der Klinik eingeladen wurden, waren

2 Die Hämatopathologie in Kiel hatte damals auch international sowohl in der Diagnostik als auch in der wissenschaftlichen Forschung eine herausragende Bedeutung. Besonders wichtig war das von Karl Lennert entwickelte Kieler Lymphom-Klassifikationssystem, als einer der ersten Versuche, Lymphome auf morphologischer und biologischer Grundlage systematisch zu ordnen. Beispielhaft war im Übrigen die damals nicht überall selbstverständliche enge Zusammenarbeit von Fachkräften der Pathologie, Hämatologie und Onkologie. Parwaresch war einer der engsten Mitarbeiter von Lennert und sein Nachfolger in der Mitgestaltung der weiteren Entwicklung der Hämatopathologie; er trug entscheidend dazu bei, die theoretischen Konzepte Lennerts in die klinische und diagnostische Praxis zu überführen.

wichtig für den Zusammenhalt untereinander und das Erscheinungsbild einer Gemeinschaft nach außen.

Anfangs war das enge Zusammenwirken zwischen Semm und Liselotte Mettler für Roswitha Semm ein Problem, oder, wie Liselotte Mettler meinte: „Semms Frau war zunächst eifersüchtig auf mich." Diese Eifersucht hatte zwei Gründe: Zum einen hatte Roswitha anders als Liselotte keine Kinder und konnte aufgrund eines Infertilitätsproblems auch keine mehr bekommen. Zum anderen verbrachten Liselotte Mettler und Semm viel Zeit miteinander – in der Klinik und auswärts. Semm und Liselotte Mettler reisten regelmäßig zusammen zu Kongressen. Da seine Frau jedoch nie mitfuhr, trug dies zu den anfangs von Frau Semm gehegten Bedenken bei. „Dann aber", so Liselotte Mettler, „habe ich mit ihr mal ein ernstes Gespräch geführt. Es war sehr nett – und von der Zeit an, glaube ich, sind wir auch echte Freundinnen geworden."

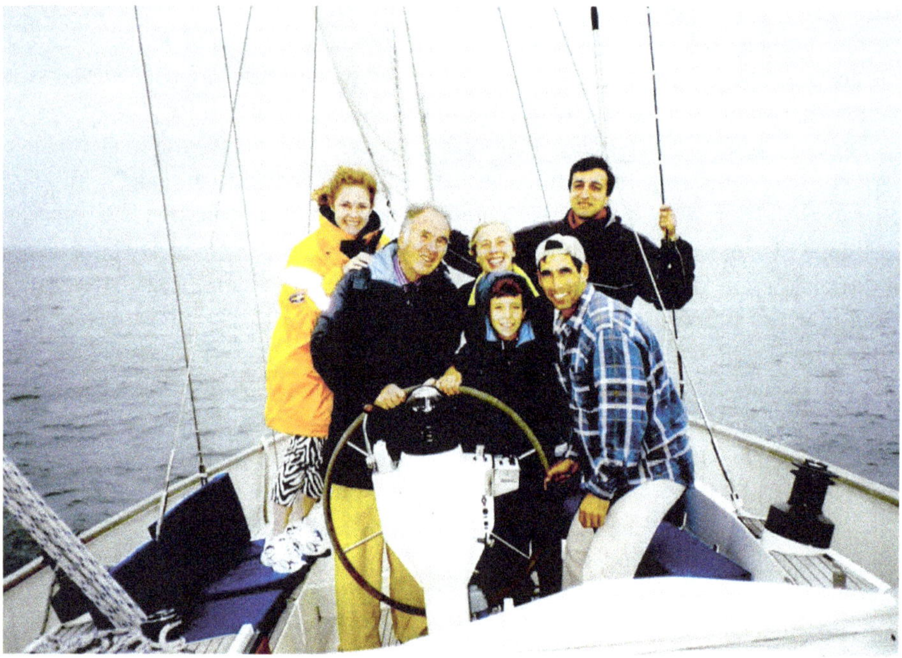

Abb. 2.1: Ehepaar Semm und Liselotte Mettler mit ihrem Sohn Moritz und zwei Mitarbeitern auf Semms Segelyacht.

Liselotte Mettler berichtete auch, dass sie es war, die fortgeschrittenen Brustkrebs bei Roswitha Semm diagnostiziert hatte, der letztlich zu ihrem frühen Tod führte. Als sie schließlich palliativ betreut werden musste, hatte Semm das zwar mit Krankenschwestern zuhause organisiert, aber das war für seine Frau sehr schwierig. Liselotte Mettler erinnert sich, dass Frau Semm in der finalen Phase zu ihrem Mann sagte: „Kurt, ich möchte, dass Lilo bei mir bleibt.“ „Das mache ich gern“, antwortete Liselotte Mettler und auch ihr Mann, Reza, meinte: „‚Mach‘ das.‘“ Semm stellte sie daraufhin frei. Fast drei Tage blieb sie bei Frau Semm am Krankenbett. Als Semm eines Abends unbedingt in die Klinik gehen musste, anstatt bei ihr zu bleiben, starb sie. Liselotte Mettler war es, die Semm anrufen und die Nachricht überbringen musste: „Kurt, Deine Roswitha ist soeben gestorben.“ Für ihn war das ein harter Schlag. „Und wir als enge Freunde und Nachbarn“, sagte Liselotte Mettler, „waren damals unendlich traurig.“

Kurt Semm hatte nach Roswithas Tod verschiedene Freundinnen, die – wie Liselotte Mettler feststellte – „uns teilweise nicht sonderlich gefallen haben“. Dann kam Iseult (Isolde) O’Neill, eine irisch-amerikanische Gynäkologin aus Irland, in die Frauenklinik. Ihr Mann hatte gerade seine berufliche Tätigkeit in der Klinik für Chirurgie aufgenommen und so suchte sie in Kiel auch für sich eine Stellung und bewarb sich in der Frauenklinik. Liselotte Mettler, damals für die Einstellung der Assistenten verantwortlich, meinte zu Semm: „Die wäre doch bestimmt interessant. Sie spricht perfekt Englisch. Und dann haben wir endlich jemanden, der unsere Texte schreiben kann.“

Isolde brachte frischen Wind mit und gefiel in ihrer Art den meisten Mitarbeitern. Nachdem Semm und sie sich näher kennengelernt hatten, ließ sie sich von ihrem Mann scheiden. Für Semm war die neue Beziehung eine sehr natürliche Entwicklung: Er war damals bereits neun Jahre Witwer und fand in ihr eine Frau, die sehr gut zu ihm passte. Und sie hatte sich in ihn verliebt, obwohl er 30 Jahre älter war. „Wir haben uns“, so Liselotte Mettler, „alle gut verstanden. Ich mochte sie immer gerne. Das nette Verhältnis zu Isolde tat meinem kollegialen, doch recht freundschaftlichen Verhältnis zu Kurt Semm keinen Abbruch.“

Isoldes älteres Kind, Tamara, war noch von ihrem ersten Mann – das ergab ein Vaterschaftstest. Semm hatte Tamara jedoch gleich adoptiert. Aus seiner Ehe mit Isolde ging dann das zweite Kind, Patrick, hervor, auf den Semm – nun endlich auch Vater – besonders stolz war.

Es war Isolde, die Semm 1994 dazu drängte, sich einer neurologischen Untersuchung zu unterziehen, nachdem sie – wie auch Liselotte Mettler – bemerkt hatte, dass er vergesslich wurde. Im Ergebnis der Untersuchung wurde bei ihm eine aufsteigende Gehirnlähmung festgestellt. Dies habe ihn damals, so Liselotte Mettler, zwar nicht bei seiner klinischen Tätigkeit eingeschränkt, für ihn war es jedoch schwer, das zu akzeptieren.

Es waren nur wenige Jahre, welche die Familie Semm als Nachbarn von Liselotte Mettler in Kiel verbrachte. Schon 1996, kurz nach seiner Emeritierung, zog Semm mit der Familie zunächst nach München und kurze Zeit später nach Tucson, Arizona, wo er am 16. Juli 2003 verstarb.[3] Liselotte Mettler besuchte ihn oft, zuletzt vier Monate vor seinem Tod, als sie sich mit ihm noch gut verständigen konnte.

---

3 Es gibt keine Hinweise darauf, dass Semm nach seinem Rückzug aus dem aktiven Berufsleben in medizinischen oder akademischen Einrichtungen während seiner letzten Lebensjahre tätig war.

Die Familien blieben auch danach freundschaftlich verbunden; Isolde Semm und Liselotte Mettler stehen nach wie vor in enger persönlicher Verbindung.

Zusammenwirken mit Kurt Semm

Die Zusammenarbeit mit Semm war insbesondere in den ersten Jahren durch seine persönliche Einstellung gegenüber wissenschaftlich tätigen Frauen geprägt. Liselotte Mettler spürte bald,[4] dass er stets einen Mann einer Frau vorziehen würde. Männer hatten seiner Auffassung nach gegenüber Frauen das vorrangige Recht, wissenschaftliche und klinische Forschung zu betreiben sowie klinisch-operativ in ihrer Laufbahn voranzukommen. „Bei Semm", so Liselotte Mettler,

> führte das dazu, dass bei der Bearbeitung irgendeines wichtigen Themas der Blick immer erst zu den Männern ging. Und wenn ich die Hand hob, um irgendwas zu sagen – okay, eine Frau hat auch was zu sagen – wurde es irgendwie nicht vorrangig akzeptiert. Dies galt gerade in der Anfangszeit generell auch hinsichtlich der zu leistenden anspruchsvollen Arbeit.

Besonders deutlich zeigte sich Semms Einstellung im Bereich der Endoskopie: In seinen Augen konnte nur ein Mann laparoskopieren. Semm konnte überhaupt nicht einsehen, dass eine Frau vor allem körperlich in der Lage sein könne, eine endoskopische Operation äquivalent durchzuführen. Wenn sie aber operiere, würde sie dies seiner Meinung nach nicht gut machen. Eine Frau könne diese neue und noch auf dem Prüfstand stehende Technik auch nicht angemessen nach außen verteidigen – und dann ginge die junge Disziplin der Endoskopie möglicherweise wegen des Fehlverhaltens einer Frau unter. Diese Semm zum Teil charakterisierende Einstellung offenbarte sich besonders stark im Umgang mit Liselotte Mettler als Frau in einem neuen und noch fragilen, innovativen Operationssegment. „Semms Ablehnung", so Liselotte Mettler, „führte in meinem Fall dazu, dass mehrere Kollegen an mir in der Hierarchie vorbeizogen, selbst wenn sie nicht weiter an dieser Technik arbeiteten. Das war nur sehr schwer zu ertragen."

Semm erklärte das damit, dass die Kollegen dringlicher als sie ihre Facharztprüfung absolvieren müssten. Auch das praktische Operieren musste Liselotte Mettler sich überwiegend selbst beibringen: Sie hätte sonst vielleicht nie, aber auf jeden Fall erst sehr spät die entscheidenden Fortschritte in ihrer Karriere machen können. Um dann beim Operieren voranzukommen, musste sie sich – wie Liselotte Mettler später sagte – umso stärker engagieren. Zurückziehen kam für sie nicht infrage. So fuhr sie in der Zeit ihrer

---

4 Anmerkung der Verfasser: *Die Ausführungen in diesem Kapitel geben ausschließlich die Sichtweise Liselotte Mettlers in der Zusammenarbeit mit Kurt Semm wieder und tragen somit stark autobiografische Züge.*

Facharztausbildung während des Mutterschutzes mehrfach nach Husum, wo dringend Operateure gebraucht wurden und wo man sich auf der Neugeborenenstation um ihr jüngstes Kind kümmerte. Dort lernte sie beispielsweise die vaginalen Operationen, die sie für ihren Facharztkatalog dringend benötigte und auf die sie in Kiel sehr lange hätte warten müssen.

Darauf im Nachhinein angesprochen, fand Liselotte Mettler die Lage, in der sie sich damals befand, demütigend und manchmal hart an der Grenze des Erträglichen. Als besonders demütigend empfand sie es, dass sie gegenüber einigen ihrer männlichen Kollegen im Berufsleben zurückgestellt wurde, ohne dass diese Mehr oder Bedeutenderes an Leistung als sie vorweisen konnten. Das kam wiederholt und in unterschiedlicher Qualität zur Geltung. Semms Haltung und die Konsequenzen daraus störten Liselotte Mettler dermaßen, dass sie zwischendurch ernsthaft überlegte, einen anderen Weg einzuschlagen.

Die Zusammenarbeit mit Semm wurde erst dann besser, als Liselotte Mettler unter schwierigen Umständen und mit weit überdurchschnittlichem Einsatz ihren Operationskatalog vervollständigt hatte und Fachärztin wurde. Damit und parallel dazu konnte sie nachweisen, was sie wissenschaftlich wirklich zu leisten vermochte. Nachdem Semm dies erkannt hatte, wandelte er seine Einstellung Liselotte Mettler gegenüber. Er war nunmehr bereit, sie als gleichberechtigte Mitarbeiterin zu akzeptieren, führte vieles gemeinsam mit ihr durch und bestritt mit ihr viele gemeinsame Auftritte auf nationalen und internationalen ärztlichen Veranstaltungen.[5] Wie sehr sich mit zunehmender Verantwortung in der Klinik auch ihr privates Leben weiter einengte, stellte Liselotte Mettler im Rückblick anhand des dienstlichen Verhältnisses zu Semm fest. Damals forderte Semm von ihr, dass sie sich vollständig an seine Arbeitszeiten anpassen sollte. Er blieb meistens bis um ein oder zwei Uhr in der Klinik und ging dann nach Hause, um ein Mittagsschläfchen zu halten. Sie arbeitete weiter und ging nicht nach Hause. Am Spätnachmittag kam er wieder in die Klinik, blieb oft bis Mitternacht und erwartete von ihr, dass sie ebenfalls in den Abendstunden an seiner Seite arbeiten würde. Meist ging sie dann wieder in die Klinik, nachdem die Kinder im Bett waren. Ab und zu war auch einer von seinen aus München mitgebrachten Mitarbeitern dabei, aber nur selten.

„So war ich über Jahre hinweg“, stellte Liselotte Mettler fest, „seine einzige Konstante. Dabei habe ich mit der Zeit erkannt, dass er eigentlich wirklich gute Sachen macht. Wir haben viele Jahre lang eng miteinander gearbeitet und ich war am Ende seine engste Vertraute und Mitarbeiterin. Aber es dauerte halt seine Zeit“.

---

5 Zur Teilnahme von Mettler gemeinsam mit Semm an Kongressen siehe Kapitel 3 (gynäkologisch-endoskopische Chirurgie) und Kapitel 4 (Reproduktionsmedizin).

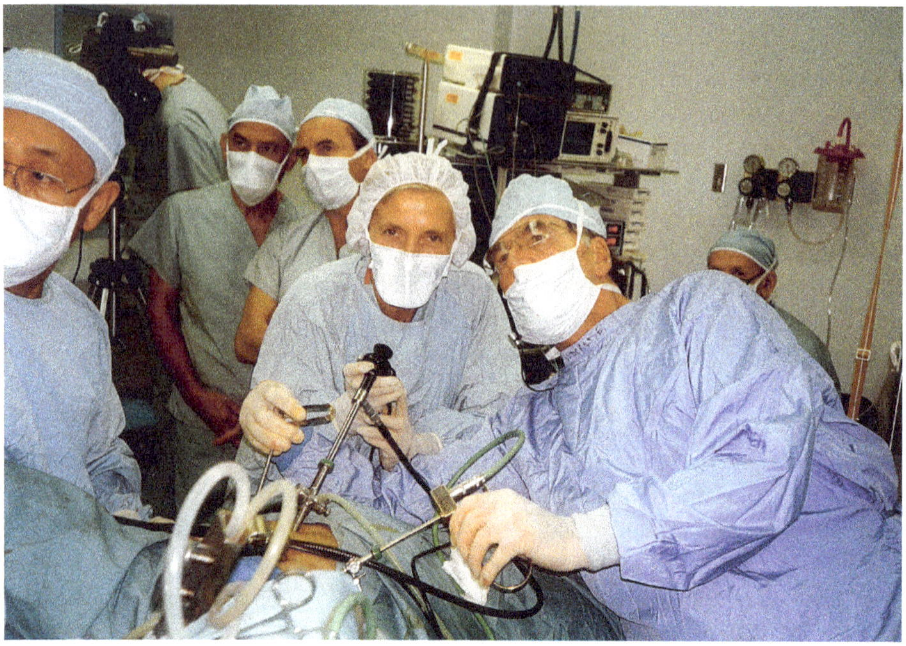

Abb. 2.2: Liselotte Mettler und Kurt Semm beim gemeinsamen Operieren.

Semm hatte ein großes Geltungsbedürfnis. Sein Drang nach Selbstdarstellung bis hin zur Inszenierung äußerte sich in vielen Zeitungsartikeln oder in Auftritten im Fernsehen oder im Radio. Unbeschadet seiner hoch anzuerkennenden Leistungen war dies für Liselotte Mettler gelegentlich nur schwer auszuhalten. Ihr kam zugute, dass sie ein deutlich geringeres Bedürfnis hatte, sich in der Öffentlichkeit zu präsentieren und dass sie sich ihrer eigenen Stärken wohl bewusst war. Außerdem hatte sie, wie sie sagte, „selber auch ein Leben, eine Familie und einen Beruf".

Mit Semm zusammenzuarbeiten, war nicht leicht und geschah selten auf Augenhöhe. Häufig, wenn jemand Semm bei der Lösung einer Aufgabe nahekam, eigene gute Ideen oder Projekte hatte, wurde das für Semm ein Problem. Er vertrug es kaum, dass jemand aus seiner Klinik besonders gelobt wurde, und schon gar nicht, wenn er dabei anwesend war. Er selbst lobte wiederum bei öffentlichen Auftritten nicht jene Personen, die ihn dabei unterstützt oder möglicherweise die ganze Arbeit vorbereitet hatten.

Selbst als Liselotte Mettler nach mehreren Jahren an der Klinik bereits einen eigenen Namen hatte und im Ausland im Rahmen von Besuchen in anderen Kliniken operieren durfte, kam es zu einer ganz besonderen Begebenheit, die für diese Umstände bezeichnend ist. Sie erinnerte sich daran, wie jemand, der sie bei der Operation gesehen hatte, zu Semm sagte: „She's better than you." Da war für ihn alles aus. Dann sprach Semm ein paar Tage nicht mit ihr. Das war zwar kränkend, aber sie konnte, wie sie später sagte, damit umgehen, denn sie hatte kein so großes Geltungsbedürfnis wie er. „Ich hatte meine Kinder", meinte sie, „das war mir wichtig. Im Übrigen dachte ich mir meinen Teil." Die Haltung von Semm war jedoch für einige ihrer Kollegen, die innovative Ideen hatten, Grund genug, Kiel und die Universitätsfrauenklinik wieder zu verlassen.[6]

Wenig nachvollziehbar fand Liselotte Mettler den Mangel an Würdigung, die Semm ihr – und auch anderen – in der Öffentlichkeit für die von ihnen geleistete Arbeit zukommen ließ. Dies betraf beispielsweise die von ihr für Auftritte von Semm bei Kongressen, Tagungen oder Symposien geleistete Vorarbeit, gelegentlich die Erarbeitung der kompletten Vorträge. Es betraf auch die von ihr praktisch in Eigenverantwortung durchgeführte Organisation beziehungsweise die von ihr allein verantwortete Ausrichtung und Durchführung einer Veranstaltung. „Dabei", so Liselotte Mettler, „hatte Kurt Semm immer die Ehre davongetragen".[7] Dennoch fügte sie mit einem etwas beschwichtigenden Lächeln hinzu:

> Die geringe Wertschätzung – meinetwegen auch Unart – war nicht spezifisch für Semm, sondern traf damals und noch heute auf viele Situationen von Vortragenden und den eigentlichen Leistungsträgern gerade bei Kongressen zu. Ich halte es für unverzichtbar, dass hier grundsätzlich eine neue Kultur der Würdigung für diejenigen entwickelt wird, welche die tatsächliche Leistung erbringen, beziehungsweise erst ermöglichen.

Allerdings wandelte sich die zunächst geringe Anerkennung ihrer Leistungen im Laufe der Jahre: „Ich wurde", stellte sie im Nachhinein fest, „auf meinem Gebiet später genauso anerkannt wie Semm."[8]

Als weitere Belastung für das dienstliche Verhältnis kam hinzu, dass Semm cholerische Phasen hatte, in denen er seine Mitarbeiter und eben auch Liselotte Mettler förmlich anschrie. So berichtete sie von einer Situation, als sie einen Eingriff bei einer Patientin vornahm und gerade im Begriff war, die Schleimhaut der Gebärmutter zu veröden. Liselotte Mettler hatte für diesen Eingriff von einer Firma ein bipolares[9]

6 Beispielhaft hatte Dr. Volker Rimkus, Facharzt für Gynäkologie und Geburtshilfe, viele Jahre Oberarzt in der Universitätsfrauenklinik, wo er maßgeblich die moderne Ultraschalldiagnostik und auch die Hysteroskopie mitentwickelte und den Semm schon zu seinem Nachfolger erklärt hatte, die Klinik verlassen. Er entschied sich für eine Niederlassung in einem Vorort von Kiel und führte zusammen mit seiner Frau Dr. med. Barbara Rimkus viele Jahre eine erfolgreiche Frauenarztpraxis. Ende der 1970er Jahre begründete er weltweit als Erster mit seinen Forschungen die Behandlung mit humanidentischen (bioidentischen) Hormonen in individueller Dosierung und ist Begründer der Rimkus®-Therapie.

7 Liselotte Mettler, *Grußwort*, in: *Deutsche Gesellschaft für Reproduktionsmedizin e. V.*, 50 Jahre DGRM, München u. Dortmund 2008 S. 8.

8 Ebd.

9 Bipolarer Strom ist neben der Anwendung von monopolarem Strom heute global in den chirurgischen Applikationen akzeptiert und gehört zur Routineanwendung. Damals war dies jedoch neu, und Semm hatte wohl Bedenken, dass auch die Applikation falschen Stroms letztlich vermeidbare Komplikationen verursachen und sein Lebenswerk gefährden könnte. Es spielte, so meinte Liselotte Mettler, wohl auch eine Rolle, dass es nicht seine Firma war, die das neue Gerät produziert hatte.

Instrumentarium bekommen, um es zu testen und setzte dieses ein. Sie war sich allerdings im Klaren, dass sie sich damit über eine Anweisung von Semm hinwegsetzte, wonach ausschließlich mit dem von ihm entwickelten sogenannten Endocoagulator[10] verödet werden sollte. Über das von ihr als sinnvoll erachtete Vorgehen hatte jemand jedoch Semm informiert. Daraufhin, so Liselotte Mettler, stürzte er in den Operationssaal und schrie: „Was machst Du da?" Dann warf er wütend mit einem der neuen Instrumente nach ihr, so dass sie an einer Wunde links neben dem Auge genäht werden musste.

Die Kinder hatten natürlich mitbekommen, dass etwas nicht stimmte, wenn sie heulend nach Hause kam. „Hat dich Onkel Semm wieder beleidigt?", fragte sie ihr ältester Sohn an diesem Tag. „Ja. Heute hat er sogar mit einem Instrument nach mir geschmissen, so dass ich genäht werden musste." Als Semm dann abends anrief, sagte Bijan, der Sohn, am Telefon nur: „Mama spricht nicht mehr mit dir!" Meist rief Semm nach einem solchen Wutausbruch später bei ihr zuhause an, weil es ihm leidtat, oder er entschuldigte sich bei der nächsten Begegnung.

Überzeugt von ihrer eigenen wissenschaftlichen Eignung und nicht zuletzt motiviert durch das Vorbild anderer Kollegen sowie das ihres Mannes, wollte Liselotte Mettler sich habilitieren. Semm war dafür nicht zu gewinnen. Er hatte drei Oberärzte aus München mitgebracht und alle drei sollten sich vor ihr habilitieren. Erneut wurde sie bewusst hintangestellt und ihr wurde auch kein zusätzlicher Freiraum in der Klinik zugestanden. Semm machte das auch nicht subtil oder versteckt, sondern er kommunizierte das ziemlich offen mit ihr. Im Nachhinein meinte sie, dass er dabei möglicherweise dachte, seine Kollegen könnten ihn später einmal auch bei seinen Vorhaben unterstützen. Liselotte Mettler ließ sich jedoch nicht entmutigen und arbeitete konsequent an ihrer Habilitationsschrift weiter. Selbst nachdem sie diese fertiggestellt hatte, wurde sie für das weitere Verfahren nicht von Semm unterstützt. So weigerte er sich, ihre Arbeit bei der Medizinischen Fakultät einzureichen.

Um voranzukommen, bat Liselotte Mettler mit Schreiben vom 23. Mai 1975 den damaligen Dekan des Fachbereichs Medizin, Prof. Dr. Werner Hahn, um Zulassung zur Habilitation und um Einleitung des Habilitationsverfahrens für das Fach Geburtshilfe und Gynäkologie. Dem Gesuch fügte sie neben allen weiteren erforderlichen Unterlagen die abgeschlossene Habilitationsschrift bei. Das Thema lautete: „Immunologische Aspekte der weiblichen Sterilität. Sensibilisierung gegen Spermaantigene im humoralen und zellulären Immunsystem der Frau".[11] Die Arbeit umfasste also die endokrinologische und immunologische Kinderwunschtherapie. Zur Thematik sagte sie: „Ich war

10 Ein Endocoagulator verwendet bipolare Hochfrequenzenergie, um Wärme im Gewebe zu erzeugen. Semms eigene Entwicklungen schienen ihm sicher und sollten ausschließlich unter seiner Verantwortung zum Einsatz kommen.

11 Bereits im Mai 1973 hatte Liselotte Mettler bei einer Veranstaltung der mittelrheinischen Gynäkologen in Bad Nauheim vorgetragen, dass „eine Sensibilisierung im zellgebundenen Immunsystem der Frau gegen Spermaantigene auch mit dem Migrations-Inhibitions-Faktor (MIT) nachweisbar" ist, laut Tagungsbericht in *euromed*, 12 (19. Juni 1973), S. 654.

Der Fachbereich Medizin

der Christian-Albrechts-Universität zu Kiel

verleiht

unter dem Präsidium
vertreten durch den Präsidenten
Herrn Rolf M Ö L L E R

und unter dem Dekanat
des ordentlichen Professors der Zahn-, Mund- und Kieferheilkunde
Dr. med., Dr. med. dent. Werner H A H N

Frau Dr. med. Liselotte M E T T L E R
geb. am 6.6.1939 in Wien
die

VENIA LEGENDI

für das Fach
"Geburtshilfe und Gynäkologie"

und den Grad eines
Dr. med. habil.

nachdem sie in dem ordnungsgemäßen Habilitationsverfahren durch
die Habilitationsschrift
"Immunologische Aspekte der weiblichen Sterilität
Sensibilisierung gegen Spermaantigene im
humoralen und zellulären Immunsystem der Frau"
und die am 10. Mai 1976 gehaltene Probevorlesung
über das Thema
"In vitro Fertilisation - gegenwärtiger Stand
in der Veterinär- und Humanmedizin"

ferner durch die von ihr veröffentlichten Schriften sowie durch die
wissenschaftliche Aussprache ihre Fähigkeit zu selbständiger wissenschaftlicher Arbeit erwiesen hat.

Der Dekan
des Fachbereichs
Medizin

Kiel, den 10. Mai 1976

Hahn

Abb. 2.3: Habilitationsurkunde von Liselotte Mettler.

geleitet von dem Wunsch, Paaren zu helfen, die oft seit vielen Jahren vergeblich versucht hatten, ein Kind zu bekommen."

Erst im Mai 1976 war das Verfahren abgeschlossen, nachdem schließlich der Kieler Immunologe Prof. Dr. Wolfgang Müller-Ruchholz[12] den Antrag zu ihrer Habilitation gestellt hatte. Semm wurde dann über ein Schreiben der Fakultät über die offiziell eingereichte Habilitation informiert und musste sich *nolens volens* damit abfinden. Liselotte Mettler erinnerte sich an die Situation, als sie ihren Habilitationsvortrag zum Thema der menschlichen In-vitro-Fertilisation (IVF) vorbereitete. Damals sagte ihr Mann: „Was für ein Mist. Darüber redet man nicht." Semm und Lennert setzten noch einen drauf: „Da schämen wir uns, Frau Mettler, wenn Sie diesen Vortrag halten." Dessen ungeachtet hielt sie den Vortrag am 10. Mai 1976 zum Thema „In-vitro-Fertilisation – gegenwärtiger Stand in der Veterinär- und Humanmedizin", wobei – wie sie meinte – „keiner das verstanden oder geglaubt hat, dass man so etwas mal am Menschen machen wird." Mit diesem Vortrag und mit der Annahme der Habilitationsschrift durch die Fakultät hatte sie alle Voraussetzungen für die Verleihung der *Venia legendi* für das Fach Geburtshilfe und Gynäkologie und des Grades eines Dr. med. habil. erfüllt.

Ihre Antrittsvorlesung am 14. Juni 1976 im Hörsaal der Kieler Universitätsfrauenklinik hatte zum Thema: „Pathogenese der weiblichen Sterilität".

Gefragt, wie sie es bei Semm insgesamt und so lange aushalten konnte, meinte Liselotte Mettler im Nachhinein, dass sie häufig darunter gelitten habe und dies niemals wieder in ihrem Leben zulassen würde. Das sollte grundsätzlich für jede andere Person gelten, egal in welcher Situation sie sich auch immer befinde. Dann verwies sie auf mehrere Umstände, die es ihr ermöglicht hatten, dort zu bleiben.

An erster Stelle hatte sie einen Ehemann, der sie durchgehend verstand und nachdrücklich unterstützte. Er ermunterte sie, er forderte sie geradezu dazu auf, dem Beruf größte Aufmerksamkeit zu schenken, da dies entscheidend für ihr Fortkommen sein würde. Als Professor der Pathologie selbst der Wissenschaft verpflichtet, drängte er sie regelrecht zum Forschen.

Er war erleichtert, wenn auch sie abends im Labor stand oder Nachtdienst hatte und nicht fragte, wann er endlich nach Hause kommen würde. „Du kannst dich an der Uni nicht halten, wenn du nicht intensiv mitmachst", sagte er. Er, der als Iraner nach Deutschland gekommen war, musste besonders viel leisten, um anerkannt zu werden. Er war überzeugt davon: „Anerkennung verschafft man sich nur durch Leistung", und dies forderte er auch von ihr. „Manchmal", sagte sie, „war ich auch auf ihn richtig böse; ich hatte mit Semm ja schon genug Ärger. Aber er hat natürlich wesentlich dazu beigetragen, dass ich das alles durchgestanden und mich habilitiert habe."

---

12 Wolfgang Müller-Ruchholtz (* 22. September 1928 in Mülheim an der Ruhr; † 18. Februar 2019 in Molfsee), Mediziner und Zahnmediziner sowie Immunologe, von 1980 bis 1995 Leiter des neugegründeten Instituts mit Lehrstuhl für Immunologie an der CAU.

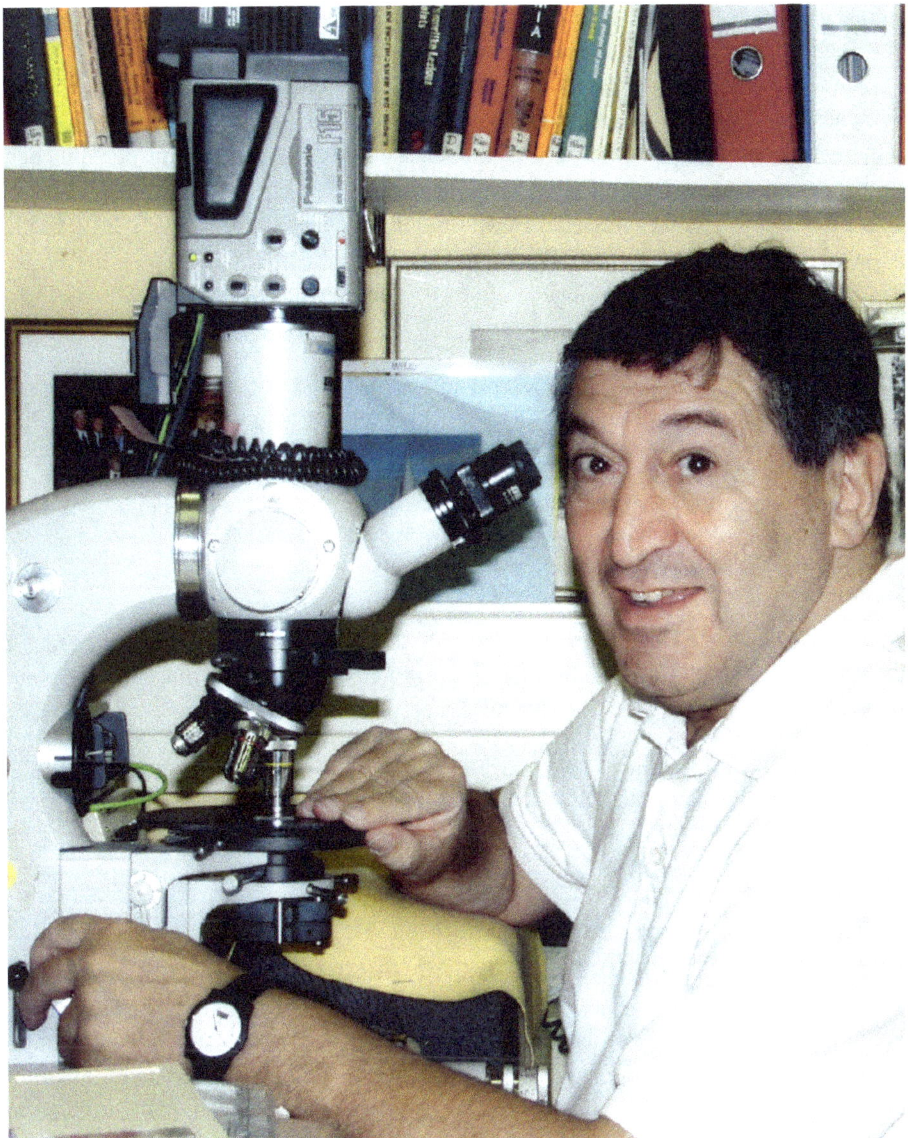

Abb. 2.4: Reza Parwaresch am Mikroskop.

Ein weiterer Grund war sicherlich auch, dass Semm einerseits zwar von der Zuarbeit von Liselotte Mettler profitierte, sie aber mittelbar auch von dem Ansehen, das er genoss. Insofern war das enge Zusammenwirken mit ihm auch von Vorteil für sie „und da ich mich entschieden hatte, dabei zu sein", ergänzte Liselotte Mettler, „dann wenigstens auch richtig, und zwar zusammen mit Semm. Dann fühlte ich mich auch verpflichtet, ihn bei seinen Tätigkeiten zu unterstützen."

Dabei musste sie sicherlich die eine oder andere Unannehmlichkeit hinnehmen, manches als Freundin mittragen und auch Kritik an seiner Vorgehensweise oder an seinem Verhalten Mitarbeitern gegenüber. Sie konnte es aber auch im persönlichen Gespräch vorbringen. Im Übrigen hatte sie sich dafür entschieden, in Kiel zu bleiben, dort ihren Schwerpunkt mit der Familie zu haben und sich mit voller Energie in die Arbeit der Universitätsfrauenklinik einzubringen.

Hinzu kam eine gewisse Hochachtung vor den Leistungen von Kurt Semm. Dazu stellte Liselotte Mettler fest:

> Er hatte wirklich viel entwickelt, er war ein unheimlich strebender Geist, der immer vorankommen wollte. Er wollte nicht aufgehalten werden. Das wiederum bewirkte, dass er nicht verstehen konnte, wenn irgendetwas dazwischenkam oder insbesondere, wenn irgendeine Leistung nicht erbracht wurde beziehungsweise werden konnte. Dies traf insbesondere für den Umgang mit seiner Technik zu. Er hatte dabei ein klares Ziel vor Augen, das er konsequent verfolgte – und letztendlich auch erreichte. Das, was Semm entwickelt und geleistet hatte, löste Respekt aus, der manches Unangenehme in der Zusammenarbeit mit anderen überdeckte.

Schließlich wirkte sich Semms mit der Zeit geändertes Verhalten gegenüber den Frauen und ihren Leistungen in seiner Berufswelt positiv aus. Es hatte allerdings lange gedauert, bis er sie zu schätzen wusste. „Bei mir", so Liselotte Mettler,

> geschah das, nachdem ich mich habilitiert hatte – und einige meiner männlichen Kollegen dies nicht geschafft hatten. Von da an wurde ich tatsächlich seine rechte Hand in allen dienstlichen Belangen. Ich hatte allerdings fast zehn Jahre kämpfen müssen, um anerkannt zu werden. Später hat er dies bedauert. Öfter sagte er dann zu mir, dass ihm dies leidtue.

Akademische Laufbahn als Frau und Mutter

Wenn Liselotte Mettler ihren beruflichen Werdegang schilderte, kamen Stolpersteine hervor, die nicht nur die besondere Situation in der Kieler Universitätsfrauenklinik unter Semm betrafen. Die Stolpersteine waren überwiegend exemplarisch für die damalige Rolle der Frau in der Medizin generell: „Mindestens so gut wie die Kollegen musste eine Ärztin sein, wenn sie anerkannt werden wollte", stellte Liselotte Mettler im Nachhinein fest, „nichts wurde ihr nachgesehen. Auf die Operationsliste zu kommen, erforderte doppelten Einsatz und hundertprozentige Exaktheit. Sie musste das Vorurteil widerlegen, dass ‚eine Frau durchdreht, wenn zwei starke Blutungen auf einmal eingeliefert werden'."[13] Um als Frau in eine leitende Position in eine Klinik zu kommen,

13 Kerner, Charlotte: *Ärztin aus Leidenschaft, in: DIE ZEIT*, Nr. 40, 27.09.1985, S. 62–63.

war der berufliche Lebensweg damals ungleich schwieriger als der private Lebensweg und für eine Frau eindeutig schwieriger als für einen Mann. „Im Vergleich zu heute“, meinte Liselotte Mettler,

> ist es natürlich anders, wenn auch der Mann in Mutterschutz gehen und seine Freizeit nehmen darf. Aber das konnten wir praktisch nicht. Ich musste immer nacharbeiten, wenn ich da mal drei Monate fehlte; mehr hatten wir ja nicht als Mutterschutzzeit. Und da war es sehr schwierig, alles wieder aufzuholen.

Im Übrigen war Liselotte Mettlers Verhältnis zu ihren männlichen Kollegen im dienstlichen Alltag völlig unproblematisch und im wahrsten Sinne des Wortes kollegial. In der Zusammenarbeit gab es keine Probleme; die Leistungen des anderen wurden voll anerkannt, wo nötig gab es vorbehaltlose gegenseitige Unterstützung. Standen neue Projekte oder Forschungsvorhaben an, war die Übernahme der Projektleitung völlig unabhängig vom Geschlecht. Anders war es bei führenden Positionen. Allerdings hatte die Rolle, die der Frau als Ärztin damals von den überwiegend männlichen Klinik- und Institutsleitern zugebilligt wurde – so Liselotte Mettler –, kaum mit der einzelnen Person zu tun, sondern war überwiegend dem vorherrschenden Zeitgeist geschuldet.

An der Medizinischen Fakultät gab es damals nur zwei Frauen, die sich habilitiert hatten und nur eine einzige Frau in einer leitenden Position – und zwar in der Urologie.[14] Der Austausch mit anderen Frauen, vor allem aus den operativen Fächern sowie aus weiteren Fachbereichen brachte stets ein ähnliches Ergebnis: Das direkte Weiterkommen war aufgrund der geringen Anzahl leitender Positionen an sich schon schwer und für Frauen noch deutlich mühsamer als für die männlichen Kollegen. Das galt damals nicht speziell für Kiel und für die Kieler Klinik – es war generell so. Dann fügte sie hinzu:

> Wenn ich jetzt mein Leben betrachte, habe ich anfangs nicht an eine leitende Funktion gedacht. Als ich aber bemerkte, dass ein Mann, der zwei, drei Jahre nach mir angefangen hatte, schneller als ich vorankam und wenn ich immer wieder abgeschoben wurde, war das der Auslöser, wo ich bei mir dachte: Nun bist du so weit und kannst auch selbst Chef werden. Ich fühlte mich ermutigt, weil auch andere zu mir sagten: ‚Du musst Dich mehr selbst behaupten und nicht immer von Semm sprechen.‘

14 In der Kinderklinik war damals die ebenfalls habilitierte Frau Prof. Tolksdorf tätig; in den operativen Bereichen des Universitätsklinikum Schleswig-Holstein (UKSH) waren nur wenige Frauen tätig. In den 1980er Jahren gab es in der Medizin in Deutschland überhaupt nur sehr wenige Ordinariate (d. h. W3/C4-Professuren), die von Frauen besetzt waren. Emmi Hagen (Anatomisches Institut Universität Bonn) oder Renate Wittern-Sterzel (Geschichte der Medizin, Universität Erlangen-Nürnberg) waren Ausnahmen. In den 1990er Jahren zeigte die Entwicklung zwar ansatzweise einen leichten Anstieg auf, blieb aber insgesamt gering, mit nur ganz wenigen von Frauen besetzten Ordinariaten pro Jahrzehnt. Die erste Ordinaria in der Frauenheilkunde in Deutschland war Frau Prof. Dr. med. Marion Brigitta Kiechle (*4. April 1960), Direktorin der Frauenklinik des Klinikums rechts der Isar der Technischen Universität (TU) München und Inhaberin des Lehrstuhls für Gynäkologie und Geburtshilfe.

Dies war die Ausgangslage, als Liselotte Mettler sich 1980 zum ersten Mal auf einen auswärtigen Lehrstuhl bewarb.[15] Dazu führte sie aus:

> Meine damaligen Fähigkeiten und Leistungen schätzte ich im Verhältnis zu den Konkurrenten als absolut gleichwertig ein. Aber wenn ich mich dann mit solchen Kollegen bewarb, wurde denen nicht die Frage gestellt: ‚Ja, wie machen Sie denn das mit Ihren Kindern?' Ich wurde stets nach den Kindern und nach meinem Mann gefragt und nicht primär nach meiner Leistung.[16] Man behauptete einfach, eine Frau, die Kinder hat, kann sich einer Klinik nicht vollkommen widmen. Ich war diesbezüglich jedoch selbstbewusst, entsprechend auch ein bisschen frech und sagte bei einer Gelegenheit: ‚Wenn Sie um fünf Uhr zum Fußball oder auf den Golfplatz gehen, dann kann ich ja auch zu meinen Kindern gehen und die Arbeit später weitermachen.' Aber das wollten die ja nie hören, das wurde als unverschämt betrachtet.

Letztendlich hatte Liselotte Mettler sich – vergeblich – auf zwei, drei Lehrstühle beworben[17], kam auf mehrere Listenplätze, mehrfach auf den zweiten Platz, wurde jedoch nie als Ordinaria gewählt. Wie sehr Vorurteile dabei eine Rolle spielten, geht beispielhaft aus ihrer Bewerbung auf den Lehrstuhl an der zweiten Uniklinik in München hervor. Zunächst wurde ihr geraten, sich nicht für den sogenannten „großen" gynäkologischen Lehrstuhl zu bewerben, sondern eher für den „kleinen" endokrinologischen. Der Klinikdirektor rief bei Kurt Semm an und sagte: „Es ist doch sinnlos. Eine Frau nehmen wir sowieso nicht. Die Bewerbung braucht sie gar nicht einzureichen." Das war in der Medizinischen Fakultät in München schon vorher so abgesprochen worden.

Einmal war sie in Saarbrücken nicht weit davon entfernt, berufen zu werden, stand schon an erster Stelle, hatte dann aber kurz zuvor einen Reitunfall mit einem Genickbruch. Es wurde daraufhin bezweifelt, dass so jemand wirklich die Verantwortung für die Gesamtleitung einer Klinik übernehmen könne.

Es gab aber auch eine Situation, wie bei ihrem Bewerbungsgespräch in Wien, als ihr gesagt wurde: „Ja, mit der Röhrl-Technik[18] ist das so eine Sache. Haben Sie denn schon jemals richtig operiert?" Das hatte zwar nichts mit ihr als Frau zu tun, aber, davon war Liselotte Mettler überzeugt: Wenn ein Mann sich und die von ihm angewendete OP-Technik vorgestellt hätte, wäre dies eher akzeptiert worden. Es mag für sie nicht

---

15 Ihre Bewerbung um die Planstelle eines ordentlichen Universitätsprofessors an der Geburtshilflich-Gynäkologischen Universitätsklinik der Karl-Franzens-Universität in Graz 1989/1990 wurde nicht berücksichtigt.

16 Sauer geworden sei sie, sagte Liselotte Mettler, bei einer Bewerbung als Chefärztin, weil „man mir wegen der Versorgung meiner Kinder dumme Fragen [stellte], die man einem Mann nicht gestellt hätte". *Kieler Nachrichten*, „Mit viel Ausdauer und Einsatz", Interview mit Liselotte Mettler, 02. April 2000, Regionalteil Kiel.

17 Bei den Bewerbungen auf eine C-4 Professur für Gynäkologie und Geburtshilfe an der Medizinischen Fakultät der Universität Rostock im Juni 1997 wurde ihr Mitbewerber Prof. Dr. med. Klaus Friese (Mannheim) auf den Lehrstuhl berufen.

18 Gemeint war die in Kiel praktizierte endoskopische Operationstechnik.

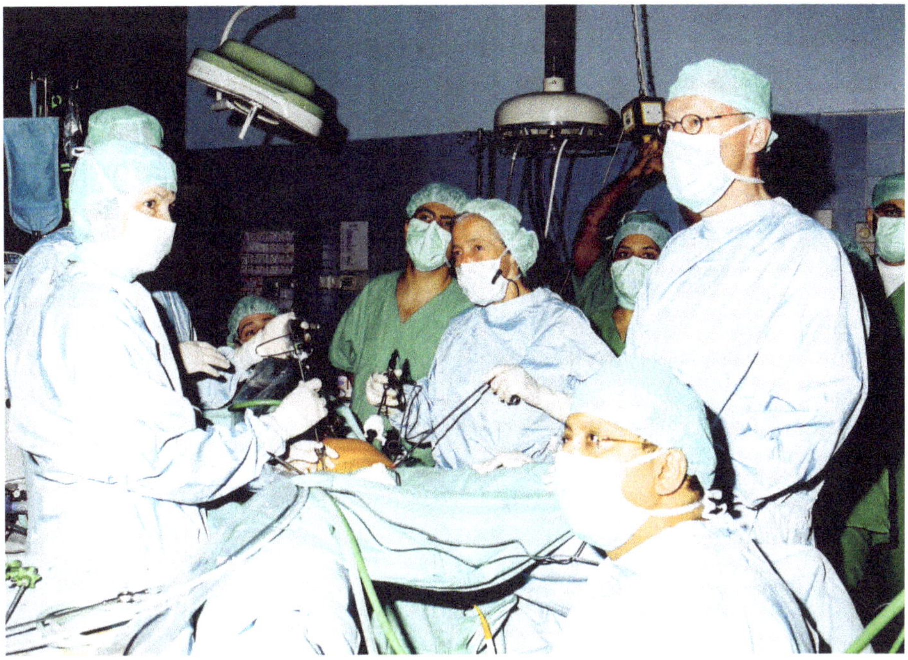

Abb. 2.5: Liselotte Mettler bei einer Operation mit der neuen OP-Technik.

unbedingt förderlich gewesen sein, dass sie mit einer innovativen Operationsmethode in Verbindung gebracht wurde, die sich in Deutschland noch in der Frühphase befand, vielfach abgelehnt wurde und keine flächendeckende Akzeptanz hatte. Später hatte ihr jedoch gerade diese Methode zu deutlich höherer Anerkennung verholfen.

Liselotte Mettler ist sich anhand ihrer persönlichen Erfahrungen und der ihr von Kolleginnen mitgeteilten Erlebnisse jedoch sicher: Die eigentlichen Gründe, die damals zu einer Ablehnung geführt hatten, waren vor allem darauf zurückzuführen, dass sie eine Frau war.

Hinsichtlich der fachlichen Qualifikation stand sie ihrer Einschätzung nach mit den anderen Bewerbern auf Augenhöhe. Beschwichtigend meinte sie dazu: „Ich gebe zu, dass mich das zwar gekränkt hat, aber ich habe nie sonderlich darunter gelitten. Denn ich hatte in Kiel ein gutes Familienleben, viel Spaß an der Arbeit und genoss auch sonst ausreichende Anerkennung."

Noch heute hört Liselotte Mettler von ihren Kolleginnen, dass Frauen mit Ungerechtigkeit zu kämpfen haben, und dies, obwohl es einen hohen Anteil von berufstätigen Frauen in der Medizin gibt. Beispielhaft sind mit Stand 2025 ca. 70 Prozent der Medizinstudenten weiblich. Am Universitätsklinikum Schleswig-Holstein, Campus Kiel, sind in der Klinik für Gynäkologie und Geburtshilfe heute 60 Prozent des ärztlichen Personals Frauen, jedoch kaum Frauen in leitenden Positionen.

Es hat sich einiges gegenüber früher[19] geändert, aber es bleibe, so schätzt Liselotte Mettler die Lage anhand eigener und fremder Erfahrungen ein, für Frauen nach wie vor ein Problem, wenn sie ein bestimmtes Ziel verfolgen. Dies gelte insbesondere dann, wenn sie eine Leitungsposition anstreben und dort etwas bewirken möchten. Dabei ist sich Liselotte Mettler deutlich bewusst:

> Wer ein Ziel vor Augen hat, der möchte dann auch die gleichwertige Chance haben, dieses Ziel zu erreichen. Ich würde mich heute davon nicht abbringen, geschweige denn demütigen lassen, nur weil ich eine Frau bin. Um ihre beruflichen Ziele zu erfüllen, würde ich den heutigen Frauen sagen, sie müssten mehr Selbstvertrauen aufbringen, sich selbst stärker in den Vordergrund spielen und sich nicht beeinträchtigen lassen. Es ist dies letztendlich Teil einer gesellschaftlichen Entwicklung, die man zusammen mit anderen Frauen und – mit den Männern gestalten muss.[20]

Als Liselotte Mettler im Februar 2025 bescheinigt wurde, dass sie – wie es hieß – „eine Pionierin der Gleichbehandlung von Frauen in leitenden Positionen in der Medizin“[21] war, hat diese Feststellung sie in ihrem diesbezüglichen Grundverständnis noch nachträglich bestätigt. Allerdings meint sie, dass das in der heutigen Zeit nicht mehr ganz so pointiert formuliert werden müsse.

Stationen in der Kieler Universitätsfrauenklinik

Das Jahr 1971 war in vielerlei Hinsicht wegweisend in der Berufslaufbahn von Liselotte Mettler.

Es begann damit, dass sie Semm auf einer Reise zu einem Kongress nach Mumbai begleitete und sich unmittelbar an den Erörterungen dort beteiligte. Im Übrigen markierte der Besuch dieses Kongresses für sie generell den Auftakt zu weiteren Kongressreisen, die sie in den nächsten Jahrzehnten in das In- und Ausland führen sollten.[22]

Wiederum gemeinsam mit Semm nahm Liselotte Mettler teil am 7th World Congress on Fertility and Sterility in Tokio und Kyoto. Bei dieser Gelegenheit lernte sie auch den Reproduktionsmediziner Bob Edwards[23] kennen. Aus der damaligen Begegnung wuchs eine enge berufliche Verbindung auf dem Gebiet der Reproduktionsmedizin.

---

19 Liselotte Mettler erinnert sich daran, dass noch zur Zeit ihrer Mutter nur 1 Prozent der Frauen Medizin studierten, zu ihrer Zeit etwa 10 Prozent und heute mit steigender Tendenz 70 Prozent.

20 *Kieler Nachrichten*, „Mit viel Ausdauer und Einsatz“,. Interview mit Liselotte Mettler, 02. April 2000, Regionalteil Kiel.

21 Text aus dem Vorschlag der schleswig-holsteinischen Staatskanzlei zur Verleihung des Bundesverdienstkreuzes 1. Klasse an Liselotte Mettler am 25. Februar 2025.

22 Siehe Kongresse Kapitel 3 (gynäkologisch-endoskopische Chirurgie) und Kapitel 4 (Reproduktionsmedizin).

23 Robert Geoffrey (Bob) Edwards, (* 27. September 1925 in Batley, England; † 10. April 2013 bei Cambridge, England), britischer Biologe, Gynäkologe und Pionier auf dem Gebiet der Reproduktionsmedizin.

Liselotte Mettlers Vortragstätigkeit auf Tagungen und Kongressen wurde nach diesem ersten Auftritt spätestens im Folgejahr selbstverständlich.[24] Dabei geschah es Anfang der 70er Jahre häufiger, dass Liselotte Mettler bei ihren Vorträgen zur laparoskopischen/pelviskopischen Chirurgie[25] angefeindet wurde, obwohl eine große Vielzahl von Operationen in der Kieler Universitätsfrauenklinik nachuntersucht und deren Ergebnisse veröffentlicht worden waren. Spätestens ab 1973 gehörte ihre Teilnahme an international besetzten Kongressen zu der vielfältigen Betätigung von Liselotte Mettler im Ausland.[26]

Mit der Zusage großzügiger Finanzmittel seitens des Landes begann 1972 die Ausarbeitung eines Sofortprogrammes zur Anpassung der baulichen und einrichtungsmäßigen Voraussetzungen an die klinischen Erfordernisse einer Universitätsfrauenklinik. Letztere orientierten sich an den knapp 4.000 Geburten im Jahr und an ebenso häufigen gynäkologischen Operationen. Aufgrund interner, teilweise auch verwaltungstechnischer Gründe konnten die baulichen Arbeiten allerdings nicht so zügig wie geplant umgesetzt werden. Erst im März 1973 erfolgte der Umzug der Schwangerenambulanz in den neu ausgebauten geburtshilflichen Gebäudetrakt.[27]

Mit Geltung ab November 1973 erteilte die Ärztekammer Schleswig-Holstein Liselotte Mettler die Anerkennung als „Fachärztin für Frauenheilkunde und Geburtshilfe"; in diesem Jahr trat sie dem Berufsverband der Frauenärzte e. V.[28] bei.

Liselotte Mettler wirkte im Jahr 1974 mit eigenen Beiträgen an den ärztlichen Fortbildungsveranstaltungen zu den Themen „Kontrazeption" im Februar, „Immunologie der Reproduktion" im März, „Künstliche Befruchtung beim Menschen" im Oktober und

---

24 So referierte Liselotte Mettler im Jahr 1972 auf der 76. Tagung der Nordwestdeutschen Gesellschaft für Gynäkologie und Geburtshilfe in Bremerhaven vom 26. bis 28. Mai 1972 über „Veränderungen der Thrombozytenaggregation nach Einnahme oraler Kontrazeptiva", auf der 39. Tagung der Deutschen Gesellschaft für Gynäkologie in Wiesbaden vom 19. bis 23. September 1972 zum Thema „Biochemische Analysen des Cervixschleims während des menstruellen Zyklus" und auf dem 3rd European Congress on Sterility and Fertility vom 1. bis 4. Oktober 1972 in Athen zum Thema: „Timing of ovulation by hematological method".

25 Auf dem Deutschen Gynäkologenkongress 1972 präsentierte Liselotte Mettler u. a. das Ergebnis von 65 erfolgreichen pelviskopischen Operationen bei Ovarialzysten.

26 Dazu zählen Aufenthalte 1973 in Tel Aviv, 1975 in Bethesda/Baltimore, USA, 1976 in Cambridge, 1980 in Adelaide und in Houston, USA, 1986 in Boston und 1994 in Lyon. Schwerpunkte setzte Liselotte Mettler bei ihrer Tätigkeit im Ausland zu folgenden Themen: 1973 Operative Sterilitätsbehandlung, Mikrochirurgie; 1975 Endokrinologie der Reproduktion; 1976 In-vitro-Fertilisation; 1980 Extrakorporale Befruchtung; 1986 Zona-pellucida-Antigenität und Ovarialkarzinom; 1994 Endoskopische Lymphadenektomie.

27 Eine Neuordnung der geburtshilflichen Abteilung unter Einschluss der Neonatologie fand erst 1984/85 statt.

28 Der Berufsverband der Frauenärzte (BVF) e. V., eine privatrechtliche Körperschaft, hat sich die Förderung der Belange der Frauenärzte in Deutschland zum Ziel gesetzt. Der Verband hatte als Vorläufer die 1951 ins Leben gerufene Interessengemeinschaft Gynäkologie (IGG), deren Name im September 1956 in Berufsverband Gynäkologie geändert wurde und die als Berufsverband der Frauenärzte e. V. im September 1967 in das Vereinsregister eingetragen wurde.

am „Ersten Geburtshilflichen-Pädiatrischen Abendseminar“ im Dezember 1974 mit. Der Umstand, dass sie im März 1974 bei einer überregional ausgeschriebenen Veranstaltung an der Universitätsfrauenklinik zur „Immunologie der Reproduktion“ die allgemeine Diskussion leitete, zeugt von der hohen Anerkennung, die sie damals schon genoss.

Im April 1975 wurde Liselotte Mettler auf Antrag von Semm mit der Wahrnehmung der Dienstgeschäfte einer Oberärztin in der Abteilung Frauenheilkunde im Klinikum der CAU beauftragt. Als solche leitete sie im Zeitraum von 1975 bis 1976 den geburtshilflichen Bereich an der Frauenklinik der Universität Kiel. Im Rückblick stellte Liselotte Mettler fest, dass Semm sie nicht in irgendeiner Form bei Beförderungen benachteiligt, jedoch auch nicht bevorzugt hatte.

Generell galt damals – und gilt wohl noch bis heute –, dass die Mitgliedschaft in Fachgesellschaften und ärztlichen Vereinen für die eigene Berufslaufbahn, für die praktische ärztliche Arbeit, für Forschungsvorhaben und wissenschaftliche Tätigkeit und insbesondere für die Erweiterung des eigenen Fachhorizontes unabdingbar war.[29] Liselotte Mettler war während der gesamten Zeit ihrer beruflichen Laufbahn – teils auch darüber hinaus – Mitglied in unterschiedlichen ärztlichen Gesellschaften und bekleidete dabei auch leitende Positionen.[30]

---

29 Zu dieser Zeit spielten digitale Medien in der praktischen Medizin noch keine Rolle und sämtliche Fachzeitschriften waren lediglich in Printform und in den entsprechenden Bibliotheken verfügbar.

30 Liselotte Mettler war u. a. Präsidentin der Deutsch-Französischen Gesellschaft für Gynäkologie und Geburtshilfe von 1990 bis 1996, der Europäischen Gesellschaft für Gynäkologische Endoskopie (ESGE) von 1992 bis 1995, der Arbeitsgemeinschaft Gynäkologische Endoskopie (AGE) der Deutschen Gesellschaft für Gynäkologie und Geburtshilfe (DGGG) von 1995 bis 1997. Sie war Mitglied im Vorstand der International Society of Gynecological Endoscopy (ISGE) von 1995 bis 2000 sowie Member of the Board of Trustees der American Association of Gynecologic Laparoscopists (Kuratorium der AAGL) von 2002 bis 2004. Ferner war sie von 1995 bis 2015 General Secretary der International Academy of Human Reproduction (IAHR), danach Executive Director und Mitglied im Vorstand der World Endometriosis Society (WES). Sie ist Ehrenmitglied der International Federation of Fertility Societies (IFFS), des Bundesverbandes reproduktionsmedizinischer Zentren Deutschlands e. V. (BRZ), der Deutschen Gesellschaft für Reproduktionsmedizin (DGRM), der Deutschen Gesellschaft für Gynäkologie und Geburtshilfe (DGGG), der European Society of Gynaecological Endoscopy (ESGE), der Berliner Gesellschaft für Geburtshilfe und Gynäkologie, des American College of Obstetrics and Gynecology (ACOG) sowie der American Society of Reproductive Medicine (ASRM), der International Academy of Human Reproduction, der International Society for in Vitro Fertilization (ISIVF), der Norddeutschen Gesellschaft für Gynäkologie und Geburtshilfe (NGGG) und der American Association of Gynaecological Laparoscopy (AAGL) und wurde ausgezeichnet von der Society of Laparoendoscopic Surgeons sowie mit dem Harry-Reich-Award of the Endometriosis Foundation of America. Die Deutsche Gesellschaft zum Studium der Fertilität und Sterilität verlieh Liselotte Mettler die Ehrenmedaille anlässlich des Festaktes zum 25-jährigen Bestehen der Gesellschaft während der Jahrestagung in Rothenburg o. d. Tauber, 29. September bis 3. Oktober 1983. Die Medaille de la Ville de Paris (Echelon Argent) wurde ihr anlässlich des 4. Symposiums der Deutsch-Französischen Gesellschaft für Gynäkologie und Geburtshilfe vom 26. bis 29. April 1984 in Paris verliehen.

Unterstützt von der Deutschen Forschungsgemeinschaft (DFG) leitete Liselotte Mettler an der Universitätsfrauenklinik von 1976 bis 1984 eine Arbeitsgruppe zum Thema „Foetus als Allotransplantat in der Mutter“ und ein fünfjähriges Projekt zur Thematik Spermatozoen, Oozyten und Ovarialkarzinom-Antigenen. Zu den weiteren aus Drittmitteln geförderten wissenschaftlichen Projekten, die Liselotte Mettler während ihrer Zeit an der Frauenklinik betreute, zählten Teilprojekte im Rahmen der Schwerpunktprogramme der DFG.[31]

Die Ernennung zur „Oberärztin an einer Universitätsklinik“ erfolgte – so das Schreiben des Kanzlers der CAU vom 5. Juli 1976 – „auf Antrag des Herrn Leiters der Abteilung Frauenheilkunde im Zentrum Operative Medizin I des Klinikums der CAU“. Liselotte Mettler wurde danach mit der Leitung des „kleinen operativen Bereiches“[32] beauftragt. Im gleichen Jahr entstand unter ihrer Leitung an der Kieler Universitätsfrauenklinik eine neue geburtshilfliche Risikostation mit allen zum damaligen Zeitpunkt modernen Überwachungsmethoden.

Im Mai 1978 wurde Liselotte Mettler auf Vorschlag von Semm zur „Leitenden Oberärztin an einer Universitätsklinik“ in der Abteilung Frauenheilkunde ernannt. Dies war verbunden mit der Übernahme der „großen operativen Station“, die sie bis 1979 leitete. Im Zeitraum danach bis 1995 hatte sie die Leitung des gesamten operativen Bereichs[33] inne.

Ein neues Betätigungsfeld tat sich auf, als Liselotte Mettler 1979 zur Mitarbeit an der bundesweiten Studie „Kleines Mammakarzinom“[34] eingeladen wurde. Von 1982 bis zu ihrer Pensionierung war sie darüber hinaus am Tumorzentrum Kiel tätig.

Zusätzlichen Einsatz erforderten in der Folgezeit die Vorbereitung und Organisation der auf Initiative der Kieler Universitätsfrauenklinik mit der Deutschen Gesellschaft für Reproduktionsmedizin (DGRM) gemeinsam veranstalteten ersten Weltkonferenz über extrakorporale Befruchtung und Embryotransfer vom 24. bis 27. September 1980 in Kiel.[35]

---

31 Diese Projekte waren im Jahr 1979: „Das lymphatische System und die experimentelle Transplantation“ und im Zeitraum 1980 bis 1987 unter „Biologie und Klinik der Reproduktion“ das von Liselotte Mettler geleitete Teilprojekt Me 519/5–1 „Der immunologische Einsatz eines definierten Spermatozoen-Oberflächen-Antigens zur Regulierung der Gametenvereinigung“. Ferner wurden als Projekte in den Jahren 1984 bis 1988 gefördert: „Monoklonale Antikörper gegen Ovarialkarzinome“ durch die Firma Ferring; 1989 bis 1994: das BMFT-Projekt „Makrophagen-Hypothese der Endometriose“; von 1992 bis 1996: „Klonierung eines Ovarialkarzinom-Gens“ durch die Mildred-Scheel-Stiftung; von 1994 bis 1996: Schwerpunkt Tumorimmunologie.

32 Dazu zählten u. a. die diagnostische und chirurgisch-therapeutische Pelviskopie, Abrasiones und Konisationen.

33 Es gehörten dazu die Abdominal-, Vaginal- und Mammachirurgie sowie die Pelviskopie.

34 Die Ende der 1970er Jahre initiierte Studie *Kleines Mammakarzinom* befasste sich retrospektiv mit der Behandlung von kleinen Mammakarzinomen (Brustkrebs bis 1 cm Größe). Die Studie lieferte wichtige Erkenntnisse zur Biologie und zum Behandlungserfolg dieser Karzinome.

35 Der Titel der Konferenz lautete: *Embryo transfer, in vitro fertilization and instrumental insemination.*

Ende März 1981 wurde Liselotte Mettler auf Antrag des Dekans der Medizinischen Fakultät der Kieler Universität der Titel „Außerplanmäßiger Professor“ verliehen. In Anerkennung ihres vorbildlichen Einsatzes und ihrer überzeugenden Leistungen wurde ihr zugleich in der Klinik immer mehr Verantwortung übertragen: Nachdem sie 1981 bereits Stellvertreterin des Direktors für die Abteilung Frauenheilkunde im Zentrum Operative Medizin I geworden war, erfolgte 1983 auf Vorschlag von Semm die offizielle Ernennung zur stellvertretenden Direktorin der Universitätsfrauenklinik und der Michaelis-Hebammenschule Kiel mit allen damit zusammenhängenden Aufgaben. Die Bestellung zur stellvertretenden Direktorin wurde 1987 wiederholt; erneut 1991 wurde ihr ebenfalls auf Vorschlag von Semm die stellvertretende Leitung der Klinik für Gynäkologie und Geburtshilfe im Zentrum Operative Medizin I übertragen, eine Funktion, die sie bis zu ihrer Pensionierung 2004 beibehielt.

In diesen Funktionen musste Liselotte Mettler sich im Zeitraum 1981 bis 1992 u. a. mit Beschwerden von der „Selbsthilfegruppe chronisch schmerzkranker Frauen nach Bauchspiegelungen (Pelviskopien/Laparoskopien/Endoskopien)“ auseinandersetzen.[36]

Neue Perspektiven für die Reproduktions- und Tumorimmunologie eröffnete die Durchführung mikrochirurgischer Eileiteroperationen, die Liselotte Mettler seit 1984 in der Universitätsfrauenklinik verantwortlich durchführte. In diesen Zusammenhang gehörte auch die Förderung eines wissenschaftlichen Projektes „Monoklonale Antikörper gegen Ovarialkarzinome“ von 1984 bis 1988 seitens der Firma Ferring GmbH[37], Kiel. Die reproduktionsimmunologische Forschung an Spermatozoen, Zona-pellucida- und Plazenta-Antigenen führte zur Isolierung eines niedermolekularen Peptids der Spermatozoenoberfläche, welches Liselotte Mettler und ihre Mannschaft synthetisieren konnten. Dieses Peptid wurde als ein potenzielles immunologisches Kontrazeptivum an Primaten getestet. Mithilfe der bekannten Aminosäurensequenz des dann isolierten und synthetisierten Peptids wurde der korrespondierende DNA-Abschnitt synthetisiert und durch molekulare Hybridisierung das relevante Genfragment kloniert.

Für Liselotte Mettler war die erste Gemeinschaftstagung Norddeutscher Frauenärzte vom 12. bis 14. Oktober 1990 auf Rügen insofern besonders wichtig, als damals der Grundstein für den Zusammenschluss der bis dahin parallel bestehenden Gesellschaften für Gynäkologie und Geburtshilfe in Norddeutschland gelegt wurde.[38] Ebenfalls im Jahr 1990 gründete Liselotte Mettler die Kieler Schule für Gynäkologische Endoskopie,[39] die sich innerhalb kürzester Zeit zu einem Zentrum der ärztlichen Fort- und Weiterbildung an der Kieler Universitätsfrauenklinik entwickelte und die bis heute Bestand hat.

36 Siehe dazu Kapitel 3, Umgang mit Komplikationen.

37 Die Ferring Holding S. A. mit Sitz in Schweden ist ein international tätiges Schweizer Pharmaunternehmen, das Arzneimittel entwickelt und vermarktet. Der Schwerpunkt bei Forschung und Entwicklung liegt auf der Therapie mit synthetischen Peptiden einschließlich der Galenik und der Herstellung der Arzneimittel.

38 Siehe dazu Kapitel 4, Mitwirkung in Fach-Gesellschaften und auf Kongressen.

39 Siehe dazu Kapitel 3, Kieler Schule für Gynäkologische Endoskopie.

Semm beendete seine berufliche Laufbahn mit seinem 25. Dienstjubiläum im Mai 1995 in Kiel. Dazu berichteten die *Kieler Nachrichten*[40]: „Die Mediziner-Tagung zur 190-Jahr-Feier der Uni-Frauenklinik und Michaelis Hebammenschule steht unter dem Motto ‚25 Jahre Operative Pelviskopie/Laparoskopie'. Am Mittwoch, 3. Mai, lädt die Frauenklinik alle interessierten Bürger zu einer Veranstaltung mit dem Titel ‚Gynäkologische Operationen ohne Bauchschnitt' [...] ein. Semm, Mettler und der Präsident der Deutschen Gesellschaft für gynäkologische und geburtshilfliche Endoskopie e. V., Klaus-J. Neis, informieren ab 16 Uhr über die Möglichkeiten endoskopischer Eingriffe. Danach folgt eine öffentliche Diskussion, bei der die Referenten Rede und Antwort stehen." Mit dem Symposium (1. bis 3. Mai), das Liselotte Mettler als stellvertretende Klinikdirektorin und der Ärztekammerpräsident Dr. Dietrich Wehner organisierten, wurde auch die wissenschaftliche Leistung von Klinikdirektor Prof. Kult Semm ausführlich gewürdigt.

Es dauerte ein halbes Jahr nach Semms Weggang, bis Walter Jonat[41] das Amt des neuen Direktors der Universitätsfrauenklinik übernahm. Zwischenzeitlich leitete Liselotte Mettler kommissarisch die Klinik. Semm war nach seinem Ausscheiden zwar noch jeden Tag in der Klinik in seinem Arbeitszimmer, mischte sich jedoch nicht in die laufenden Angelegenheiten ein. Möglicherweise gab es damals schon Vorboten seiner späteren Krankheit, jedenfalls waren ihm, so Liselotte Mettler, die Konsequenzen seiner Emeritierung damals nicht in vollem Umfang bewusst.

Dies wurde auch an dem Tag deutlich, als Walter Jonat zum ersten Mal in die Klinik kam, um seine Stelle anzutreten. Am Tag vorher hatte Semm, wie Liselotte Mettler berichtete, angekündigt, dass er sein Direktorenzimmer nicht verlassen wolle: „Ich gehe da nicht weg", hatte er ihr und einem Kollegen gegenüber gesagt. Daraufhin, so Liselotte Mettler, habe sie in der Nacht mit zwei Gastärzten seine Sachen aus dem Direktorenzimmer in Wäschekörbe gepackt und um die Ecke in das Zimmer gebracht, das für ihn als Emerituszimmer bestimmt war. Als Semm dann am nächsten Morgen früh in der Klinik sein altes Zimmer betrat und fragte: „Ja, wo sind denn meine Sachen?", erfuhr er: „Die sind jetzt in Deinem anderen Zimmer."

---

40 „190 Jahre: Frauenklinik haute auf die Pauke" in: *Kieler Nachrichten*, 3. Mai 1995.

41 Walter Jonat (* 21. August 1949 in Hamburg), Gynäkologe, von 1995 bis zur Emeritierung 2015 Inhaber des Lehrstuhls für Gynäkologie und Geburtshilfe sowie Direktor der Kieler Universitätsfrauenklinik als Nachfolger von Kurt Semm, u. a. von 2006 bis 2008 Präsident der Deutschen Gesellschaft für Gynäkologie und Geburtshilfe.

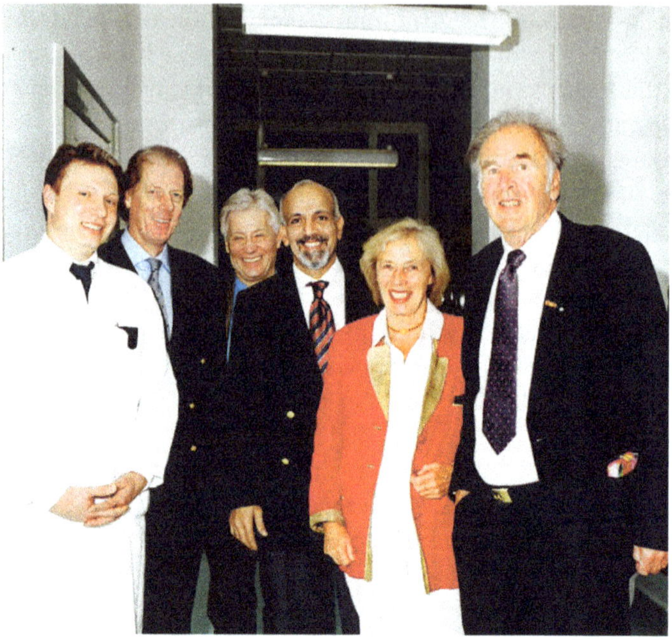

Abb. 2.6: Verabschiedung von Kurt Semm als Direktor der Universitätsfrauenklinik, (v. l.) Thoralf Schollmeyer, Walter Jonat, Manfred Schollmeyer, Mohamed Ibrahim, Liselotte Mettler, Kurt Semm.

Als Jonat dann eintraf, begrüßte ihn Semm, wie Liselotte Mettler sich erinnert, im Rahmen einer kurzen Übergabe zwar sehr freundlich, war zunächst jedoch entsetzt. Er sagte nur: „Das soll jetzt mein Zimmer sein? Und ich komme jetzt nicht mehr in mein altes Zimmer rein?" Darauf antwortete sie: „Nein, Du bist jetzt da nicht mehr der Chef." Es sei schwierig gewesen, ihm dies beizubringen. Auch in der ersten Zeit nach dem Wechsel kam er noch jeden Tag in die Klinik, dann nur noch ab und zu, bis er schließlich endgültig wegblieb. Er lebte danach noch eine kurze Zeit mit der Familie in Kiel, ehe sie nach München umzogen. Es war für ihn wichtig, so Liselotte Mettler, dass er sich anderweitig beschäftigen konnte.

Semm hatte seine Emeritierung möglicherweise auch als persönliche Kränkung empfunden, jedenfalls tat er sich sehr schwer damit. Ungeachtet der Kritik an Semms Klinikführung oder an seiner Art im Umgang mit seinen Mitarbeitern, war mit dem Weggang von Semm aus Kiel zweifellos – aufgrund seiner bahnbrechenden, weltweit anerkannten Leistungen – eine Epoche zu Ende gegangen.

Drei Jahrzehnte klinische Tätigkeit

Eine große Bandbreite kennzeichnete das Wirken von Liselotte Mettler während ihrer über drei Jahrzehnte andauernden Tätigkeit als Ärztin und Hochschullehrerin.

Im Zentrum ihrer klinischen Tätigkeit stand die operative Gynäkologie[42] mit 3.000 Operationen der vaginalen und abdominalen Beckenchirurgie, der Mammachirurgie und der geburtshilflichen Chirurgie. Die Technik der operativen Pelviskopie wandte sie in mehr als 2.500 Eingriffen an, in weiteren 2.000 Fällen schulte sie darin Assistenten. Darüber hinaus demonstrierte sie im Team der Kliniker Universitätsfrauenklinik bei nationalen und internationalen Operationskursen vielfach die in Kiel entwickelten Techniken.[43]

Zu den wichtigen Aufgaben, die Liselotte Mettler an der Universitätsfrauenklinik wahrnahm, gehörten die Durchführung der Lehrveranstaltungen und die Vorlesungsverpflichtungen. Bei den Vorlesungen, Seminaren und Kolloquien ging es um die gesamte Bandbreite der Gynäkologie[44], einschließlich der Geburtshilfe und aller Facetten der Reproduktionsmedizin. Die Synthese von klassischer Vorlesung mit täglichen Praktika vermittelte den Studenten das erforderliche elementare Basiswissen. Der anfangs geäußerte Wunsch, den Unterricht in kleinen Gruppen durchzuführen, fand zunächst seine Grenzen in den fehlenden räumlichen Voraussetzungen. Der dann aufgrund des Umbaus im Laufe des Jahres 1983 entlastete Operationsnordflügel stellte 1984 mit seinen verbliebenen zwei Operationssälen ein ausgezeichnetes Forum für die pelviskopischen Operationen und die kleinen gynäkologischen Eingriffe dar. Die nunmehr vorhandenen Räume boten große Lehrkapazität und wurden mit einer modernen Televisionsübertragungsanlage ausgerüstet, die insbesondere der pelviskopisch-operativen Ausbildung diente. Die beiden Stationen für operative und konservative Gynäkologie erlaubten wieder normale Belegungsfrequenzen.[45]

---

42 Liselotte Mettlers Operationskatalog weist für den Zeitraum 1968 bis 1994 rund 14.000 gynäkologische, 828 onkologisch-gynäkologische, rund 26.700 geburtshilfliche, 886 pathologische sowie 455 Eingriffe an der Brust auf. Hinzu kommen rund 1.200 abdominale Hysterektomien und 640 weitere operative Eingriffe. Für diesen Zeitraum werden in einem „Logbuch“ vom 3. Oktober 2010 ferner rund 10.000 „normale“ Geburten, rund 3.000 Geburten mithilfe einer Saugglocke beziehungsweise einer Geburtszange und rund 5.000 Geburten nach Kaiserschnitt sowie nach 1981 mindestens 4.000 Geburten nach In-vitro-Fertilisation- (IVF) oder ICSI-Behandlung aufgeführt.

43 Zwischen 1985 und 1994 operierte Liselotte Mettler u. a. in Südamerika, in Japan sowie in den USA an den Universitäten in Miami, New York, Chicago, Los Angeles, St. Louis, New Orleans, Houston, Washington, Cincinnati, Dallas sowie an der Yale University in New Haven und der Johns Hopkins University in Baltimore.

44 Zu den ab 1971 in den Jahresberichten aufgeführten Lehrveranstaltungen zählten: Geburtshilfliches Hauspraktikum, Geburtshilflicher Operationskurs, Gynäkologischer Untersuchungskurs, Geburtshilflicher Untersuchungskurs, Geburtshilflich-gynäkologisches Kolloquium für Examenssemester, Gynäkologische Endokrinologie, Gynäkologische Radiologie, Kolloquium (mit der Radiologischen Klinik), Geburtshilfliche Operationen und Übungen am Phantom (Repetitorium für Examenssemester), Röntgendiagnostik in der Geburtshilfe und Gynäkologie, Einführung in die gynäkologische Zytodiagnostik und Geburtshilfe sowie Gynäkologie in den Entwicklungsländern und in den Tropen.

45 Jahresbericht der Christian-Albrechts-Universität Kiel, Zentrum Operative Medizin 1, Abteilung Frauenheilkunde und MICHAELIS-Hebammenschule, 1984, S. 9.

Nachdem es möglich war, mit dem neu eröffneten Werth'schen[46] Flügel alle Bauteile der Kieler Universitätsfrauenklinik voll in Anspruch zu nehmen, konnte der vorgegebene Wissensstoff den Studenten, Praktikanten und Famuli sowie Ärzten im Praktischen Jahr ab 1985 auch wieder durch Unterricht in kleinen Gruppen vermittelt werden.

Erneut kollidierten der sich stärker herauskristallisierende Patientendatenschutz sowie die zu wahrende Intimsphäre der Patientinnen mit der Forderung der Studenten, das Fach der Frauenheilkunde anhand von Patientinnendemonstrationen zu lehren. Die praktische Ausbildung am Krankenbett war infolge der Intimität des Themas nur mit Vorbehalt möglich, da die Würde der Patientinnen durch den Unterricht nicht leiden durfte. Durch ein überdurchschnittliches Angebot an visuellem Anschauungsmaterial wie Filme, Diapositive und Videos war es jedoch möglich, sowohl im kleinen Gruppenunterricht als auch in der begleitenden Hauptvorlesung die Krankheiten in der Frauenheilkunde ebenfalls visuell optimal darzustellen.[47]

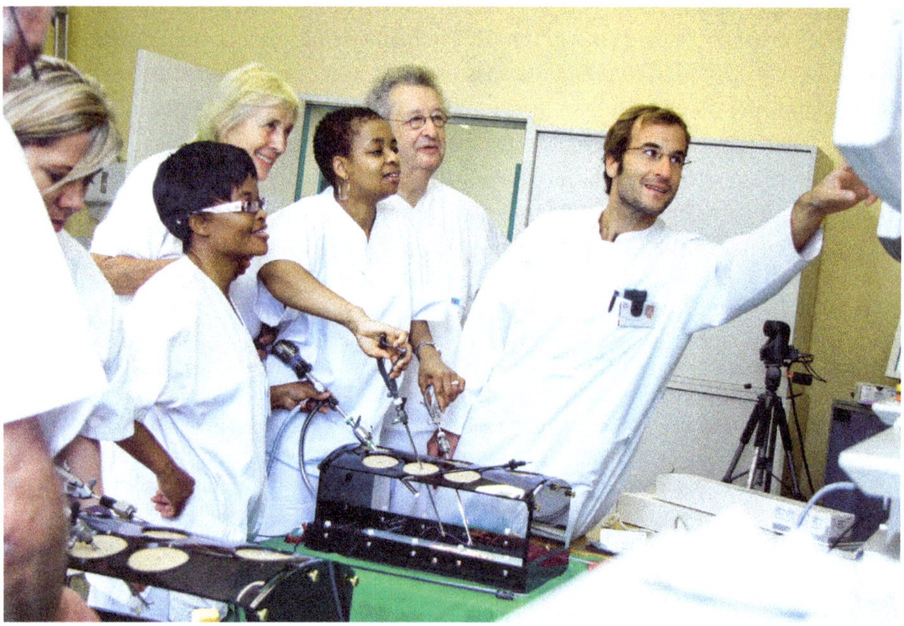

Abb. 2.7: Liselotte Mettler beim Unterricht; am Bildschirm Ibrahim Alkatout.

46 Der Werth'sche Flügel ist ein Teil der historischen Gebäude der Universitätsfrauenklinik am Campus Kiel, gewidmet dem bedeutenden Mediziner Richard Werth (* 10. Mai 1850 in Magdeburg; † 25. Dezember 1918 in Köln), Gynäkologe, 1885–1907 ordentlicher Professor sowie Direktor der Geburtshilflichen Klinik in Kiel.

47 Vgl. Jahresberichte der Christian-Albrechts-Universität Kiel, Zentrum Operative Medizin 1, Abteilung Frauenheilkunde und MICHAELIS-Hebammenschule, 1984, S. 12; 1985, S. 5; 1986, S. 10 f.; 1987, S. 13 f.; 1988, S. 9 f.; 1989, S. 10; 1990, S. 10; 1991, S. 9; 1992, S. 7.

Den Ärzten im Praktischen Jahr war durchgehend die Möglichkeit gegeben, im ambulanten, stationären und operativen Bereich der gynäkologischen, geburtshilflichen und onkologischen Abteilung der Klinik ihre Kenntnisse zu vertiefen. Diese praktische Tätigkeit wurde durch regelmäßigen Unterricht ergänzt.

Im Zeitraum vom Wintersemester 1973/74 bis zum Wintersemester 1995 führte Liselotte Mettler 44 Praktika beziehungsweise „begleitende Vorlesungen" zu Praktika der Frauenheilkunde und Geburtshilfe mit vier bis elf Wochenstunden pro Semester durch. Die Vorbereitungen erforderten insofern besonderen Einsatz, als die Entwicklungen in der Gynäkologie in jener Zeit rasant waren. Einerseits die wissenschaftlichen Erkenntnisse dem Fachkollegium vorzustellen und sie andererseits für Studenten entsprechend aufzubereiten, war und bleibt stets eine große Herausforderung. Nach 1974 erteilte sie auch Unterricht an der Michaelis-Hebammenschule, die bis 2020 in Kiel Bestand hatte.[48]

Mit ihrer C2/C3-Professur wirkte Liselotte Mettler verantwortlich an dem Einsatz von Praktikanten und insbesondere an der Ausbildung von wissenschaftlichen Assistenten mit. Sie betreute eine Vielzahl von Dissertationen und begleitete drei Habilitationen im Bereich Gynäkologie und Geburtshilfe. Von ihren Schülern haben fünf zwischenzeitlich selbst eine Professur erhalten. Darüber hinaus war sie für die Betreuung der Fachkollegen von auswärts zuständig, die sich vor Ort über die endoskopische Chirurgie informierten und dort auch hospitierten. Ebenso war sie stark eingebunden in die Öffentlichkeitsarbeit der Universitätsfrauenklinik, auf die großer Wert gelegt wurde. Das führte unter anderem dazu, dass Medienvertreter eingeladen wurden, sich durch eigene Anschauung ein Bild von der angewandten chirurgischen Technik und dem in der Klinik praktizierten hohen Qualitätsstandard zu machen.

Die Routinekrankenversorgung mit vielen Spezialfällen war selbstverständlicher Bestandteil des klinischen Einsatzes von Liselotte Mettler. Ebenso selbstverständlich und wichtig war die Mitarbeit in der akademischen Selbstverwaltung der Klinik. So war sie die gewählte Vertreterin von Semm im Fakultätskonvent ab Februar 1978; ab 1975 war sie Mitglied des ärztlichen Prüfungsausschusses mit der Teilnahme an Prüfungen sowie ab 1988 in Berufungsausschüssen, in der Studentenauswahlkommission und im Ausschuss für Lehrkrankenhäuser. Hinzu kamen vielfache klinikbezogene Verwaltungsaufgaben einschließlich Planung und Überwachung des Klinikhaushaltes, Umsetzung baulicher Belange, Kontrolle der Klinikapotheke, Mitarbeit im Verwaltungsrat. Eine wesentliche Aufgabe stellte die Überwachung und Mitplanung der Neugliederung der Universitätsfrauenklinik, des Umbaus der Operationssäle sowie einiger Gebäudeteile, u. a. des Werth'schen Flügels Mitte bis Ende der 1970er Jahre dar.

---

48 Das UKSH bietet seit 2000 gemeinsam mit der Universität zu Lübeck den dualen Bachelorstudiengang „Hebammenwissenschaft" an, der theoretische Studienphasen an der Universität mit praktischer Ausbildung im UKSH und anderen Partnerkliniken verbindet.

Ein weiterer wichtiger Aufgabenbereich, dem Mettler sich vorbehaltlos widmete, war die Fort- und Weiterbildung der Ärzteschaft. Dies betraf sowohl das ärztliche Kollegium an der Kieler Universitätsfrauenklinik als auch Kollegen, die von auswärts kamen. Neben zahlreichen Symposien, Kursen und Workshops im In- und Ausland wurden in dem Zeitraum von ihrer Einstellung bis zur Emeritierung von Semm über 100 Fortbildungsveranstaltungen, klinische Kurse und Seminare an der Universitätsfrauenklinik in Kiel durchgeführt. Liselotte Mettler war durchgehend bis zu ihrer Pensionierung und teils noch darüber hinaus in die Organisation und Durchführung von Veranstaltungen eingebunden und gestaltete deren Ablauf mit eigenen Vorträgen und Demonstrationen mit. Der von ihr mitgestaltete Vorlesungs- und Weiterbildungsbetrieb hatte wesentlich die Gründung der Kieler Schule für Gynäkologische Endoskopie befördert.[49]

In jeder Hinsicht eindrucksvoll ist die Aufstellung der wissenschaftlichen und klinischen Veröffentlichungen von Liselotte Mettler in den Jahren zwischen 1970 und 1994. Sie war Herausgeberin und Mitherausgeberin von zwölf Monografien aus dem Bereich Geburtshilfe und Gynäkologie. Für drei renommierte wissenschaftliche Zeitschriften wirkte sie als Consulting Editor, für eine weitere als Redakteurin. Hinzu kommen 99 überwiegend einzeln verfasste Buchbeiträge in anerkannten Fach- und Lehrbüchern. Teils allein, teils mit Fachkollegen vor allem aus der Kieler Frauenklinik verfasste sie insgesamt 347 Originalbeiträge, die in renommierten Fachzeitschriften und Tagungsbänden erschienen. Ihre 400 wissenschaftlichen Vorträge auf internationalen und nationalen Kongressen, Konferenzen, Tagungen, Symposien, vor Gesellschaften, in Universitäten oder auf Workshops sowie die 208 Referate, die sie auf Einladung zu besonderen Anlässen hielt, umfassen die gesamte Bandbreite der Gynäkologie mit dem Schwerpunkt der Reproduktionsmedizin.

Darüber hinaus engagierte Liselotte Mettler sich nachdrücklich für die ärztliche Fort- und Weiterbildung mit insgesamt 246 Beiträgen, Seminareinheiten und Vorlesungen auf Fortbildungsseminaren, Symposien, Fachkursen, Konferenzen und Konventen.[50]

Die umfassende und vielfältige Tätigkeit von Liselotte Mettler in der Klinik, in Lehre und Forschung und als Vortragende bei zahlreichen Kongressen fand – auch angesichts der gleichzeitigen Wahrnehmung ihrer Rolle als Mutter und Ehefrau, Gastgeberin und Freundin in einem großen Bekanntenkreis – weithin großen Respekt und hohe Anerkennung.

---

49 Siehe dazuKapitel 3, Kieler Schule für Gynäkologische Endoskopie.

50 Aus ihrer Feder – teils gemeinsam mit Fachkollegen – stammen 47 Publikationen für Fortbildungszwecke

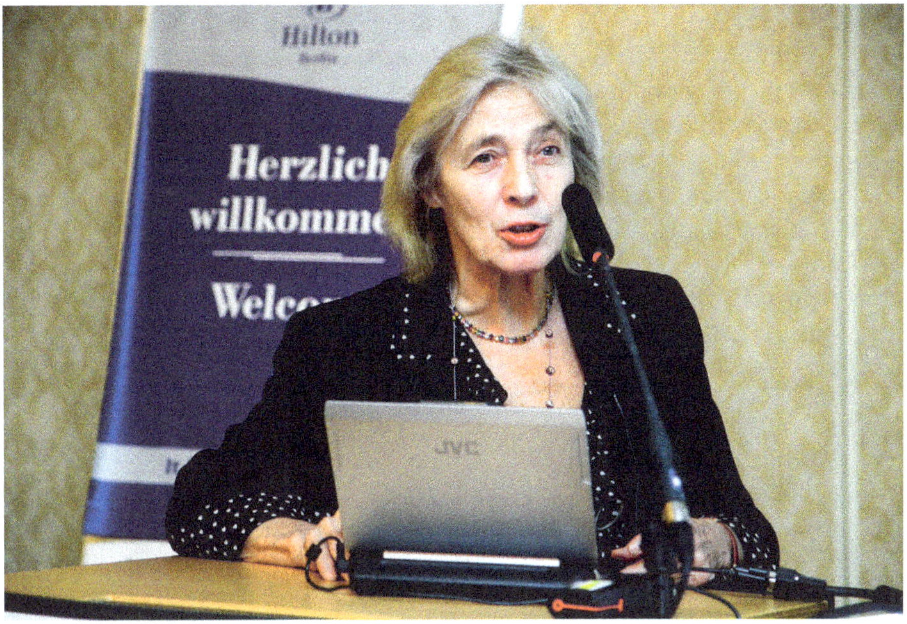

Abb. 2.8: Liselotte Mettler beim Vortrag auf einem Kongress.

Akzente in der Arbeit mit Walter Jonat

Als Jonat, der aus einer anderen Schule kam, die Leitung von Semm übernahm, brachte er – wie bei der Besetzung einer neuen Leitungsposition durchaus üblich – sein eigenes Team mit. Liselotte Mettler meinte rückblickend:

> Seine Mitarbeiter wurden von ihm vorrangig unterstützt. Dies ist bei jedem Chefwechsel so üblich. Da ich als kommissarische Leiterin vorher alles allein gemacht hatte, nahm ich mir vor, mich nicht darüber zu ärgern. Ich beschloss vielmehr, mich auf das zu konzentrieren, was ich machen konnte, und hatte auch später keine schlechten Erinnerungen daran.

Der Oberarzt, Holger Eidtmann[51], den Jonat mitbrachte, wurde ihr, so empfand es Liselotte Mettler, als leitender Oberarzt praktisch vorgesetzt. Umso erfreulicher war es für

51 Holger Eidtmann wirkte über Jahrzehnte an der Universitätsfrauenklinik Kiel als herausragender Kliniker, Lehrer und Integrationsfigur. Als langjähriger stellvertretender Direktor an der Seite von Walter Jonat sicherte er mit unermüdlicher Präsenz, fachlicher Exzellenz und menschlicher Integrität den kontinuierlichen Betrieb der Klinik und schuf den verlässlichen Rahmen, in dem wissenschaftliche und organisatorische Entwicklungen gedeihen konnten. Sein stilles, aber entschiedenes Wirken machte ihn

sie, als er auf sie zuging und ihr anbot: „Das machen wir paritätisch". So arbeiteten sie, wie Liselotte Mettler später sagte, gut zusammen. Da sich Eidtmann voll auf die klinischen Abläufe konzentrierte, kam es zu einer beidseitig zufriedenstellenden Arbeitsteilung, bei der sich Liselotte Mettler weiter für die Forschung in ihrem Bereich[52] engagieren konnte.

Im Zuge der Übernahme der Klinikleitung durch Jonat kam es zu einigen Änderungen, die Liselotte Mettler als relevant für sich betrachtete. So habe Jonat damals erklärt, dass er die bisherigen Schwerpunkte der Klinik – Geburtshilfe, Pelviskopie und Sterilitätsbehandlung – zwar fortsetzen und auch wissenschaftlich vorantreiben wolle, dass jedoch mit der Krebsforschung und -therapie neue Akzente in der Klinikarbeit gesetzt würden.[53]

Auch die Pelviskopie sei unter Jonat anfangs sehr eingeschränkt gewesen. Rückblickend meinte Liselotte Mettler allerdings dazu:

> Nachdem Jonat jedoch die Zahlen unserer Arbeit in den ersten zwei Jahren, nachdem Semm weg war, gesehen hatte, hat er die gynäkologische Endoskopie akzeptiert und auch unterstützt. Letztendlich hat sich unter Walter Jonat die gynäkologische Endoskopie weiterentwickelt und um die roboterassistierte Chirurgie ergänzt.

In der Folgezeit entwickelte sich die Kieler Universitätsfrauenklinik unter Walter Jonat zu einer der führenden Kliniken für Onkologie und Brustkrebs in Deutschland. Wie sehr die in der Klinik geleistete Arbeit von Liselotte Mettler gewürdigt wurde, geht auch

---

zu einer tragenden Säule des Hauses und zu einer Persönlichkeit, deren Professionalität, Loyalität und menschliche Zugewandtheit prägend waren für viele Kollegen.

52 „Im Jahr 2002 wurden im weltweit zugänglichen Science Citation Index (SCI) des Institutes for Scientific Information (Philadelphia) eine Literaturdatenbank für Science, Technology, Medicine (STM), die über 8.000 Zeitschriftentitel ab 1945 indexiert, die wissenschaftlichen Veröffentlichungen von Prof. Dr. L. Mettler wie folgt zitiert. ‚Nach unseren Ermittlungen erreicht der Science Impact Index (SII) den Wert 20,5. Dieser entspricht nach den Normen, die an 505 habilitierten/professorierten Fachkollegen der Frauenheilkunde in Deutschland gewonnen worden sind, dem Prozentrang 97. Demgemäß befindet sich Frau Prof. Dr. med. Liselotte Mettler aufgrund der Beachtung der Fachkollegen unter den führenden zehn Prozent der habilitierten/professorierten Fachkollegen im deutschsprachigen Bereich. Nach vielen, teils sehr umfangreichen Studien zeigt das Ausmaß der Beachtung durch Fachkollegen die Ausprägung der Forschungsqualität an.'" Zitat der Gesellschaft für angewandte Medienforschung (GAM), Erlangen: Science-Impact-Index-Auswertung für Prof. Dr. med. Liselotte Mettler auf Grundlage der im Science Citation Index für das Jahr 2002 erfassten Zitationen. Erlangen, 29. August 2003. (Unveröffentlichtes Gutachten bzw. Bescheinigung.)

53 Siehe Übersicht zu „Sterilitätsbehandlungen" in der Tabelle 8 Reproduktionsmedizin von 1970 bis 1994 im Anhang. „Die Uni-Frauenklinik", so die *Kieler Nachrichten* in einem Artikel „Semm Nachfolger setzt neuen Schwerpunkt. Krebs-Zentrum in der Frauenklinik" vom 11. Oktober 1995, „steht vor einem Umbruch [...] Ziel ist es, die Krebsforschung und -behandlung in der Kieler Gynäkologie zu intensivieren. Bereits in drei Monaten soll ein Mamma-Zentrum für Brustkrebskranke fertig sein." Zum neuen Mamma-Zentrum s. a. *Kieler Nachrichten* vom 15. Februar 1997 mit einem Artikel „Kampf dem Brustkrebs. Neues Mamma-Zentrum der Uni-Frauenklinik soll fachübergreifend die Kräfte bündeln."

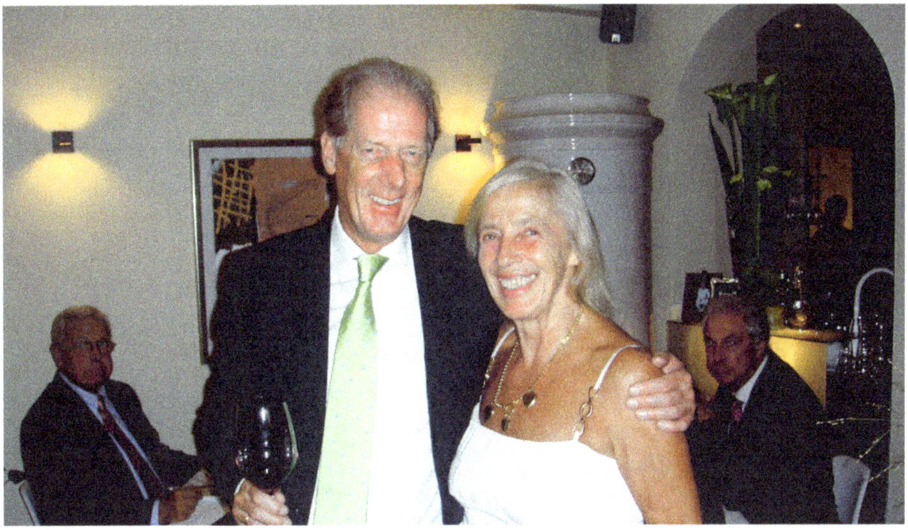

Abb. 2.9: Walter Jonat und Liselotte Mettler auf einem Empfang.

daraus hervor, dass ihr im Mai 2002 die Leitung einer von Jonat speziell eingerichteten eigenen Sektion für Gynäkologische Endokrinologie und Reproduktionsmedizin übertragen wurde.[54] Darüber hinaus war Liselotte Mettler stellvertretende Direktorin der Abteilung für Geburtshilfe und Gynäkologie. Auf Vorschlag von Jonat wurde sie im Dezember 1995, dann erneut im Dezember 1997 und schließlich im März 2004 – bis zur Pensionierung am 30. September 2004 – zur stellvertretenden Direktorin der Kieler Universitätsfrauenklinik bestellt.

Zum Verhältnis zu Jonat meinte Liselotte Mettler:

> Wir hatten unterschiedliche Schwerpunkte in unserer Arbeit und haben das respektiert. Ich hatte eine absolut gefestigte Position, ein eigenes Standing und war auf meinem Gebiet voll anerkannt. Die Zusammenarbeit zwischen Jonat und mir fand eher an der Oberfläche statt: Wir waren Kollegen, die sich letztlich zusammenrauften. Wir sind auch nie gemeinsam zu Kongressen gefahren. Nach dem ersten Jahr waren die Spannungen zwar verschwunden, ein freundschaftliches Vertrauensverhältnis wie zu Semm ist jedoch nie entstanden.

Geändert hatte sich mit dem Weggang von Semm ebenfalls die Beteiligung von Liselotte Mettler an Kongressen und Tagungen. Sie war zwar weiterhin aktiv an der Organisation, Vorbereitung und Durchführung einzelner Kongresse beteiligt – dies jedoch ohne Semm. Er fehlte ihr, wie sie später sagte, vor allem im Inhaltlichen, weniger im Organisatorischen, auch wenn sie auf seine zahlreichen Beziehungen verzichten musste. Alles ging, so Liselotte Mettler, dennoch nahtlos weiter. Das lag vor allem daran, dass

54 Laut Schreiben des Vorstandes des Universitätsklinikums Kiel vom 8. Mai 2002 an Liselotte Mettler.

sie bereits großes Ansehen bei den übrigen Kollegen, auf Kongressen oder auf Tagungen erworben hatte und anerkannt war. Sie wurde weiterhin zu Veranstaltungen mit Vorträgen eingeladen und wirkte in jenen Jahren nach wie vor überaus engagiert als Mitglied und ebenfalls in leitender Funktion in unterschiedlichen Fachgesellschaften.[55] Obwohl längst pensioniert, genießt sie uneingeschränkte Anerkennung und wurde mit zahlreichen Ehrenmitgliedschaften und Preisen für ihr Lebenswerk geehrt.

Unmittelbar nach dem Weggang von Semm 1995 übernahm Liselotte Mettler die Leitung der Kieler Schule für Gynäkologische Endoskopie. Sie gehörte auch nach 2004 dem Lehrkörper der Schule an und wirkte als Lehrkraft in Theorie und Praxis.

Noch voll in der klinischen Tätigkeit engagiert, trat Liselotte Mettler nach Vollendung ihres 65. Lebensjahres Ende September 2004 in den Ruhestand.[56]

Professorin im Ruhestand

Ihr Ruhestand war eigentlich nur eine Sache des Datums: Liselotte Mettler blieb hoch engagiert im Bereich der gynäkologisch-endoskopischen Chirurgie und der Reproduktionsmedizin.[57] Sie ist Ehrenvorsitzende beziehungsweise Schirmherrin der Kieler Schule für Gynäkologische Endoskopie sowie stellvertretende Direktorin der universitären Kinderwunsch-Sprechstunde (Reproduktionsmedizin am UKSH, Campus Kiel). Sie veröffentlicht Artikel in Fachzeitschriften und Lehrbüchern. Außerdem hält sie regelmäßig Vorträge insbesondere aus dem Bereich der gynäkologischen Endoskopie sowie der Reproduktionsmedizin, besucht weltweit Kongresse und gibt ihr Wissen an Kollegen auch in ihrer Funktion als beliebtes Faculty-Mitglied zahlreicher Organisationen weiter.[58]

Ein neues Tätigkeitsfeld erschloss sich ihr in Dubai. Im März 2005 bestätigte das „Center for Healthcare Planning and Quality“ der „Dubai Healthcare City Authority“ Liselotte Mettler, dass sie allen Anforderungen des „Dubai Healthcare City Licensing

---

55 Siehe auch Kapitel 3, Kongresse/Tagungen/Gesellschaften sowie Kapitel 4, Mitwirkung in Fach-Gesellschaften und auf Kongressen.

56 Urkunde ausgestellt für Liselotte Mettler von der Ministerin für Bildung, Wissenschaft, Forschung und Kultur vom 19. August 2004, Privatarchiv Liselotte Mettler.

57 Für die Jahre 2001 und 2002 liegen 13 von ihr teils gemeinsam mit Fachkollegen verfasste Buch- und Fachzeitschriftenbeiträge zu gynäkologischen Themen vor, außerdem hielt sie 45 wissenschaftliche Vorträge vor allem zu Themen aus der gynäkologisch-endoskopischen Chirurgie und der Reproduktionsmedizin vor nationalen und internationalen Fachgremien. Sie war ferner in der Redaktion von vier Fachzeitschriften tätig. Zu ihren anhaltenden Aktivitäten gab es auch eine Reportage im Sender *Offener Kanal*. Der Titel der Sendung lautete: „Lass mal schnacken! – Folge 245: Prof. Dr. Liselotte Mettler“. Die Ausstrahlung erfolgte am 7. Dezember 2019 um 17:00 Uhr sowie am 8. Dezember 2019 um 19:00 Uhr auf KielTV.

58 Im Zeitraum zwischen Januar 2007 und Februar 2008 hielt Liselotte Mettler 40 einstündige Vorlesungen an der Kieler Universität zu Themen der gynäkologischen Endoskopie, Endokrinologie und der Reproduktionsmedizin sowie Vorträge auf zehn internationalen Konferenzen, führte mehrere ärztliche Fortbildungsveranstaltungen durch und publizierte fünf wissenschaftliche Beiträge.

Board" genügt, um dort als Doktorin der Medizin mit der Spezialisierung Geburtshilfe und Gynäkologie zu praktizieren. Sie schloss sich den im German Medical Center Dubai, Dubai Healthcare City (DHCC)[59] praktizierenden und lehrenden Ärzten an und wirkt seitdem dort als Direktorin ihres Fachbereichs und als Gastprofessorin.

Gefragt nach dem, was sie und das Team der weiteren Ärzte in Dubai ausrichten wollen, antwortete Liselotte Mettler:

> Wir wollen interkulturelle Kompetenz vermitteln und diese dort vorleben. Zugleich wollen wir unsere Erfahrungen und unser berufliches Engagement in den Dienst der dort lebenden Menschen stellen. Zudem sind wir bestrebt, in dieser Region ein medizinisches Zentrum von exzellenter Qualität aufrechtzuerhalten. In der Wahrnehmung der dortigen Aufgaben habe ich die arabische Welt durch den Einsatz in Dubai erst jetzt richtig kennengelernt. Sie ist auch für mich eine hochinteressante Welt geworden.

Darüber hinaus hat sie sich mit der Aneignung der Arabischen eine neue Sprache erschlossen.[60]

Zwei Jahre nach ihrer Pensionierung gründete Liselotte Mettler die Firma GyneConsulting in Kiel.[61] Das Unternehmen bietet medizinische Gutachten und Informationen rund um die Frauenheilkunde, vor allem auf dem Gebiet der gynäkologischen Endoskopie und Reproduktionsmedizin, an. Dazu erläuterte Liselotte Mettler ihr Vorgehen:

---

59 Das German Medical Center wurde 2000 gegründet und entwickelte sich zu einer führenden vielseitigen medizinischen Einrichtung in Dubai Healthcare City. Ziel ist es, ärztliche Dienste auf höchstem Niveau für Patienten vorzuhalten. Das Center beschäftigt renommierte medizinische Spezialisten aus aller Welt in den Abteilungen Urologie und Andrologie, Obstetrik, Gynäkologie und reproduktive Endokrinologie, Orthopädie, Sportmedizin und Traumatologie, Allgemeine Chirurgie, Innere Medizin, Physiotherapie und Naturheilkunde. Das Team des Centers setzt sich aus weltweit akkreditierten Medizinern zusammen. Auf der Website des unter german medical center dubai abrufbaren Centers – Zugriff auf die Website im Januar 2026 – ist Liselotte Mettler als eine der dort tätigen Medizinerinnen und als Spezialistin für die Bereiche Obstetrik und Gynäkologie abgebildet. Allein für das Jahr 2015 sind 38 Operationen vermerkt, die sie im Prime Hospital sowie im Medcare Hospital durchgeführt hatte. Das Prime Hospital liegt an der Airport Road in Al Garhoud und ist von allen Orten Dubais aus leicht zu erreichen. Das 1999 gegründete, sprunghaft gewachsene Krankenhaus wurde von der Joint Commission International (JCI) der USA für die Einhaltung hoher Qualitäts- und Sicherheitsstandards akkreditiert. Das Medcare Hospital verkörpert vorrangig die Gesundheitspflege im Bereich der „Dubai Healthcare City Authority" und bietet medizinische Dienstleistungen von ausgewiesen hoher Qualität an. Healthcare umfasst die Gesamtheit aller Einrichtungen, Personen und Abläufe zur Krankenversorgung und Gesunderhaltung. Anfangs arbeitete Liselotte Mettler drei Wochen im Monat dort, später noch acht bis zehn Tage.

60 Liselotte Mettler, *Die Ärztin aus dem Dschungel*, Interview, geführt von Eva-Maria Karpf, in: *unizeit*, CAU Kiel, 77, (6. Juli 2013).

61 Auf der unter GyneConsulting Kiel abrufbaren Internetseite, letzter Zugriff Januar 2026, steht dazu: „Speziell im Gebiet der Allgemeinen Gynäkologie, Endokrinologie und Reproduktionsmedizin sowie in allen Aspekten der operativen Gynäkologie können wir wissenschaftlich fundierte und praktisch-klinische Ratschläge geben. Die tägliche Arbeit mit alten und neuen Fragestellungen zur Forschung und Klinik der Gynäkologie beinhaltet auch das Studium aller neuesten Publikationen auf unserem Fachgebiet. Wir besuchen regelmäßig nationale und internationale Fachkongresse und sind in den relevanten Fachgesellschaften vertreten."

> Besonderen Wert legen wir auf eine offene Diskussion mit Patientinnen, deren Rechtsvertretern und Gerichten. GyneConsulting vertritt dabei insbesondere das Interesse von Patientinnen und deren Belange. In unseren Gutachten steht die Gesundheit von Patientinnen immer an erster Stelle. [...] Ich brauche außerdem weiterhin eine Arbeitsstelle, eine professionelle Adresse und ein kleines Sekretariat, da ich weiter publiziere und noch überall in der Welt Vorträge halte. Außerdem schreiben wir gegen Entgelt Gutachten und beraten in Internetforen zur Kinderwunschbehandlung und zur Endometriose.[62]

Für herausragende Dienste am Menschen sowie für ihre Beiträge in der medizinischen Forschung und Wissenschaft wurden vier Ärzte aus Schleswig-Holstein am 22. Juni 2021 mit dem Verdienstorden des Landes Schleswig-Holstein geehrt, darunter Liselotte Mettler. Hervorgehoben wurden unter anderem ihre Arbeit und ihr Engagement in der Reproduktionsmedizin: „Mit ihrem großen Interesse an der Wissenschaft und an den Menschen hätten die Ärzte in ihrem Berufsleben und darüber hinaus Außergewöhnliches geleistet und seien heute Vorbild für viele."[63]

Im nachfolgenden Jahr 2022 zeichnete die Deutsche Gesellschaft für Gynäkologie und Geburtshilfe (DGGG) Liselotte Mettler auf ihrem 64. wissenschaftlichen DGGG-Kongress in München als erste Frau mit der Carl-Kaufmann-Medaille[64] aus. Diese wird an besonders herausragende Kliniker oder Forscher in der Frauenheilkunde verliehen. Die Laudatio auf Liselotte Mettler hielt bei der Verleihung Prof. Dr. Diethelm Wallwiener. Er betonte, dass sie zu den „weltweit führenden Reproduktionsmedizinerinnen" gehöre, aber auch „die gynäkologische Endoskopie wesentlich vorangebracht" habe.[65]

Eine weitere besondere Ehrung erfuhr Liselotte Mettler im Februar 2025: „Kiels bekannte Reproduktionsmedizinerin, Professorin Liselotte Mettler, ist mit dem Verdienstkreuz erster Klasse des Verdienstordens der Bundesrepublik Deutschland geehrt

---

62 Zur Endometriose siehe auch Kapitel 4, Umgang mit der Endometriose.

63 „Ministerpräsident Günther verleiht Landesorden an vier Ärztinnen und Ärzte", in: Thomsen/Foerde.news, 23. Juni 2021, online unter: https://www.foerde.news/news/ministerpraesident-guenther-verleiht-landesorden-an-vier-aerztinnen-und-aerzte.html (abgerufen am 12.01.2026); geehrt wurden Professorin Dr. Liselotte Mettler aus Kiel, Dr. Georg Bollig aus Schleswig, Professor Dr. Hartmut Göbel aus Noer und Professor Dr. Tillmann Loch aus Flensburg; s. a. „Landesorden für Top-Ärzte geht an Hartmut Göbel und Lieselotte Mettler" in: *Kieler Nachrichten*, 25. Juni 2021.

64 Carl Kaufmann (* 21. August 1900 in Malmedy; † 18. August 1980 in Köln), war ein deutscher Gynäkologe und Geburtshelfer, der sich überwiegend der Grundlagenforschung widmete. Die 1985 anlässlich des 100-jährigen Bestehens der DGGG e. V. geschaffene Carl-Kaufmann-Medaille wird alle zwei Jahre auf dem wissenschaftlichen Kongress der DGGG e. V. vergeben. Sie ist die höchste Auszeichnung der Fachgesellschaft für Gynäkologen aus Deutschland, Österreich und der Schweiz. Walter Jonat wurde die Carl-Kaufmann-Medaille anlässlich der Eröffnungsveranstaltung des 61. DGGG-Kongresses am 19. Oktober 2016 verliehen; s. a. „Liselotte Mettler mit Carl-Kaufmann-Medaille ausgezeichnet" in: *Deutsches Ärzteblatt* 119 (2022), Heft 45, S. A-1977 (bzw. B-1641).

65 „Ehrung auf dem 64. DGGG-Kongress in München – Liselotte Mettler mit Carl-Kaufmann-Medaille ausgezeichnet", in: *Geburtshilfe und Frauenheilkunde* 82 (2022), H. 12, S. 1328–1329, hier S. 1328, DOI: 10.1055/a-1967-7329.

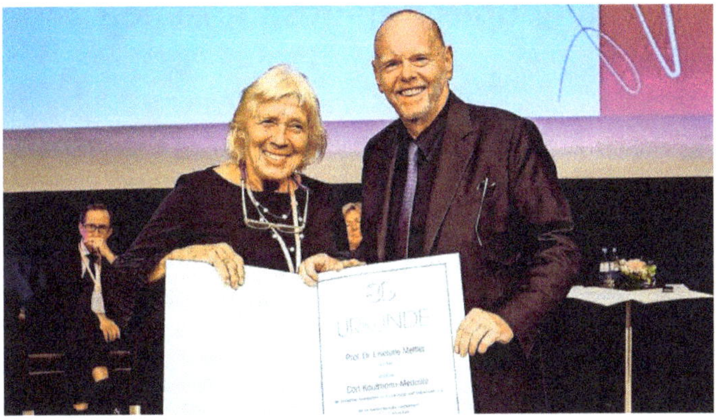

Abb. 2.10: Verleihung der Carl-Kaufmann-Medaille an Liselotte Mettler mit Diethelm Wallwiener.

worden“, stand in einem Zeitungsbeitrag vom 25. Februar 2025.[66] Sie habe als Ärztin und Wissenschaftlerin „die deutsche, europäische und internationale medizinische Entwicklung in der gynäkologischen endoskopischen Chirurgie und der Reproduktionsmedizin revolutioniert und über sechs Jahrzehnte wesentlich geprägt und vorangebracht“, hieß es in der Laudatio. „Zahllose Familien haben dank ihrer Forschungsarbeit das Glück eines eigenen Kindes erlebt“.[67]

Professorin Mettler sei, so der für die Preisverleihung zuständige Ministerpräsident Daniel Günther, in ihrem Leben weit über das hinausgegangen, was ein Arzt ohnehin leiste. Sie habe ihre medizinische Laufbahn überwiegend der Gesundheit von Frauen gewidmet und damit gleichzeitig den Fokus auf die Position von Frauen in der Frauengesundheit gelenkt. In der Pressemitteilung zur Ordensverleihung wurde aus der Laudatio des Ministerpräsidenten zitiert: „Mit Ihrem harten Einsatz, oft unter dem argwöhnischen Blick männlicher Kollegen, haben Sie auch nachfolgenden Generationen von Ärztinnen den Weg geebnet und damit wichtige Arbeit als Pionierin geleistet. Mit Ihrer Arbeit haben Sie Ärztinnen und Ärzten, Patientinnen, Patienten und Familien über Jahrzehnte hinweg einen großen Dienst erwiesen.“[68]

---

66 Holbach, Anne: „Pionierin für künstliche Befruchtung aus Kiel: Bundesverdienstkreuz für Mettler“, in: *Kieler Nachrichten*, 25. Februar 2025.

67 Siehe auch Artikel „Bundesverdienstkreuz für Prof. Liselotte Mettler“ in *Schleswig-Holsteinisches Ärzteblatt* vom 7. April 2025, E-Paper Seite 127 (im Abschnitt „Personalnachrichten“).

68 Presseerklärung der Staatskanzlei Schleswig-Holstein vom 25. Februar 2025, „Verdienstkreuz 1. Klasse an Professorin Dr. Dr. Liselotte Mettler – Würdigung für den beispiellosen Einsatz für Wissenschaft und Forschung“. Die große Anerkennung, die Liselotte Mettler für ihr Wirken zuteilwird, geht auch daraus hervor, dass ihr, nach eigenen Angaben, insgesamt viermal die Ehrendoktorwürde verliehen wurde, und zwar in chronologischer Reihenfolge von den Universitäten Wien, Moskau, Täbris und Teheran.

3 Wirken in der gynäkologisch-endoskopischen Chirurgie

Bei der Entscheidung, im Januar 1970 ihre Facharztausbildung in Kiel in der Gynäkologie und Geburtshilfe zu machen, spielte auch die Vielseitigkeit dieses medizinischen Fachbereichs für Liselotte Mettler eine wesentliche Rolle: Die Frauenheilkunde umfasst die gesamte Gynäkologie inklusive der Onkologie, der Geburtshilfe, der Endokrinologie und der Reproduktionsmedizin. Hinzu kamen die Schwerpunkte der gynäkologischen Chirurgie und die Endoskopie, bei der sie auch chirurgisch tätig sein konnte. Von Anfang an „musste" sie sich in Kiel mit der gynäkologisch-endoskopischen Chirurgie befassen. Semm hatte damals schon verkündet, dass die Tage der offenen Chirurgie mit ihren großen Einschnitten vorbei seien. Der Wechsel zur laparoskopischen Chirurgie mit geringerem Zugang und mit besserer Betrachtungsweise stünde bevor. Sich dafür zu entscheiden und gleichzeitig damit zu leben, dass Semm ihre männlichen Kollegen bevorzugt behandelte, machte Liselotte Mettler den Einstieg in ihre Berufslaufbahn nicht leicht. Im Rückblick meinte sie allerdings: „Meine allgemeinen chirurgischen Kenntnisse haben uns in den Anfangsjahren in der endoskopischen Chirurgie sehr geholfen, denn die Allgemein-Chirurgie brauchte noch Jahre, bis sie die laparoskopische Chirurgie anerkannte."

Innerhalb kurzer Zeit hat Liselotte Mettler dann, wie sie sagte, gelernt, etwa 70 Prozent aller großen gynäkologischen Operationen *per pelviskopiam* durchzuführen. Darüber hinaus beteiligte sie sich – ebenfalls als enge Mitarbeiterin von Semm – an der stringenten Weiterentwicklung der gynäkologisch-endoskopischen Chirurgie weit über Kiel hinaus.

Pelviskopische/laparoskopische Operationen

Durch die Arbeiten von Raoul Palmer[1] und Hans Frangenheim[2] wurde Semm angeregt, sich der Laparoskopie des Unterleibs zu widmen, die er als „Pelviskopie"[3] bezeichnete.

---

1 Raoul Albert Charles Palmer (* 29. August 1904 in Paris; † 5. Juli 1985 in Paris), französischer Gynäkologe, gilt als Pionier der gynäkologischen Laparoskopie.

2 Hans Frangenheim (* 18. Januar 1920 in Köln; † 22. September 2001 in Konstanz), deutscher Gynäkologe, Hochschullehrer an der Universität Köln, wurde als Sachverständiger vom Landgericht bestellt und legte der Zivilkammer 6 in Kiel am 12. November 1985 ein Sachverständigengutachten vor: Darin stellte er u. a. fest, dass Raoul Palmer in Paris seit Ende der 40er Jahre und er selbst seit Mitte der 50er Jahre international als die „eigentlichen Pioniere der Laparoskopie" gelten.

3 Semm wollte wohl den Begriff „Laparoskopie" den diagnostischen und therapeutischen Eingriffen mit dem Endoskop im mittleren und oberen Bauchraum vorbehalten und davon solche im Beckenbereich mit der von ihm vorgeschlagenen Bezeichnung „Pelviskopie" abgrenzen. „Pelviskopie" hat sich international gegenüber „Laparoskopie" allerdings nicht durchgesetzt. Siehe dazu Jonat, W., Andree,

https://doi.org/10.1515/9783112256350-003

Der Begriff sollte den Unterschied zwischen Eingriffen, die sich vorwiegend mit den Organen im Becken (Pelvis) beschäftigten, und denen im Oberbauch (Lapara [Bauch]) verdeutlichen. In der Praxis wurden beide Begriffe jedoch synonym verwendet.

Semm wollte die von ihm bereits 1967 in München eingeführte laparoskopische Technik nicht nur zu diagnostischen Zwecken einsetzen, sondern perspektivisch ihr Spektrum erweitern. Demnach galt die diagnostische Pelviskopie der reinen Betrachtung und der Analyse des sichtbaren Befundes, während die operative Pelviskopie dann der chirurgisch korrigierende, reparierende Eingriff war.

In Kiel wurde mit der Einführung der operativen Pelviskopie am 1. November 1970 begonnen. Damit ging ein bedeutsamer Wechsel einher, der „1. Wandel" in der Abdominalchirurgie bei den Gynäkologen, wie Liselotte Mettler es später auch im Hinblick auf die dann einsetzende Entwicklung formulierte.[4] Im Unterschied zur damals noch vorherrschenden, konventionellen Chirurgie, der Laparotomie, bei der der Bauchraum (Abdomen) durch einen größeren Schnitt in der Bauchdecke geöffnet wird, bedeutete die pelviskopische Chirurgie, dass statt des 20 Zentimeter großen Einschnittes nunmehr drei kleine Einschnitte von je einem halben Zentimeter durchgeführt wurden. Um für den Operateur den Bauchraum und den Zugang, durch den er die chirurgischen Instrumente führte, mit Hilfe des Endoskops[5] zu visualisieren, hatte Semm einen CO_2-Insufflator entwickelt.[6]

Der Einstieg Liselotte Mettlers an der Kieler Universitätsfrauenklinik markierte den Zeitpunkt, an dem die operative Pelviskopie – weit über ihren ursprünglichen Einsatz in der Sterilitätsdiagnostik und -therapie hinaus – zur gynäkologischen Abdominalchirurgie weiterentwickelt worden war.

Angefangen hatten sie, wie sich Liselotte Mettler erinnert, mit Sterilisationen. Dann wurde die neue Methode bei der Entfernung von Zysten eingesetzt. Weitere Operationen folgten Schritt für Schritt. Schließlich konnten sie in der Kieler Klinik einen großen Prozentsatz endoskopisch operieren und bereits nach zwei Jahren 211 operative

Ch., Schollmeyer, Th. Universitäts-Frauenklinik Kiel und Michaelis-Hebammenschule 1805–2005. Eine medizinhistorische Studie zum 200-jährigen Bestehen, Georg Thieme Verlag, Stuttgart 2005, S. 76, 8, 109 & 139 f.

4 Bis 1980 kam es in der Abdominalchirurgie „zum (2.) Wandel eines Überführens der diagnostischen Pelviskopie in die operative Abdominal-Chirurgie. Die Ergebnisse des Jahres 1987 zeigen den 3. Wandel. Es werden jetzt in der Gynäkologie 60 % aller klassischen gynäkologischen Abdominal-Eingriffe per pelviskopiam durchgeführt. Dies ist jedenfalls unter der Prägung von Prof. Semm an der Kieler Universitäts-Frauenklinik der Fall."

5 Ein Endoskop besteht typischerweise aus einem Schlauch, einer Lichtquelle und einer Kamera bzw. einem optischen System zur Bildübertragung. Dramatisch war die Weiterentwicklung auch dieses Instrumentes. So hatten die Endoskope, die auf dem Deutschen Ärztekongress im Mai 1996 in Berlin vorgestellt wurden, weniger als einen Millimeter Durchmesser, wogegen sich das frühere Werkzeug „martialisch" ausnahm. Siehe auch „Sicherheit aufs Spiel gesetzt" in: *Der Spiegel*, 22 (27. Mai 1996), S. 191.

6 Zum CO_2-Sufflator siehe Kapitel 3, Instrumente und Apparate.

Pelviskopien durchführen. „Und ich", so Liselotte Mettler, „hatte das Glück, bei der weiteren Entwicklung mit dabei zu sein."

Semm, erinnerte sich Liselotte Mettler, hatte damals unter den Mitarbeitern und Oberärzten Verbündete für sein Vorgehen in der operativen Pelviskopie gesucht. Als er eines Tages in die Runde fragte: „Wer ist bereit, sich meinem Team anzuschließen, um dieses chirurgische Feld weiterzuentwickeln?", fand niemand außer denen, die er aus München mitgebracht hatte, seine Technik gut. Liselotte Mettler, vom Ansatz fasziniert, schloss sich damals Semm an. Obwohl sie im Nachhinein Semms Voreingenommenheit gegenüber weiblichen Chirurgen erlebte und auch seine Meinung, dass nur ein Mann laparoskopieren könne, blieb sie bei dieser Entscheidung. Dazu gehörte auch, dass sie aufgrund ihrer Bereitschaft, auf diesem Gebiet mit Semm zusammenzuarbeiten, von einigen in der Abteilung angefeindet wurde. Auslöser war auch, dass sie anfangs nicht zu Semms engem Mitarbeiterkreis zählte, sondern als Kollegin neu in die Abteilung gekommen war. Die ablehnende Haltung einiger der Mitarbeiter zu Semms Technik rührte daher, dass sie die Laparoskopie an sich aus Überzeugung ablehnten. Sie hatten bisher die offene Chirurgie angewendet und nun sollten sie auf einmal die Endoskopie vorziehen. Die Röhrl-Technik, so lautete der Vorwurf, sei eine unzureichende Operationsmethode, bei der man durch Rohre Instrumente in den Bauchraum einführt, anstatt den Bauch wie bisher groß aufzuschneiden. „Sie werden es irgendwann einmal verstehen", war Semms Reaktion, als Liselotte Mettler ihm von dem Widerstand gegen seine laparoskopische Chirurgie innerhalb der eigenen Reihen berichtete.

An ihren ersten laparoskopischen Einstich kann sich Liselotte Mettler noch gut erinnern. Das war im Jahr 1971, als sie Semm zu einem Kongress nach Mumbai begleitete. Im Vorfeld hatte es eine lange Korrespondenz zwischen Semm und der Kongressorganisation hinsichtlich der Utensilien gegeben, die Semm vor Ort brauchte, um dort wie gewünscht eine laparoskopische Operation zu Demonstrationszwecken durchzuführen. Eines der von Semm geforderten Instrumente war ein Fünfmillimeter-Trokar.[7] Es sollte vor Ort eine Anästhesistin mit einer kleinen Ovarialzyste von drei Zentimetern Durchmesser laparoskopiert werden. Als Semm im Operationssaal zu Beginn seiner üblichen Sicherheitstests ein Zehnmillimeter-Trokar gereicht wurde, verlangte er einen kleineren, da ihm dieser zu groß und damit zu gefährlich erschien. Da jedoch ein kleinerer Trokar nicht aufzutreiben war, sagte Semm, wie sie sich gut erinnern kann, zu Liselotte Mettler: „Wir operieren die Frau nicht. Lass die indischen Kollegen bitte eine Laparotomie machen. Wir riskieren nichts. Wenn hier jetzt etwas passiert, dann ist die ganze Technik der Pelviskopie gestorben." Damit verließ er den Operationssaal. Daraufhin bat die Organisatorin Liselotte Mettler, die Operation zu machen. Obwohl sie es bisher noch nie gemacht hatte, führte sie die Laparoskopie dann wie geplant und auch erfolgreich durch.

7 Durch einen Trokar, ein medizinisches Instrument, wurde in der Laparoskopie damals CO_2 eingebracht, um den Bauchraum aufzublähen, sodass die Organe besser sichtbar und erreichbar waren.

Als er dies erfuhr, nahm Semm ihr das sehr übel. Sie musste selbst für ihre Rückreise nach Kiel aufkommen; drei Monate lang sprach er kein Wort mehr mit ihr.[8] Nach dem Vierteljahr wurde er ihr gegenüber jedoch wieder freundlich. „Und von da an", so Liselotte Mettler, „durfte ich in Kiel selbst Einstiche machen. Das ist ja das Widersprüchliche an diesen Geschichten, die es so oder in anderer Form immer wieder mit ihm gab."

Semms Technik konnte sich nur äußerst mühsam und gegen erheblichen Widerstand behaupten. Anfangs begegneten Kollegen ihm mit Unglauben, ja teilweise mit Sarkasmus und unterstellten ihm sogar, dass er Operationen laparoskopisch begänne und dann doch konventionell über eine Laparotomie oder *per laparotomiam* beende. Frangenheim schrieb zur Ablehnung, die Semm damals entgegengebracht wurde: „Wenn [...] Semms erweiterte laparoskopische Operationen von chirurgischer Seite her angefeindet werden, so ist das verständlich. Es gibt nur wenige Chirurgen, die mit der Laparoskopie Erfahrung erworben haben. Die meisten Chirurgen haben ein Vorurteil gegen sie."[9] Offene Operationen galten generell als Goldstandard und laparoskopisches Operieren war undenkbar und wurde heftig kritisiert. „Es gab", so Liselotte Mettler, „noch viele Chirurgen, die deswegen gegen die neue Technik waren, weil sie bei der ihr vertrauten Laparotomie bleiben wollten."

Um ihre Kollegen für die neue OP-Technik zu gewinnen, berichtete Liselotte Mettler in vielen Vorträgen allein oder gemeinsam mit Semm über die Überlegenheit der Pelviskopie gegenüber der konventionellen Laparotomie.[10]

Wie schwer es war, Kollegen von der neuen Technik zu überzeugen, erlebte Liselotte Mettler unmittelbar bei ihren Vorträgen auf Ärztekongressen. So kam der namhafte Chirurg Karl Ober[11] aus Erlangen auf sie zu, nachdem sie auf dem Deutschen

---

8 Aus Trotz war Liselotte Mettler, wie sie erzählte, nicht direkt zurückgeflogen, sondern hatte erst noch in Indien einige Wochen allein Urlaub gemacht.

9 Frangenheim, H(ans), Sachverständigen-Gutachten, vorgelegt dem Landgericht, Zivilkammer 6, Kiel, Konstanz, den 12. November 1985 S. 8.

10 Liselotte Mettler trug zu folgenden Themen in chronologischer Reihenfolge vor: „Möglichkeiten und Techniken der Behandlung durch Laparotomie und Pelviskopie in Gynäkologie und Geburtshilfe", Greifswald, 17. Dezember 1987; „Which kind of laparotomies can be replaced by pelviscopy?", International Workshop on Gynecologic Endoscopy, Bangkok, 8. und 9. Februar 1991; „Principles for the replacement of laparotomy by pelviscopy" und „Pelviscopic surgery of endometriosis", Pelviskopische-Chirurgie-Kursus Kiel, 24. bis 26. März 1992. Gemeinsam mit Semm referierte Liselotte Mettler über „Management of Ectopic Pregnancy – a shift of Laparotomy to Pelviscopy, Clinical Course für Endoscopic Surgery", Miami Beach, Florida, vom 17. bis 19. Januar 1986; in Newport Beach, Kalifornien, vom 14. bis 16. März 1986; in Chicago, Illinois, vom 30. Mai bis 1. Juni 1986; im Mount Sinai Hospital, New York, vom 15. bis 17. August 1986; über „Shift of Laparotomy to Pelviscopy for major Gynecological Operations", Clinical Symposium of Gynecologic Endoscopy in Orlando, Florida, vom 19. bis 23. November 1986; über „Operative pelviscopy compared to laparotomy", Masean Course on operative Endoscopy and Gynecology in Kuala Lumpur vom 7. bis 9. Juni 1988; über „Schnittpunkte der gynäkologisch-pelviskopischen Operation mit der chirurgischen Laparoskopie", Laparoskopischer Trainingskurs in Davos vom 10. bis 13. Februar 1992.

11 Karl Günther Ober (* 24. August 1915 in Berlin; † 27. Februar 1999 in Erlangen), Chirurg und Onkologe, Lehrstuhlinhaber für Geburtshilfe und Gynäkologie in Erlangen.

Gynäkologenkongress 1972 das Ergebnis von 65 erfolgreichen pelviskopischen Operationen bei Ovarialzysten präsentiert hatte. Sie erinnert sich an seine Worte: „Das war ja ein schöner Vortrag, aber solche Lügen erzählen Sie besser nicht noch mal, sonst werden Sie nichts in der deutschen Gynäkologie. Sie müssen die Bauchhöhle weit aufschneiden, um den Patienten zu heilen." Als sie darauf antwortete: „Aber Herr Professor Ober, alle unsere Patienten wurden erfolgreich operiert, ohne ihnen den Bauch aufzuschneiden, und alle waren sie zufrieden", ließ er sie einfach stehen. So erging es ihr häufig: Die Leute glaubten nicht, was sie in Kiel machten. Sie bemerkte jedoch, dass die Operationen gut gelangen und dass die Patienten sich schnell und ohne weitere Komplikationen von der Operation erholten. Außerdem hatte Frangenheim zu der pelviskopischen Operationstechnik, die an der Kieler Universitätsfrauenklinik innerhalb kürzester Zeit 70 Prozent der Laparotomien ersetzte, festgestellt, dass es sich um ein „international anerkanntes diagnostisches und operatives Verfahren handele".[12] „Und so ließen wir uns", erinnert sich Liselotte Mettler, „in Kiel von dem Enthusiasmus antreiben, mit dem Semm für seine chirurgische Methode warb."

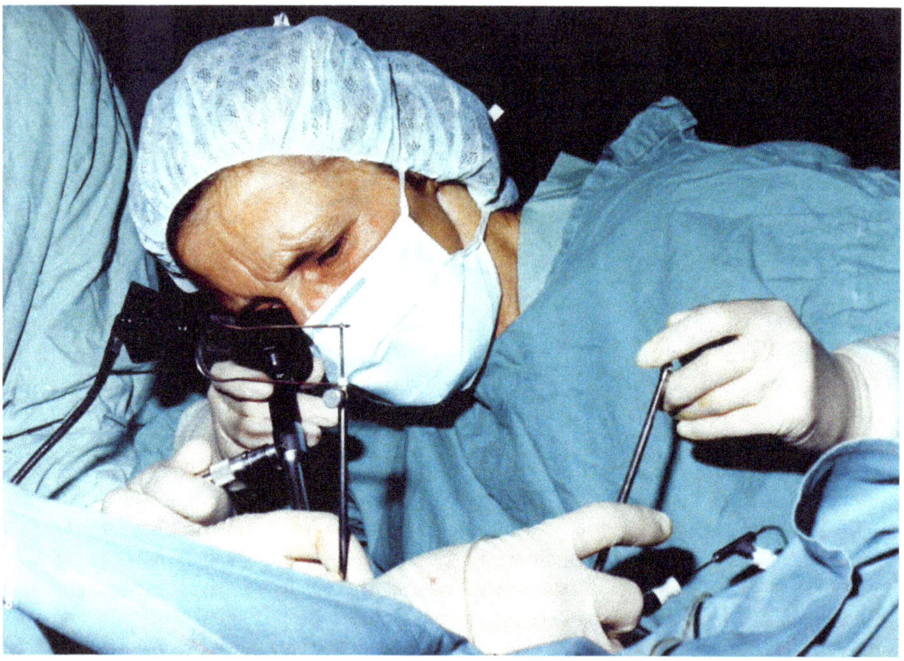

Abb. 3.1: Liselotte Mettler bei einer Pelviskopie.

12 Frangenheim, H(ans), Sachverständigen-Gutachten, vorgelegt dem Landgericht, Zivilkammer 6, Kiel, Konstanz, den 12. November 1985, S. 22.

Für Liselotte Mettler wie für das gesamte Kieler Team war die sogenannte „Laparoskopische Revolution" nach 1987 eine besondere Genugtuung. Damals erkannten Chirurgen auf der ganzen Welt das Potential der laparoskopischen Chirurgie und weiteten die Indikationsstellungen immer mehr aus. Gerne verweist sie auf eine Stellungnahme der DGGG aus dem Jahr 1991, wonach „die Pelviskopie/Laparoskopie es möglich macht, diagnostische und operative Eingriffe durchzuführen, ohne die Bauchhöhle durch einen Schnitt zu öffnen. Außerdem hat die Methode den Vorteil, dass nach Pelviskopien/Laparoskopien weniger Verwachsungen entstehen als nach Laparotomien. Ein Vorteil ist auch, dass sich die Liegezeiten für die Patientinnen wesentlich verkürzen. [...] Im Vergleich zu sonst notwendigen Laparotomien ist die Komplikations- und Mortalitätsrate deutlich geringer.[13] [...] Die Pelviskopie/Laparoskopie nach medizinischer Indikation eingesetzt (bedeutet) ohne Zweifel [...] einen erheblichen Vorteil gegenüber der sonst notwendigen Baucheröffnung."[14]

Anfangs nur Zeitzeugin, danach Mitarbeiterin, später als stellvertretende Direktorin hatte Liselotte Mettler vielfach Gelegenheit, die operative und konservative Gynäkologie auf dem neuesten Stand einer Universitätsklinik zu begleiten. Sie wirkte bald selbst mit an einer zukunftsgerichteten Entwicklung auf dem Gebiet der gynäkologischen und schließlich der modernen endoskopischen Chirurgie.

Einsatz der Endoskopie

Charakteristisch für die endoskopische Chirurgie war die Möglichkeit, das Endoskop über eine natürliche Körperöffnung (Magen, Luftröhre, Anus, Harnblase, Gebärmutter) oder durch einen kleinen Schnitt in den Körper einzuführen. Damit verbunden waren die chirurgischen Eingriffe mit kleinen Einstichen, die einen Bauchschnitt oder einen Thoraxschnitt ersetzten. An die Stelle des direkten Einblicks nach einer großen Baucheröffnung in der Laparotomie trat die Technik des Einblicks in den Bauchraum durch ein Endoskop. Die Weiterentwicklung zu Teleskopen ermöglichten eine so präzise Sicht auf dem Bildschirm, dass video-laparoskopisch-pelviskopisch operiert werden konnte. Die ersten dieser operativen Eingriffe betrafen Tuben-Sterilisationen, ehe Anfang 1972 Operationen von Eierstockzysten, Eileitern, Schwangerschaften und Myomenukleationen hinzukamen.

Auf dem 39. Kongress der DGGG 1972 in Wiesbaden wurde der Arbeitskreis „Endoskopie in der Frauenheilkunde" unter der Leitung von Semm eingerichtet. Damit „wurde

---

13 Die Mortalität nach Laparotomien betrug anhand der damaligen Stellungnahme der DGGG in Deutschland 0,5 Prozent und die Komplikationen lagen bei 19 Prozent; die Mortalität nach Pelviskopie/Laparoskopie betrug dagegen 0,048 Prozent und die Komplikationen lagen bei 2 Prozent.

14 Zitiert im Schreiben des Staatssekretärs im Bundesministerium für Gesundheit, Baldur Wagner, an den Parl. StS. Dr. Ottfried Hennig, Bonn, 13. Juni 1991.

dokumentiert, dass sieben endoskopische Verfahren echte Bestandteile der modernen Gynäkologie und Geburtshilfe sind: Culdoskopie, Kolposkopie, Pelviskopie, Amnioskopie, Rectoskopie, Cystoskopie, Hysteroskopie." Während die Diagnostik im Vordergrund stand, schien die mikro-invasive Chirurgie durch endoskopische Eingriffe jedoch in noch weiter Ferne.[15]

Bestehenden Vorurteilen gegen das endoskopische Operieren begegnete 1973 der amerikanische Gynäkologe Samuel Behrman[16] nach einem nicht angekündigten Kurzbesuch in Kiel. Liselotte Mettler erinnert sich, wie sie ihn auf seinen Wunsch hin in den OP-Saal führte, wo Semm gerade laparoskopisch eine Adnexektomie bei einer 78 Jahre alten Patientin durchführte: „Er beobachtete", so Liselotte Mettler, „den Vorgang, nahm Fotos und versicherte Semm und uns nach der Operation seine uneingeschränkte Unterstützung." Diese löste er in den Folgejahren auch dadurch ein, dass er sie bei ihrer Vortragstätigkeit auf Kongressen in den USA unterstützte. Insgesamt war der Weg zur allgemeinen Anerkennung der endoskopischen Operationstechnik jedoch lang.[17]

„Der Zeitraum zwischen 1970 und 1980", sagte Liselotte Mettler,

> war für mich insofern sehr wichtig, als ich immer mehr mit der endoskopischen Chirurgie vertraut geworden bin. Wir haben viele Operationen nachuntersucht und Arbeiten zu unseren Ergebnissen geschrieben, Artikel veröffentlicht und Vorträge weltweit gehalten. Dennoch brauchte es eine lange Zeit, bis die vorliegenden Ergebnisse, die wissenschaftlichen Publikationen und Daten vor allem unter dem Aspekt langfristiger Ergebnisse akzeptiert wurden.

Erst gegen 1990 wurde die endoskopische Chirurgie überwiegend von Allgemeinchirurgen, zum Beispiel bei Gallenblasen-OPs, von Orthopädiechirurgen, von Herzchirurgen, beispielsweise bei Bypass-OPs, von HNO-Chirurgen, in der Urologie oder in der Gastroenterologie angewendet. Für Semm war es eine Art von Wiedergutmachung, als die Ärzte auf dem für 1990 vorgesehenen Symposium der Chirurgischen Arbeitsgemeinschaft die Fortschritte der endoskopischen Chirurgie ausführlich würdigten.

Hinsichtlich der Schwierigkeit der Operationstechnik in der Endoskopie bestätigt Liselotte Mettler: „Nicht jeder ist ein guter Endoskopiker. Jedem stellt sich die Frage: ‚Kann ich das überhaupt gut machen?' Man muss kritisch auch gegenüber den eigenen Fähigkeiten sein, wenn man die Technik des praktischen Operierens nicht vollständig beherrscht."

---

15 Endoskopie: Untersuchung von Körperhöhlen durch Betrachtung – von griechisch „endo" = innen und „skopein" = betrachten; vgl. auch Jonat, W., Andree, Ch., Schollmeyer, Th., Universitäts-Frauenklinik Kiel und Michaelis-Hebammenschule 1805–2005. Eine medizinhistorische Studie zum 200-jährigen Bestehen, Georg Thieme Verlag, Stuttgart 2005, S. 75 f.

16 Samuel Jan Behrmann (* 10. September 1920 in Worcester; † 9. Dezember 2009 in Port Richey, Pasco, Florida), Mitglied des Vorstandes, später Präsident der American Society for Reproductive Medicine (ASRM).

17 Im Artikel „Der sanfte Schnitt: Wie Professor Kurt Semm die Chirurgie revolutionierte" in *Frau im Spiegel*, (23. Februar 1995), S. 32 ff. heißt es: „Professor Dr. Kurt Semm, Chefarzt der Kieler Universitäts-Frauenklinik – der Mann, der den Frauen die Lust am Leben und an der Liebe erhält."

Semms zunächst grundsätzlich vorhandene Zweifel, ob eine Frau diese Technik zu 100 Prozent beherrschen könne, waren auch der Grund, warum er Liselotte Mettler über einen so langen Zeitraum nicht selbständig operieren ließ. Semm hatte grundsätzlich Angst, dass etwas passieren würde, wenn jemand anderes als er operierte. Denn, wenn etwas schiefgehen sollte, fürchtete er, wäre seine ganze bisherige Arbeit damit zunichtegemacht und die Endoskopie tot. „Ich merkte schon", sagte Liselotte Mettler,

> dass er sein Leben lang unter diesen Bedenken gelitten hat. Aus manchen seiner Ausführungen entnahm ich auch, dass Semm bis zum Schluss davon überzeugt war, außer ihm könne niemand die komplexe endoskopische Technik wirklich durchdringen und richtig einsetzen. Er hatte regelrecht Angst, dass die Technik kaputt gehen würde, wenn jemand etwas falsch macht. Diese Angst war unberechtigt, denn es gab genügend Kollegen, welche die Technik gut beherrschten.

Trotz seiner Vorbehalte „wollte Semm", so Liselotte Mettler, „dass diese Operationstechnik sich flächendeckend verbreitet und erkannte dabei, dass er dafür Mitstreiter braucht, um voranzukommen".

Vor diesem Hintergrund sind die Ausführungen von Hans Hirsch[18] auf dem 50. Kongress der DGGG[19] nachvollziehbar: „Wie steht es um die Ausbildung? Sind die endoskopischen Techniken allen zukünftigen Operateuren zu vermitteln? Wo liegt die Grenze zwischen der Grundausbildung und der fortgeschrittenen Weiterbildung? Inwieweit ist eine gründliche Ausbildung in herkömmlicher und endoskopischer Technik in einer begrenzten Ausbildungszeit möglich? Steht dazu eine ausreichende Anzahl von Operationen zur Verfügung [...] Wie steht es mit der Qualitätssicherung?"

Als Antwort und zur Vorbereitung der Ärzte auf die Anwendung der endoskopischen Techniken machen, wie Liselotte Mettler berichtet, die Assistenten heutzutage einen richtigen Ausbildungsweg durch.

> Es gibt viel mehr Möglichkeiten als früher, weil wir bessere Trainingsmöglichkeiten haben. Es gibt virtuelle Trainer. Es gibt reale Pelvitrainer. Es gibt Videos. Es entwickelte sich die Live-OP als Trainingsmethode der minimal-invasiven Chirurgie für die Ärzteschaft. Es gibt also viele Ausbildungskonzepte in sehr hoher Qualität.

Liselotte Mettler bemängelt allerdings, dass es kein standardisiertes Curriculum gibt, wonach diese Operationstechnik vor ihrer Anwendung an der lebenden Patientin geübt werden muss.

---

18 Hans A. Hirsch, (* 26. April 1930; † 2. März 2023), gynäkologischer Chirurg, Hochschullehrer, Direktor der Universitätsfrauenklinik in Tübingen von 1975 bis 1998.

19 50. Kongress, Deutsche Gesellschaft für Gynäkologie und Geburtshilfe, München, 23. bis 27. August 1994. Zitat bei: Jonat, W., Andree, Ch., Schollmeyer, Th. Universitäts-Frauenklinik Kiel und Michaelis-Hebammenschule 1805–2005. Eine medizinhistorische Studie zum 200-jährigen Bestehen, Georg Thieme Verlag, Stuttgart 2005, S. 121.

Bereits in den 1970er Jahren wurde in Kiel, wie Liselotte Mettler es einmal formulierte, deswegen so großer Wert auf die Endoskopie gelegt, weil es Semm gab, der sie vehement vertrat. Dies schlug sich ebenfalls in den Zahlen während seiner Leitung der Klinik nieder.[20]

Die Entwicklung der Endoskopie in Kiel eilte der Entwicklung der Endoskopie allgemein voraus. Hatte Anfang der 1970er Jahre kaum ein Chirurg den Begriff „endoskopische Operation" in seinem Vokabular, war keine 20 Jahre später der allgemeine Durchbruch erfolgt: Nach zwei Jahrzehnten hatten sich die endoskopischen, laparoskopischen Techniken in der gesamten Chirurgie durchgesetzt. Die gynäkologische operative Endoskopie hatte sich gegen Skepsis und Widerstand behauptet und wurde zum Vorläufer der minimal-invasiven Chirurgie.[21] Der Ansatz „große Chirurgie – großer Schnitt" war dem endoskopischen Verfahren mit den kleinen Schnitten gewichen. Die Ära der „offenen Chirurgie" hatte sich dem Ende zugeneigt, eine neue Form des chirurgischen Vorgehens ausgelöst, neue Formen des Zusammenwirkens verschiedener Disziplinen hervorgebracht und das Verhältnis von Chirurgen zu Patienten neu bestimmt.

In einer deutschen Frauenzeitschrift stand zusammenfassend für die Vorbildfunktion der Chirurgie in der Kieler Klinik: „Die Semm'sche Methode ist eine Revolution der Chirurgie. Heute operiert eine Million Ärzte in aller Welt danach."[22] Nicht allein in der Chirurgie, sondern generell hatten die Leistungen, die Semm ungeachtet mancher Anfeindungen als Leiter der Kieler Universitätsfrauenklinik erbrachte, den Anstrich von Genialität.

Instrumente und Apparate

Da es bei der laparoskopischen Chirurgie darum geht, die Bauchdecke im Wesentlichen intakt zu lassen und lediglich kleine Durchstichöffnungen für die benötigten Geräte und ihre Führungshülsen zu schaffen, kommt es wesentlich auf die richtigen Instrumente an. Das für die Laparoskopie notwendige Instrumentarium musste jedoch synchron mit der neuen Technik neu erfunden werden. Zwar konnte das Prinzip der Schere, des Nadelhalters usw. beibehalten werden, aber es bedurfte eines neuen Ingenieurverständnisses für die praktische Umsetzung der neuen Anforderung. In dieser Beziehung hatte die Kieler Universitäts-Frauenklinik unter Semm einen hervorragenden Ruf.

---

20 Siehe Tabelle 3 Gynäkologisch-operative Tätigkeit von 1970 bis 1994 im Anhang.

21 Siehe auch Kurt Semm, Operationen ohne Skalpell: Ein Gynäkologe als Wegbereiter der Minimal Invasiven Medizin, Landsberg am Lech: ecomed, 2002, ferner Litynski, G., Highlights in the history of laparoscopy, Barbara Bernert Verlag, Frankfurt a.M. 1996, Kapitel 20.

22 Siehe Artikel „Der sanfte Schnitt: Wie Professor Kurt Semm die Chirurgie revolutionierte" in *Frau im Spiegel* Nr. 9, (23. Februar 1995) S. 33.

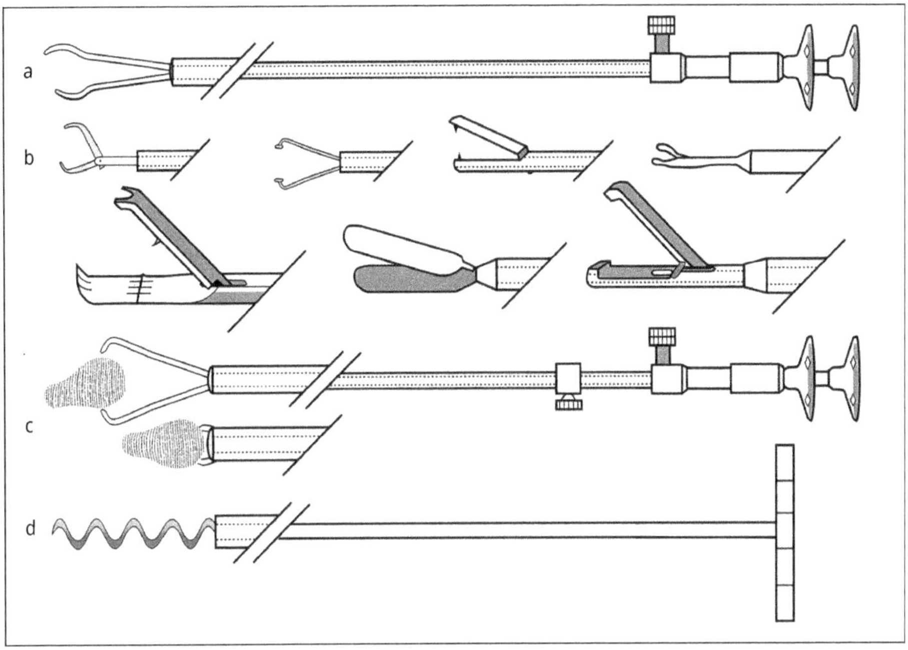

Abb. 3.2: Instrumente nach Kurt Semm: (a) Greifinstrument, (b) verschiedene Zangen unterschiedlicher Stärke, (c) Fassinstrument mit integriertem zirkulärem Messer, (d) Myombohrer mit manuellem Betrieb.

Semm hatte vor seinem Medizinstudium eine Ausbildung zum Feinmechaniker absolviert und gründete in den 1960er Jahren gemeinsam mit seinem Bruder Horst Semm die Firma WISAP[23], eine Gesellschaft für wissenschaftlichen Apparatebau. Seine Affinität zur Technik behielt Semm zeitlebens bei. Liselotte Mettler sagte dazu:

> Er hat sich immer für alles interessiert, was technisch neu erfunden wurde. Und ganz oft haben wir Besucher gehabt aus Institutionen aus den verschiedensten Ländern, von technischen Werken, die Neuentwicklungen vorgestellt haben. Und er hat immer die große Bedeutung der Technik für die Medizin verstanden: in der Instrumentenentwicklung, in der Anwendung der Technik.

23 WISAP Medical Technology GmbH mit Sitz in Brunnthal/Hofolding stellt medizinische Instrumente und Geräte für die minimal-invasive Chirurgie im Fachbereich der laparoskopischen Gynäkologie her. Der Erfolg war angesichts der Vielzahl anderer Produktionsfirmen darin begründet, dass das Unternehmen sich als mittelständischer Nischenanbieter präsentierte. Semm sah den Vorteil für seine operative Tätigkeit eher darin, dass er schnell an die gewünschten Instrumente kam und – wie es in eigener Sache unter WISAP Medical Technology GmbH, abrufbar im Internet, letzter Zugriff 8. Januar 2026, heißt: „Bei WISAP wird größter Wert auf höchste Qualität gelegt.“ Die WISAP als Unternehmen ist nach „EN ISO 13.485 2016 zertifiziert; die Produkte erfüllen die Medizinprodukterichtlinie 93/42 EWG.“

Aufgrund seiner exzellenten technischen und physikalischen Kenntnisse konnte Semm nachdrücklich zur Verbesserung und Verfeinerung der chirurgischen Instrumente beitragen. Dabei ging es ihm – wie Liselotte Mettler betonte – nicht um *l'art pour l'art*, sondern um nachvollziehbar wichtige und bedeutsame Entwicklungen für die Operationstechnik. Er konnte die von ihm für notwendig erachteten Verbesserungen von Apparaten und Zusatzgeräten mühelos in die Tat umsetzen und neue Instrumente aus eigener Anschauung entwickeln. Seine Vorlagen und seine teilweise selbst erstellten Modelle schickte er seinem Bruder Horst Semm bei WISAP. Die dort hergestellten Instrumente wurden innerhalb weniger Tage erst als Prototypen und dann nach Prüfung und einer Testphase als reproduzierbares Instrument geliefert.[24] Sie ermöglichten bessere Arbeitsbedingungen als viele der anderen damals verfügbaren Instrumente. Dazu sagte Liselotte Mettler im Zusammenhang mit einer endoskopischen Operation:

> Häufig hatten wir kein gutes Messer für einen bestimmten Schnitt. Da ist Semm in seine Werkstatt gegangen, hat etwas gebastelt, dies in seine Fabrik geschickt und – drei, vier, fünf Tage später hatten wir ein gutes endoskopisches Messer. Übrigens kamen die von ihm entwickelten endoskopischen Instrumente auch der Reproduktionsmedizin zugute, zum Beispiel für die Follikelpunktionsnadeln.

Weil die von ihm entwickelten Instrumente innerhalb kurzer Zeit angefertigt wurden, verschafften sie Semm auch einen Vorteil gegenüber seinen Fachkollegen, die teils jahrelang auf die Umsetzung ihrer Ideen warten mussten.[25] Da die Entwicklung der Apparate und Instrumente in enger Verbindung mit der Industrie stand, eröffnete sie auch neue technische Besonderheiten und Möglichkeiten in der minimal-invasiven Chirurgie. Von sich selbst meinte Liselotte Mettler allerdings, sie sei auf diesem Gebiet nicht sonderlich innovativ gewesen: „An der Entwicklung von Instrumenten oder Hardware habe ich mich überwiegend nicht innovativ beteiligt, jedoch an der Vermittlung des praktischen Einsatzes. Regelmäßig habe ich auch mit Semm mögliche Verbesserungen bei der Anwendung einzelner Instrumente erörtert."

Mit dem Jahr 1990 war insofern ein Meilenstein verbunden, als die Vereinfachung der bisherigen, dem klassischen römischen Scherenprinzip folgenden Instrumente, wie Biopsiezange, Hakenschere, Nadelhalter, Greifer, erstmals durch Rundgriffinstrumente gelang. Sie wurden weltweit akzeptiert und führten wiederum zu zahlreichen Neuentwicklungen. Instrumente wurden weiterentwickelt von zwei- bis mehrfachen

---

24 Die Tafeln zeigen alle in München und Kiel entstandenen Instrumente, die danach noch weiter modifiziert wurden. Dabei waren einige Instrumente und Apparate – wie es hieß – gegen den Willen und gegen die Mitarbeit der klassischen Chirurgie entstanden. Semm, K. (Hrsg.), Chronik, Kieler Universitäts-Frauenklinik und Michaelis-Hebammenschule 1805–1995, eine medizinhistorische Studie zum 190jährigen Bestehen, Kiel 1995, S. 65 & S. 67 ff.

25 WISAP hatte dadurch schnell eine Monopolstellung erreicht und war finanziell aufgrund der schlanken Wege sehr gut aufgestellt. Außerdem existierten damals noch nicht die aufwendigen Zertifizierungsverfahren und Prüfungen, die heute eine solche Flut an neu entwickelten Instrumenten unmöglich machen würden. Ferner gab es noch keine Ethikkommission, die damals unter gar keinen Umständen das Testen von Prototypen ungefragt an Patienten in der damaligen Form zugelassen hätte.

Freiheitsgraden, von starr bis rotierend, multifunktional, artikuliert bis zu roboterhaften Formen. Von besonderer Bedeutung waren darunter auch Instrumente, die es dem Operateur erlaubten, die Arbeitsflächen u. a. von Greif- und Schneideinstrumenten von 5 bis 10 mm Durchmesser um 360° zu drehen, um sie in den optimalen Arbeitswinkel zu bringen.

Zu den von Semm entwickelten Geräten hieß es in dem Gutachten von Hans Frangenheim: „[Sie] gehören heute zum besten, was die deutsche Industrie zu bieten hat. Sie haben in mancher Hinsicht Monopolstellung in der ganzen Welt, somit können die Bemühungen von [Ihnen] (Herrn Semm) objektiv gesehen nicht hoch genug gewertet werden. Sie sind darauf ausgerichtet, die technische Durchführung der Laparoskopie zu erleichtern und das Risiko für die Patienten zu mindern."[26] „Dennoch", so Liselotte Mettler,

> setzt heute immer noch das Instrumentarium der endoskopischen Chirurgie Grenzen, obwohl es von vielen Firmen weiterentwickelt wird. Dafür gibt es viele Beispiele, u.a. Serrated Edged Macro-Morcellator, SEMM, zur Entfernung von bis zu faustgroßen Myonen sowie verbesserte Nahttechniken.

Bei den endoskopischen Operationen nutzten sie in Kiel, wie Liselotte Mettler berichtete, von Anfang an einen automatischen CO_2-Insufflator.[27] Semm hatte bereits während seiner Zeit in München unter Fikentscher[28] einen CO_2-Insufflationsapparat entwickelt, der die kontrollierte Zufuhr von CO_2 in die Bauchhöhle ermöglichte. Durch das Aufblasen des Bauchraums wurde mehr Platz für den Eingriff geschaffen, durch die Ausdehnung des Gewebes mit Gas die Sicht auf innere Organe und Schleimhäute verbessert. Semm hatte auf Luft verzichtet, weil Kohlendioxid schneller vom Körper aufgenommen wird.

Nachdem Semm mit seinen Versuchen in der Laparoskopie und insbesondere mit seinem Insufflator zunächst einmal heftige ablehnende Reaktionen in der medizinischen Fachwelt ausgelöst hatte, dauerte es etliche Jahre, bis auch seine deutschen Kollegen davon Gebrauch machten. Der Nutzwert, den Semm und später seine Kollegen diesem Gerät beimaßen, wurde Ende der 1970er Jahre deutlich, als der elektronische

26 Frangenheim, H(ans), Sachverständigen-Gutachten, vorgelegt dem Landgericht, Zivilkammer 6, Kiel, Konstanz, den 12. November 1985, 7 f.; beispielsweise verweist Litynski, G., Highlights in the history of laparoscopy, Barbara Bernert Verlag, Frankfurt a.M. 1996, 167 ff. darauf, dass Mühe sich bei seiner ersten OP zur Entfernung der Gallenblase am 12. September 1985 an den Instrumenten und der Technik von Semm orientierte, als er sein eigenes Galloskop entwickelte. Siehe auch Mettler, L., Realität der operativen endoskopischen Chirurgie in der gynäkologischen Chirurgie, in: Archives of Gynecology and Obstetrics, Volume 254, December 1993, Verlag Springer Medizin, Berlin Heidelberg, S. 388 ff.

27 Der Insufflator bläst Gase oder Pulver in Körperhöhlen oder Hohlorgane. In der Viszeralchirurgie, Adipositaschirurgie und bei anderen minimal-invasiven chirurgischen Verfahren werden Insufflatoren zur Erzeugung eines Pneumoperitoneums verwendet.

28 Richard Fikentscher (* 2. April 1903 in Augsburg; † 16. Juni 1993 in München), Frauenarzt, Geburtshelfer sowie Hochschullehrer.

Insufflator entwickelt worden war. Semm meinte, dass damit eine „neue Ära der gynäkologischen Chirurgie“ eröffnet worden sei.[29] Angesichts der Tatsache, dass es mit dem weiterentwickelten Apparat nunmehr möglich war, den intraabdominalen Druck und die Zufuhr von CO_2 elektronisch und kontinuierlich zu messen beziehungsweise zu bestimmen, konnte Liselotte Mettler dieser Einschätzung nur zustimmen.

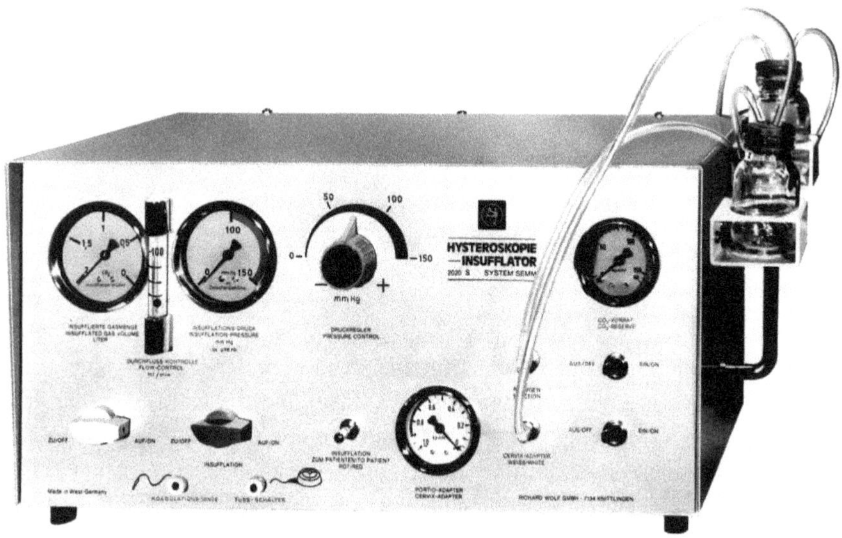

Abb. 3.3: Der von Semm entwickelte Hysteroskopie-Insufflator.

Sehr früh schon, ab Ende des Jahres 1972, erinnert sich Liselotte Mettler, nutzten sie in der Kieler Universitätsfrauenklinik zur Eileitersterilisation die von Semm entwickelte Endokoagulation beziehungsweise Thermokoagulation.[30] Im Vergleich zu herkömm-

---

29 Litynski, G., Highlights in the history of laparoscopy, Barbara Bernert Verlag, Frankfurt a.M. 1996, S. 136.

30 In der englischsprachigen Fachwelt wird der Begriff der „thermocoagulation“ verwendet, wobei es bei beiden Begriffen auf die Silbe „Koagulation“, also Blutstillung, ankommt. Bei der Thermokoagulation wird das Gewebe durch Hitzeeinwirkung, meist durch elektrische Ströme, zerstört. Ein Endokoagulator verwendet bipolare Hochfrequenzenergie, um Wärme im Gewebe zu erzeugen. Er wird in der Endoskopie eingesetzt, um Blutungen zu stillen, Gewebe zu trennen sowie für weitere koagulative Behandlungen; er ermöglicht ferner die minimal-invasive Behandlung verschiedener Erkrankungen. Siehe dazu Semm, K. (Hrsg.), Chronik, Kieler Universitäts-Frauenklinik und Michaelis-Hebammenschule 1805–1995,

lichen Methoden kann ein Endokoagulator den Bedarf an größeren chirurgischen Eingriffen reduzieren und die Erholungszeit für den Patienten verkürzen.[31] Die neue Methode erlaubte ferner eine sichere Blutstillung bei der Eileitersterilisation und zerstörte auch nicht das Rete ovarii.[32] Der bis dahin genutzte Hochfrequenzstrom, der ein Risiko für die gynäkologische Endoskopie darstellte, konnte vollständig durch den Einsatz des Endokoagulators abgelöst werden.

Ungeachtet der Erfindung der Endokoagulation blieb es – so Liselotte Mettler – ein Problem, die intraoperative Blutung bei Eingriffen zu stillen. Dies galt insbesondere für die bei einer Netzadhäsiolyse[33] auftretenden Blutungen. Bei einer Sterilisation um 1975 wollte Semm den Röder-Knoten[34] setzen. Da es damals noch keine Instrumente gab, um die Schlinge in das Abdomen zu schieben, improvisierte er und fädelte den Knoten in einen Trokar ein. Ferner entwickelte er die intrakorporalen und extrakorporalen Knoten[35]. Dazu zählte 1976 auch die Endoligatur mit extrakorporaler Knotung. Sie ermöglichte eine absolut sichere Blutstillung auch größerer arterieller Gefäße, somit die Unterbindung der Adnexgefäße und die Einführung der Adnexektomie ab 1976.

„Die laparoskopische Naht wurde", so Liselotte Mettler, „ab 1977 routinemäßig bei jeder endoskopischen Operation eingesetzt." Ein weiterer entscheidender Schritt war die Erfindung, intraabdominal durch 5 mm Trokare zu nähen. Dazu mussten Nadelhalter entwickelt werden, die dann extra- und intrakorporal erstmalig 1980 beim endoskopischen Einsatz die Endonaht mit dem Endoknoten sicherten. Damit war der Weg geebnet und eröffnete sich die Möglichkeit, im September 1980 die erste Appendektomie durchzuführen und damit wiederum eine neue Epoche in der Entwicklung der minimal-invasiven Chirurgie einzuleiten.

---

eine medizinhistorische Studie zum 190jährigen Bestehen, Kiel 1995, S. 62 f. sowie Litynski, G., Highlights in the history of laparoscopy, Barbara Bernert Verlag, Frankfurt a.M. 1996, S. 121 & 132 ff.

31 Semm referierte zum Thema: „Tubal sterilization finally with cauterization or temporary with ligation via pelviscopy", First International Congress of Gynecological Laparoscopy, New Orleans, USA, 17. bis 20. November 1973.

32 Rete ovarii, Eierstocknetz: Ein Netzwerk bestehend aus Epithelgewebe im Eierstock. Ohne dass die genaue Funktion geklärt ist, wird angenommen, dass es eine wichtige Rolle bei der Eierstockentwicklung und -funktion spielt.

33 Netzadhäsiolyse: Ein chirurgischer Eingriff, bei dem Verwachsungen (Adhäsionen) im Bauchraum gelöst werden.

34 Genannt nach Gustav Oskar Wilhelm Röder (auch Oscar) (* 15. Juni 1862 in Johanngeorgenstadt; † 13. Februar 1954 in Leipzig). Röder hatte den Knoten erfunden und in seinem Werk *Chirurgische Operationstechnik für Tierärzte und Studierende* (1913) veröffentlicht. Nachdem der Knoten in Vergessenheit geraten war, wurde er mit Einführung der endoskopischen Chirurgie wiederentdeckt.

35 Zu unterscheiden sind zwei Sorten von Knoten: 1. Intrakorporale Knoten, die innerhalb des Körpers, typischerweise bei minimal-invasiven Eingriffen wie der Laparoskopie, geknüpft werden. Diese Knoten werden verwendet, um Nähte zu befestigen und Gewebe zu fixieren. 2. Extrakorporale Knoten, die außerhalb des Körpers geknüpft und dann in den Körper eingeführt werden, um eine Naht zu sichern. Bei der minimal-invasiven, bei der laparoskopischen und bei der endoskopischen Chirurgie kann die extrakorporale Knotungstechnik zum Einsatz kommen.

Videoübertragung in der Endoskopie

Die neue OP-Methode von Semm zu lernen, war unheimlich schwierig, erinnert sich Liselotte Mettler, da bei der endoskopischen Operation zunächst nur der Operateur in gebückter Haltung mittels des Endoskops Sicht auf das Operationsfeld hatte. Er allein guckte über ein Monokular in den Bauchraum und sah, was dort vor sich ging. Dauerten die Operationen etwas länger, so erlaubte Semm vielleicht nach zwei Stunden, dass einer der Anwesenden über seine Optik mit Seitenkanal einen Blick in den Bauch werfen durfte. Bis auf die damit verbundenen wenigen Ausnahmen konnten so nicht einmal die Assistenten das gesamte Operationsfeld einsehen oder die gerade angewandte operative Technik verfolgen. Im Ergebnis konnten sie diese kaum beurteilen, sich auch nicht darüber austauschen und waren auf den anschließenden Zustand des Patienten angewiesen, um den Erfolg einer Operation zu bewerten. Auch wurde es ihnen dadurch erschwert, selbst das Operieren zu erlernen.

Gegen Mitte der 70er Jahre kamen Lerninstrumente hinzu, die wie ein Spion funktionierten und dem Assistenten denselben Blick wie dem Operateur auf das Operationsfeld gestatteten, wenn auch in minderer Bildqualität. Allerdings wurde der Spion nicht routinemäßig eingesetzt, da wegen dessen seitlicher Anbringung der Operateur stets 50 Prozent an Licht verlor. Dennoch erlaubte es der Spion Dritten, die Operation zu verfolgen.

Eine durchweg bessere Sicht auf das Operationsfeld gab es, nachdem sich die Technik der Linsen weiterentwickelt hatte und bessere Linsensysteme verfügbar waren. Es dauerte jedoch noch mehrere Jahre, bis die ersten optischen Instrumente es den Assistenten beziehungsweise den Mitwirkenden ermöglichten, das Operationsfeld genauso wie der operierende Chirurg einzusehen.[36]

„Aber erst als die Videotechnik kam“, berichtete Liselotte Mettler, „wurde es wirklich anders. Es war ein großer Schritt, als die Technik so verbessert wurde, dass man auf dem Video besser sehen konnte, als wenn man direkt durch das optische Instrument guckte. Wir waren damals begeistert von der Videotechnik.“ Den Umgang damit zu akzeptieren, dauerte jedoch seine Zeit. Sie erinnert sich:

> Zwei Jahre lang schon hatte ich auf dem (Bild)Schirm operiert, auch andere Kollegen, aber für Semm war die direkte Draufsicht auf das Operationsfeld noch stets wichtiger. Noch immer forderte er: ‚Nein, man muss direkt gucken. Seht Ihr das nicht?‘ Und er wurde bitterböse, wenn man nicht direkt hineinschaute.

36 Der technische Fortschritt in der Fotografie und Videotechnik ganz allgemein trug zu einer wesentlichen Verbesserung der optischen Instrumente bei. Hierzu gehörte auch die Entwicklung der Optiksysteme von Karl Storz, dessen Stablinsensystem eine völlig neue Bildqualität ermöglichte. Heute ist die Karl Storz SE & Co. KG ein in der Produktion und dem Vertrieb von medizinischen Instrumenten und Geräten international tätiges Familienunternehmen mit Hauptsitz in Tuttlingen, Baden-Württemberg.

Als bei einer bestimmten Operation einer der Anwesenden ihn dann auch noch aus dem Operationssaal informierte: „Frau Mettler arbeitet schon wieder auf dem Schirm", kam er – wie sich Liselotte Mettler erinnert – „hereingestürmt und unterbrach meine Vorgehensweise am Schirm." Nur widerwillig und erst nachdem Semm sich davon überzeugen konnte, dass er den Eingriff besser am Bildschirm sehen konnte als direkt, wandte er sich – so Liselotte Mettler – dieser Technik zu.

Letztendlich war die Übertragungstechnologie bei der laparoskopischen Chirurgie der direkten Draufsicht überlegen und die Nutzung der Videotechnik uneingeschränkt wichtig. Außerdem konnte erst nach deren Einführung der Operateur stehend die Instrumente führen und schließlich in der Weiterentwicklung zur roboterassistierten Chirurgie sogar sitzend an einer Operationskonsole arbeiten. 1984 fand in der Kieler Universitätsfrauenklinik erstmals eine Live-Video-Übertragung für die Deutsche Arbeitsgemeinschaft gynäkologischer Endoskopie (AGE) statt.[37]

Ausgehend von den ersten Videoanfängen wurde das Bildgebungsverfahren immer weiterentwickelt: zur Stablinse, zur HD-3-Kamera, zu hochauflösender Television. Mit der erstmals 1986 eingesetzten Videoskopie konnte der chirurgische Eingriff dann mit der Video-Laparoskopie auf einem Videobildschirm verfolgt werden.

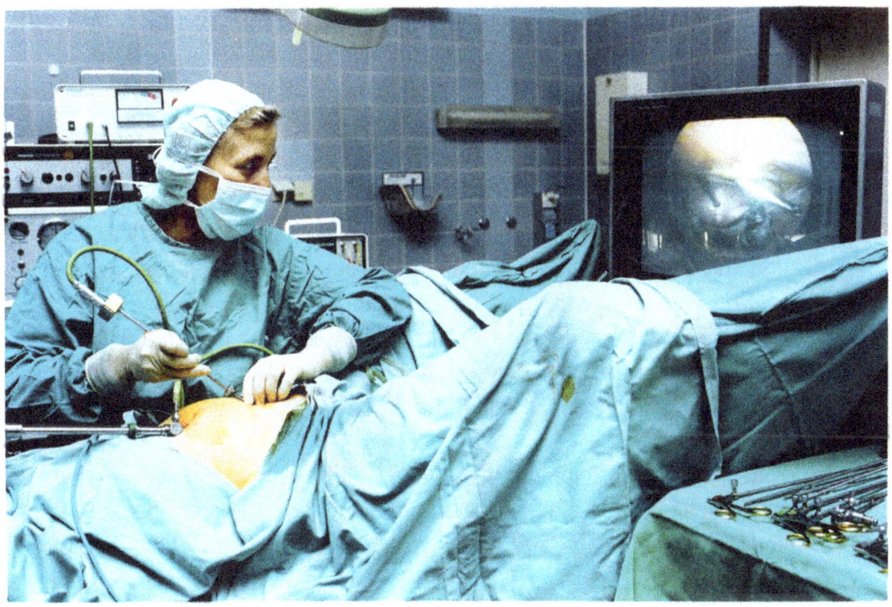

Abb. 3.4: Liselotte Mettler bei einer Video-Laparoskopie.

37 Die 1993 innerhalb der Deutschen Gesellschaft für Gynäkologie und Geburtshilfe e. V. gegründete AGE strebt an, Patientinnen auf dem höchsten Niveau der aktuellen endoskopischen Möglichkeiten zu unterstützen.

Allerdings erforderte der Umgang mit der neuen Technik neue Fertigkeiten des Operateurs, insbesondere mit der Hand-Auge-Koordination. Zur Übernahme der neuen Technik meinte Liselotte Mettler:

> Wir hatten immer an den Wänden Bildschirme für die Gäste. Und da man auf dem Bildschirm besser sah als drinnen, sagte man natürlich: ‚Das kann man doch auf dem Bildschirm operieren.' Wir haben das den Kollegen langsam nähergebracht, aber leider nicht wie die amerikanischen Kollegen unsere Vorgehensweise als Video Laparoscopy publiziert. [38]

Von maßgeblicher Bedeutung zeigte sich die Videotechnik für die Akzeptanz und Weiterentwicklung der minimal-invasiven Chirurgie. „Erst seitdem die Videotechnik zur Übertragung der endoskopischen Bilder verbessert wurde, freundeten sich die Chirurgen mit dem neuen Verfahren allmählich an", stellte Hans Troidl[39] fest. Heute, so Liselotte Mettler,

> ist die ‚minimal-invasive Chirurgie per endoskopiam' [...] keine Schlüssellochchirurgie mehr, sondern wird auf dem Videoschirm bereits allen im Operationssaal anwesenden Ärzten und Schwestern zur Kritik und Verbesserung zugänglich gemacht. Gegenüber früher, als eigentlich niemand außer dem Operateur sehen und beurteilen, natürlich auch nicht ergänzen oder warnen konnte, ist dies ein wesentlicher Teil der damaligen revolutionären Entwicklung. Heute führt ein echtes Teamwork von Operateur, Assistent, Kameramann und Schwester zu einer für die Patientin bei Einhalten der Sicherheitsschritte befriedigenden und sicheren Operation.

Dokumentation der Ergebnisse

Trotz der Dominanz der endoskopischen Chirurgie hatte Liselotte Mettler „für sich", wie sie sagte, „eine kleine Nische gefunden: die Präsentation der Datensätze nach einer Behandlung. Dies war für die Auswertung besonders wichtig. Man kann ja nicht nur über eine Technik berichten, man muss dann ja auch Fallzahlen liefern." Insofern hatte sie sich mit dem Festhalten, dem Überprüfen und dem Fortführen der Ergebnisse einen Raum neben dem Operieren geschaffen. Damit konnte sie eine eigene Position für sich aufbauen.

Semm hatte bei seinen Publikationen, wie Liselotte Mettler berichtete, eine ganz eigene Vorgehensweise. „Die Bücher, die er anfangs machte, die sorgfältig illustriert sind, systematisch einzelne Operationen wiedergeben und auch sehr gut didaktisch aufgebaut sind, basierten", so Liselotte Mettler, „nicht auf einem nachvollziehbaren

---

38 Mettler, L., Law, E., Long long ago, a love story that is true (Ausgabe 2012), Lovers to Spouses, a story of enduring love, Ausgabe 2017, Branden Books, Wellesley, S. 73 ff. sowie Litynski, G., Highlights in the history of laparoscopy, Barbara Bernert Verlag, Frankfurt a.M. 1996, S. 216 ff. & S. 309.

39 Hans Troidl (* 5. Juli 1938; † 31. Januar 2020), Chirurg, 1979–1981 in Kiel bei Horst Hamelmann tätig, danach bis 2003 Universitätsprofessor und Direktor der Chirurgischen Klinik Köln-Merheim II.

stringenten Datensatz. Semm hatte sie aus persönlicher Überzeugung verfasst, weil er meinte, dass dies der richtige Weg sei."

Als Beispiel nannte Liselotte Mettler Semms Darstellung einer Zystenoperation. Diese beruhte nicht auf dem Ergebnis der 500 Ovarialzysten, die sie in der Universitätsfrauenklinik operiert hatten, sondern wurde exemplarisch als Einzelfall präsentiert. Es würde zudem, so argumentierte Semm, nicht ausreichen zu sagen, dass man so und so viele Zysten erfolgreich operiert habe. Im Prinzip müsste man diese Zahlen vergleichen mit Parametern, die aufzeigen, ob und wie diese Art der Operation anderen Methoden überlegen ist.

Dieser Argumentation wollte Liselotte Mettler nicht folgen:

> Es muss alles ausgewertet werden von Anfang an: Wie es war und wie es vor und wie es nach der Operation ist. Und dann kommen die individuellen Abweichungen hinzu. Bei Semm folgte das wissenschaftliche Fundament dem praktischen Einsatz: ‚Klinische Wissenschaft' würde man das heute nennen.[40]

Für Liselotte Mettler waren dagegen Erhebung, Dokumentation und Auswertung von Daten von der allgemeinen Ambulanztätigkeit sowie von fallbezogenen klinischen Tätigkeiten überaus wichtig für eine stichhaltige Darstellung. „Wir müssen", so sagte sie, „unsere Präsentation von Methoden und Ergebnissen mit wissenschaftlichen Daten unterfüttern." Man könne, davon war und bleibt sie überzeugt, nicht ohne eine wissenschaftlich erhobene Datenbasis glaubwürdig argumentieren. Auch für die Evaluation ist dies entscheidend und gerade dann, wenn es darum geht, andere von einer zukunftsweisenden Technik zu überzeugen. Damals aber war es nur eine innovative Idee, zu sagen: „Auf jeden Fall werten wir unsere Daten aus." Dann aber fügte sie auch als Entgegnung gegenüber kritischen Anmerkungen hinzu: „Ich kümmerte mich darum."

Als eine Art von Dokumentation sind die *Jahresberichte* der *Universitätsfrauenklinik Kiel* zu sehen, die Semm von 1972 kontinuierlich bis zu seinem Weggang 1995 herausbrachte.[41]

---

40 Dessen ungeachtet waren die von Semm verfassten Lehrbücher für die damalige Zeit didaktisch einzigartig, um eine ganz neue Technik zu erlernen, zumal es keine Videos oder vergleichbare Anleitungen gab. Seine Veröffentlichungen fußten durchweg auf der Kieler Operationstechnik.

41 Insgesamt 24 Jahresberichte sind erschienen; siehe Liste im Anhang, Tabele 15: *Jahresberichte der Universitätsfrauenklinik.* Der erste Jahresbericht erfasste die Jahre 1972/1973, der letzte die Jahre 1993/1994. Sie wurden teils erst drei Jahre später veröffentlicht, so der 23. und 24. Jahresbericht für 1993/1994 im Jahr 1997. Die Jahresberichte waren wie folgt gegliedert: Vorwort, Allgemeines (in der Regel von Semm, später auch von Liselotte Mettler verfasst); Personalia (Mitarbeiter sowie personelle Besetzung der Funktionsbereiche, Ernennungen, Ehrungen); Lehre, Forschung, Fortbildung (Betreuung der Studierenden, Lehrtätigkeit, Labore, Diagnostik, publizistische Tätigkeit, wissenschaftliche Veröffentlichungen und Vorträge, Fortbildung); Allgemeine Ambulanztätigkeit, u. a. Gesundheitsvor- und Nachsorgeuntersuchungen; Klinische Tätigkeit – ambulante und diagnostische Leistungen am Patienten, u. a. Poliklinische Tätigkeit, Labordiagnostik, Funktionsbereiche, stationäre Behandlung, onkologische

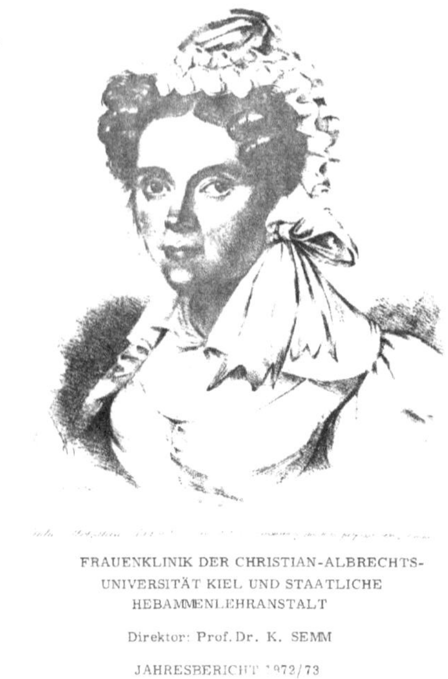

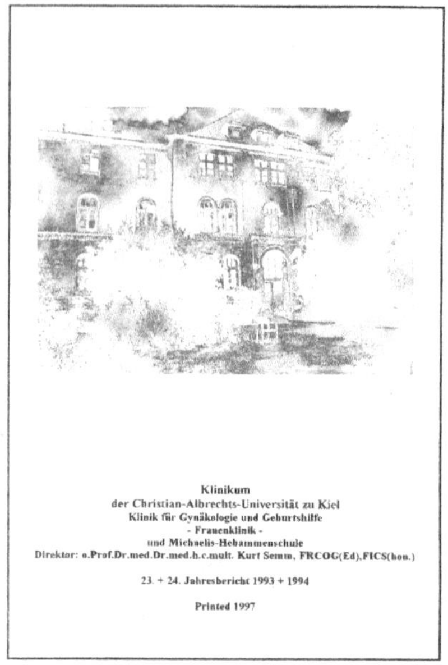

Abb. 3.5: Titelblatt des ersten Jahresberichtes von 1972/1973 und des letzten Jahresberichtes von 1993/1994.

Die Jahresberichte waren breit aufgestellt und informierten über alles, was in den verschiedenen Funktionsbereichen beziehungsweise Abteilungen der Kieler Universitätsfrauenklinik und der Hebammenschule gemacht wurde. Sie ermöglichten beispielsweise für jedes Jahr die Fragen zu beantworten: Was waren die Ergebnisse aus den Laboruntersuchungen? Wie viele Operationen wurden ausgeführt? Wo waren die schwierigen Fälle? Wer hat bei welcher Gelegenheit einen Vortrag zu welchem Thema gehalten? Zu welchen Themen gab es wissenschaftliche Veröffentlichungen? Welcher Mitarbeiter hat welche Abteilung geleitet?

Semm legte großen Wert auf die Jahresberichte, weil er damit einen Nachweis über die Tätigkeiten an der Klinik und in der Hebammenschule erbringen konnte. Und obwohl Semm in den Jahresberichten stets seine eigenen Leistungen hervorhob, fand Liselotte Mettler sie „schon interessant und als Dokumentationen ungemein hilfreich. Außerdem waren die Jahresberichte eine fundierte Grundlage für die von Semm so verstandene klinische Wissenschaft.“

Tätigkeit, geburtshilfliche Tätigkeit, Reproduktionsmedizin; Arzneimittel(kosten); Statistiken, u. a. Todesfälle, Zusammenfassung aller operativen Tätigkeiten; Kunst in der Klinik.

Jonat führte die Jahresberichte in dieser Form nicht fort. „Er argumentierte", so Liselotte Mettler,

> dass mit dem Computer alles ausreichend für alle unterschiedlichen Zwecke erfasst werden könne. Außerdem schätzte er die Bedeutung solcher Jahresberichte anders ein als Semm. Ihn interessierte nicht die Gesamtübersicht und insofern gab es auch keine die gesamte Bandbreite der Kliniktätigkeit erfassende Statistik, auch nicht zu der Zahl der durchgeführten Operationen. Jonat legte dagegen großen Wert auf die Jahresauswertungen für die Gebiete Mammachirurgie und Onkologie. Außerdem setzte er sich sehr engagiert und erfolgreich für den Ausbau des Krebsregisters ein, das in dieser Form vorher nicht vorhanden war.

Die damals für eine Klinik verpflichtend zu erhebenden Statistiken mussten sowieso an das Statistische Bundesamt geliefert werden.

Der Dokumentation, insbesondere jedoch der Präsentation und der Veranschaulichung, diente seit Anfang der 70er Jahre die Erstellung visuellen, später audiovisuellen Materials. So zeigte Semm auf dem 1. Europäischen Endoskopie Kongress im Oktober 1970 erstmals auf einer Leinwand (12 x 16 m) das gesamte innere weibliche Genital.[42] Konsequent wurden wissenschaftliche Filme, später Video-Tapes auch während der Lehrveranstaltungen der Kieler Universitätsfrauenklinik eingesetzt.

Gleich mit Beginn seiner Kieler Tätigkeit wurde unter Semm das schon bestehende Labor für Fotografie durch zusätzliche Räume für die Erstellung von Lehrfilmen und Tonbandträgern ausgebaut und durch ein graphisches Atelier erweitert. Erstmals im Jahresbericht 1976[43] wurde diesem Bereich ein eigener Abschnitt „Audiovisuelles Lehrmaterial" gewidmet.[44] Dazu hieß es: „Zur Erstellung optimaler graphischer und filmischer Unterlagen für wissenschaftliche Arbeiten bauten wir das Film- und Fotolabor sowie die Abteilung Graphik weiter aus. Besonderer Wert wurde auf die optimale Gestaltung von wissenschaftlichen Graphiken, d. h. auf das wissenschaftliche Diapositiv gelegt. Auf filmischem Gebiet konnten Live- und Trickfilme über gynäkologische und geburtshilfliche Themen hergestellt werden."

Unter der Überschrift „Abteilung für audiovisuelles Lehrmaterial" wurde ab 1977 kontinuierlich in den Jahresberichten[45] über das audiovisuelle Lehrmaterial in der

42 Kongress 5. bis 10. Oktober 1970 mit über 1.400 Teilnehmern im Kongresssaal des Deutschen Museums in München. Siehe dazu Semm, K. (Hrsg.), Chronik, Kieler Universitäts-Frauenklinik und Michaelis-Hebammenschule 1805–1995, eine medizinhistorische Studie zum 190jährigen Bestehen, Kiel 1995, S. 65.

43 6. Jahresbericht der Christian-Albrechts-Universität Kiel, Zentrum Operative Medizin 1, Abteilung Frauenheilkunde und Staatliche Hebammenlehranstalt, 1976, S. 41.

44 Liste der wissenschaftlichen Filme und Video-Tapes siehe Anhang 14.

45 Aus der „Abteilung für audiovisuelles Lehrmaterial" wurde in den Jahresberichten der Frauenklinik der Christian-Albrechts-Universität Kiel und Staatliche Hebammenlehranstalt 1977, S. 13, und 1980, S. 21, informiert. Für ergänzende Aussagen siehe Jahresbericht der Frauenklinik der Christian-Albrechts-Universität Kiel und Staatliche Hebammenlehranstalt 1981, S. 31; 1982, S. 103; 1983, S. 113 f.; 1984, S. 118; 1985, S. 107; 1986, S. 140; 1987, S. 141; 1988, S. 137; 1989, S. 128; 1990, S. 146; 1991, S. 83; 1992, S. 70 f.; 1993, S. 76 und 1994, S. 69.

Universitätsfrauenklinik informiert. Allein in den ersten fünf Jahren hatte die Abteilung für Graphik ungefähr 1.700 graphische Zeichnungen und Tabellen für Diapositive zum Einsatz bei wissenschaftlichen Vorträgen und Veröffentlichungen erarbeitet.

Ein geradezu revolutionärer Schritt für den Bereich der audiovisuellen Medien war der Übergang von der Direktbetrachtung der intraabdominalen laparoskopischen/pelviskopischen Operationen durch das Endoskop hin zur Video-Laparoskopie. Die auf diesem Gebiet führende Rolle der Kieler Universitätsfrauenklinik wurde anhand der dazu erstellten Videos sowie der beiden großen veröffentlichten Operationslehren deutlich, die ab 1978 mit erstklassigen vollformatigen, farbigen Bilddarstellungen illustriert waren.

Der spezielle Auftrag für die Lehre, der sich aus der Nutzung der Materialien aus der Abteilung für audiovisuelles Lehrmaterial ergab, geht am deutlichsten aus den Ausführungen im Jahresbericht 1980[46] hervor: „Die mit dem weiblichen Genitale verbundene Intimität des menschlichen Seins setzt der frauenheilkundlichen Lehre für den Studenten Grenzen; dies nicht nur aus juristischen [...] Gründen. Insbesondere ethisch-moralische Gründe lassen es heute nicht mehr zu, den Studenten unser Fachgebiet in praxi ad oculos zu demonstrieren. Sie sind uns vorgegeben durch die Menschenwürde, speziell die der Frau. Die Abteilung Frauenheilkunde im Zentrum für Operative Medizin I der Christian-Albrechts-Universität Kiel sieht es daher als besondere Aufgabe, das audio-visuelle Lehrmaterial im Rahmen der frauenheilkundlichen Lehre als wesentlichen Baustein für die Vermittlung von Wissen für den Unterricht zu vervollständigen.[47] So wurde die [...] Abteilung für Graphik, Photo, Film und Video weiterhin mit hochmodernen Geräten ausgestattet. [...] Das gesamte für die Lehre und Forschung anfallende Bildmaterial konnte in höchster Qualität hausintern hergestellt werden. Ein Diapositiv-Atlas für Pelviskopie, Hysteroskopie und Fetoskopie entstand mit 240 Color-Diapositiven, dem ein 100-seitiger mit Text und Strichzeichnungen jedes Diapositiv erklärender Buchband im Selbstdruck beigefügt werden konnte."

Im Jahr 1983 wurde nach Inbetriebnahme des Werth'schen Flügels die Farbfernsehanlage installiert, welche die direkte Übertragung der Eingriffe aus den Operationsräumen 1 und 3 sowie aus dem geburtshilflichen Entbindungsraum in den Hörsaal erlaubte. Eine Color-Print-Anlage wurde 1984 in Betrieb genommen. 1987 erfolgte der Wechsel von der klassischen Zelluloid-Filmtechnik zur audiovisuellen Bandwiedergabe,

---

46 10. Jahresbericht der Christian-Albrechts-Universität Kiel, Zentrum Operative Medizin 1, Abteilung Frauenheilkunde und MICHAELIS-Hebammenschule, 1980, S. 21.

47 Erstellt wurden in den Jahren 1980/1981: zwei Lehrfilme für den gynäkologischen Unterricht, insbesondere die gynäkologische Untersuchung in Wort und Bild; 1982: drei endoskopische Lehrfilme darunter die *Endoskopische Appendektomie* sowie bildliche und grafische Unterlagen für das Buch *Operationslehre für die Abdominal-Chirurgie*; 1984: Bildmaterial mit dem Schwerpunkt operative Pelviskopie sowie endoskopische Abdominalchirurgie; 1985: bildliches und grafisches Material für die medizin-historische Studie der Kieler Universitätsfrauenklinik (1805–1985); 1986: Bildmaterial zur Vermittlung insbesondere der in Kiel erarbeiteten operativtechnischen Methoden auf dem Gebiet der Pelviskopie.

ein Umstand, der – so der Bericht von 1987[48] – „weltweit als eine besondere Zäsur auf diesem Gebiet angesehen“ wird.

In der Fotoabteilung begann Frau Gerda Schliemann „aus der Sicht eines klassischen Produktionslabors gesehen, mit primitivsten Mitteln optimale Videofilme über die operative Pelviskopie herzustellen.“ Dazu informierte Liselotte Mettler:

> Wir haben sehr früh angefangen, filmische Aufzeichnungen zu machen mit für die damalige Zeit sehr aufwendigen Methoden [...] Das war jedenfalls technisch nicht so einfach. Wir haben uns manchmal mit einer lustigen Vorrichtung geholfen. Frau Schliemann oder ich musste auf einer Pritsche über dem OP-Tisch liegen und von oben filmen, damit wir in Vorträgen erklären konnten, was wir machen. Auch nutzten wir ab 1980 den Videobildschirm, um Gästen und auch dem Krankenhauspersonal unsere laparoskopischen und hysteroskopischen Techniken vorzuführen.

Semm, der die direkte Draufsicht gegenüber der Videoübertragungstechnologie bevorzugte, musste, so sagte sie, sich damit abfinden. Er tat sich, so Liselotte Mettler weiter, allerdings sehr schwer damit: Die Idee dazu sei immerhin von einer Frau gekommen und seiner Meinung nach könnten weibliche Chirurgen sich nicht auszeichnen, da sie „von anderen Prinzipien beherrscht“ seien.

Parallel zu dem Anschauungsmaterial für Vorträge und Demonstrationen wurden in der Fotoabteilung wissenschaftliche Ausstellungen[49] vorbereitet, die sich vor allem der pelviskopischen und der endoskopischen Chirurgie widmeten. Anhand von farbigen Tafeln als Anschauungsmatetrial wurde das breite Spektrum dieser Technik insbesondere bei klinischen Kursen auch im Ausland und unter Beteiligung von Liselotte Mettler präsentiert.[50]

---

48 17. Jahresbericht der Christian-Albrechts-Universität Kiel, Zentrum Operative Medizin 1, Abteilung Frauenheilkunde und MICHAELIS-Hebammenschule, 1987, S. 141.

49 Beispielhaft für die Durchführung von wissenschaftlichen Ausstellungen war das Jahr 1986 mit den nachstehenden Stationen der Ausstellung: Kurt Semm und Liselotte Mettler et al., *Clinical Course for Endoscopic Surgery* (94 Farbbilder), vom 17. bis 19. Januar 1986 in Miami Beach, Florida; vom 14. bis 16. März 1986 in Newport Beach, Kalifornien; vom 30. Mai bis 1. Juni 1986 in Chicago, Illinois; vom 15. bis 17. August 1986 in New York; vom 14. bis 17. Oktober 1986 in Kiel. Kurt Semm und Liselotte Mettler et al., *Spektrum der gynäkologischen Pelviskopie* (94 Farbbilder), Klinischer Kurs für Endoskopische Abdominalchirurgie, vom 4. bis 6. Juni 1986 in Kiel; Kurt Semm und Liselotte Mettler et al., *Spektrum der endoskopischen Intraabdominal-Chirurgie* (94 Farbbilder), Endometriose-Seminar – Endoskopischer Operationskurs und Danazolforum, vom 4. bis 6. Dezember 1986 in Kiel.

50 Erstellt wurden in den Jahren 1980: graphische Vorlagen für den 3rd World Congress of Human Reproduction; 1986: Basismaterial zur Vorbereitung der in der Universitätsfrauenklinik ausgeübten Operationstechniken für die Demonstration in Kursen; 1987: Diapositivreihen aller an der Klinik praktizierten Techniken für Vorträge in verschiedenen Sprachen; 1988: Materialien für eine historische Darstellung der International Fertility Association, der European Sterility Congress Organisation und der International Academy of Human Reproduction; 1989: Fertigstellung eines Bildbandes *40 Jahre Leben der IFA/IFFS*; 1991 ff.: Bildmaterial zur Präsentation der Operationstechniken MIS, Classical Abdominal Semm Hysterectomy (C*A*S*H*) sowie Total Uterine Mucosa Ablation (TUMA).

Die Sammlung von Diapositiven stieg von 1970 bis 1995 auf über 70.000 an – davon etwa 80 Prozent pelviskopische Aufnahmen – und dürfte durch die Brillanz der Aufnahmen einmalig auf der Welt sein. Sehr eindrucksvoll ist auch die Liste der wissenschaftlichen Filme und Video-Tapes, die zusätzlich zu der Diasammlung in der Foto- und Film-, später Videoabteilung mit den Mitarbeiterinnen Frau M. Rabe und Frau Schliemann in den Jahren zwischen 1976 und 1994 erstellt wurden.[51] Mit über 3.000 Stunden Video-Operationsaufzeichnungen im Vollformat steht die Kieler Universitätsfrauenklinik zweifellos hinsichtlich des Angebots von audiovisuellem Lehr- und Lernmaterial mit an erster Stelle.

Kongresse, Tagungen und Gesellschaften

Um das Wissen der in der Kieler Universitätsfrauenklinik praktizierten endoskopischen Chirurgietechnik zu verbreiten und für deren konsequente Anwendung zu werben, besuchten Mitglieder des Kieler Teams, darunter Liselotte Mettler, seit den 1970er Jahren zahlreiche von den Fachgesellschaften durchgeführte Kongresse. In Deutschland, Europa sowie weltweit waren mehrere Gesellschaften für endoskopische Chirurgie entstanden, deren Kongresse, Symposien und Tagungen eine Plattform für den Austausch der Chirurgen untereinander boten und die in ihren Fachzeitschriften und Fachjournalen über die Ergebnisse und Erkenntnisse der minimal-invasiven Chirurgie berichteten.

Auf nationaler Ebene war die Kieler Universitätsfrauenklinik durchgehend auf den Kongressen der **Deutschen Gesellschaft für Gynäkologie und Geburtshilfe e. V.** (DGGG)[52] mit Referaten, Vorträgen, Präsentationen und auch praktischen Demonstrationen vertreten.[53]

Die Themen der Vorträge, insbesondere von Kurt Semm und Liselotte Mettler, verweisen auf die große Bandbreite der Tätigkeiten in der Universitätsfrauenklinik, insbesondere im Bereich der endoskopischen Chirurgie. Die in chronologischer Reihenfolge

---

51 An Filmen und Video-Tapes wurden erstellt in den Jahren: 1987: Videofilme über die operative Pelviskopie; 1988: Bildmaterial über die neuen endoskopischen Operationsverfahren und dazu ein Videofilm; 1989: Überarbeitung des Bildmaterials für den Leitfaden *Die operative Endoskopie*; 1990: Ein Videofilm über die operative Behandlung der Endometriose; 1991 ff.: Umfassendes Bildmaterial über die minimal-invasive Chirurgie (MIS) im Rahmen der operativen Pelviskopie sowie ein Lehrfilm über C*A*S*H*; 1994/1995: Videofilme über die TUMA sowie über das *I. Operative Tutorial*.

52 Die DGGG, 1885 von einer Gruppe von Frauenärzten als Deutsche Gesellschaft für Gynäkologie gegründet, organisiert den alle zwei Jahre stattfindenden Deutschen Kongress für Gynäkologie und Geburtshilfe und trägt seit dem 40. Kongress 1974 den heutigen Namen. Die größte von 18 Arbeitsgemeinschaften bei der DGGG ist die 1982 gegründete Arbeitsgemeinschaft Gynäkologische Endoskopie e. V. (AGE), welche die Anwendung und Entwicklung der Methoden der endoskopischen und minimal-invasiven Chirurgie in der Gynäkologie fördert.

53 Während Semm und Liselotte Mettler zu keinem Zeitpunkt Kongresspräsidenten waren, hatte Jonat diese Funktion auf dem 57. Jahreskongress vom 16. bis 19. September 2008 in Hamburg inne.

auf den Kongressen der DGGG zwischen 1972 und 1994 übermittelten Beiträge zeigen mit welcher Intensität und in welchen Bereichen endoskopische Techniken in der gynäkologischen, laparoskopischen/pelviskopischen Chirurgie in Kiel angewendet wurden.

Auf dem 61. Kongress der DGGG vom 19. bis 22. Oktober 2016 in Stuttgart wurde Liselotte Mettler zum Ehrenmitglied ernannt. Dazu hieß es, dass sie „gemeinsam mit ihrem Lehrer Kurt Semm die gesamte Operative Medizin durch die Einführung des minimal-invasiven Zugangs revolutioniert und durch ihren unermüdlichen weltweiten Einsatz die neuen endoskopischen Techniken geschult" hatte. Sie sei, so formulierte es der damalige Präsident Diethelm Wallwiener eine „der berühmtesten Frauen der Frauenheilkunde".[54]

Kasten 1: Vorträge von Semm und Mettler auf den Kongressen der DGGG von 1972 bis 1994.

- **39. Kongress, Wiesbaden, 19.–23. September 1972:** Semm hielt das einleitende Referat zum Thema „Endoskopie in der Frauenheilkunde" und leitete den Arbeitskreis zur gleichen Thematik. Er referierte mit anderen über „Die Reanimation des asphyktischen Neugeborenen", über „Weheninduktion mit Prostaglandin F2-alpha" sowie über „Möglichkeiten der Kryochirurgie im Bereich der Cervix". Mettler informierte über „Biochemische Analysen des Cervixschleims während des menstruellen Zyklus" und mit Tykal, P. über „Die Bindung der Steroidhormone bei Myomen".
- **40. Kongress, Wiesbaden, 24.–28. September 1974:** Mettler beteiligte sich am 4. Podiumsgespräch zum Thema „Immunologie in der Gynäkologie und Geburtshilfe: Spermaantigene". Mettler et al. trugen vor zum Thema: „Immunreaktionen gegen Sperma in den Sekreten des weiblichen Genitaltraktes".
- **41. Kongress, Hamburg, 28. September–2. Oktober 1976:** Semm referierte über „Komplikationen der pelviskopischen und hysteroskopischen Sterilisation", mit Brandl, E. und Mettler über „Pelviskopische Sterilisation mittels Plastik-Clip und/oder Plastik-Schiene im Tierversuch (Kaninchen)", mit Dittmar, F. W. und Mettler über „Das voroperierte Abdomen: Möglichkeiten und Grenzen der Pelviskopie (Kasuistik von 1964–1975)" sowie mit Brandl, E. „Zur CO_2-Gas-Zystoskopie in der Diagnostik der operativen Gynäkologie".
- **43. Kongress, Hamburg, 29. September–3. Oktober 1980:** Semm hielt einen Vortrag anlässlich der Gründung der Deutschen Sektion für gynäkologische und geburtshilfliche Endoskopie der DGGG über „Die Automatisierung des Pneumoperitoneums für die endoskopische Abdominalchirurgie". Mettler trug gemeinsam mit Semm vor zu „Konservierende Behandlung von Tubargraviditäten per pelviskopiam". „Zweites Hauptthema (neben der Gynäko-Pathologie) war die Endoskopie. Es tauchte erstmals der Begriff der ‚Pelviskopie' auf. Hans Frangenheim sprach über den Stellenwert der Laparoskopie, betonte aber noch die diagnostischen Aspekte; die Kolposkopie wurde im Rahmen der endoskopischen Sitzung abgehandelt." (Jonat, S. 95)
- **44. Kongress, München, 13.–17. September 1982:** Semm hatte die Leitung der 1. Sitzung der Deutschen Gesellschaft für Endoskopie in der Gynäkologie e. V., einer Sektion der DGGG mit dem Thema „Endoskopische Abdominal-Chirurgie" und trug auf dem Kongress vor über „Das Spektrum der endoskopischen Abdominal-Chirurgie aus gynäkologischer und allgemeiner Sicht". Mettler referierte zum „Einsatz der Hybridoma-Technik zur Charakterisierung von Spermatozoen-Oberflächen-Antigenen" und mit Giesel, H. „Endometrium-Veränderungen unter der zyklischen Applikation von Östradiol, Östriol und Norethisteronazetat in der Prae- und Postmenopause". „Eine Standortbestimmung wurde

54 Bericht in *gynkongress*, offizielle Kongresszeitung zum DGGG 2016 vom 21. Oktober 2016 S. 1.

auch im Hinblick auf die Mikrochirurgie vorgenommen. Der Begriff war 1977 von K. Semm eingeführt worden." (Jonat, S. 98)

- **45. Kongress, Frankfurt am Main, 18.–22. September 1984:** Semms Beiträge waren: Referat: „Ist die Laparotomie zur Korrektur des ampullären Tubenschadens noch gerechtfertigt?", Rundtischgespräch und Diskussion über „Extrakorporale Befruchtung und Embryo-Transfer" sowie Leitung des Seminars zum Thema: „Möglichkeiten und Grenzen pelviskopischen Operierens". Mettler referierte zum Thema „Das Indikationsspektrum der operativen Pelviskopie bei der in vitro Befruchtung" sowie mit anderen Kollegen über „Mehrlingsschwangerschaften nach IVF und Embryo-Übertragung als Sterilitätsbehandlung" und „Fehlt bei Endometriosis genitalis externa die Basalmembran?".
- **46. Kongress, Düsseldorf, 22.–26. September 1986:** Mettler nahm teil am Podiumsgespräch zum Thema „IVF, Mikrochirurgie und Gametentransfer – Indikation und Ergebnisse". Gemeinsam mit Semm trug sie vor über: „Salpingolyse, Fimbrioplastik, Salpingostomie, Myomenukleation und Ovarchirurgie inklusive Eizellgewinnung per pelviskopiam" sowie „Pelviskopische Diagnostik und Behandlung der Tubargravidität."
- **47. Kongress, München, 6.–10. September 1988:** Semm referierte über den „Wandel in der gynäkologischen Chirurgie von der Organexstirpation zum konservativen Operieren (endoskopische Verfahren)", dann zur „Entwicklung in der operativen Gynäkologie" (Podiumsgespräch) und trug vor zum Thema „Operative Gynäkologie – Qualitätssicherung – Indikationsstellung". Mettler berichtete über „Klinische Erfahrungen-Suprecur bei Endometriose" sowie zur „Diagnostik der Endometriose" und gemeinsam mit Semm über „1. Organerhaltende/-entfernende pelviskopische Chirurgie und 2. Vaginale und abdominale Hysterektomie an der Universitätsfrauenklinik Kiel."
- **48. Kongress, Hamburg, 11.–15. September 1990:** Semm berichtete zur „Bedeutung des Quadro-Tests für die Füllung des Pneumoperitoneums und Optik-Trokar-Einführung unter Sicht. Operative Therapie der Extrauteringravidität – Endoskopische Technik", während Mettler zum Thema: „Spektrum der pelviskopischen Ovar-Chirurgie. Immunstatus von Endometrium und Endometriose" referierte.
- **49. Kongress, Berlin, 9.–12. September 1992:** Semm informierte über „Endoskopische Diagnostik und Therapie zur Uterusexstirpation". Mettler trug vor zur „Realität der operativen endoskopischen Chirurgie in der Gynäkologie. Die Interaktion von MCSF und c-fms bei Endometriose, Endoskopische Diagnostik und Therapie der Endometriose, Diagnostik der Endometriose" sowie zu „Endoskopische Chirurgie am Ovar". Gemeinsam mit Semm: „Gynäkologisch-endoskopisches Operieren" und mit Parwaresch, M. R.: „Zelluläre Immunmechanismen auf der Stufe des Endometriums bei Endometriose".
- **50. Kongress, München, 23.–24. August 1994:** Semms Beiträge lauteten: „1. Teilnahme an der Pressekonferenz: Pro und Kontra endoskopische Ovarchirurgie, 2. Podiumsgespräch: Tubare Sterilität – Möglichkeiten und Grenzen, 3. Pro- und Kontrasitzung: Zervixstumpfexstirpation, 4. Hauptthema 1: Minimalinvasive Chirurgie und Qualität"; Mettler referierte über: „Endoskopie bei Sterilität und Infertilität". Das erste Hauptthema des 50. Kongresses war die minimal-invasive Chirurgie.

Durchgehend nahmen Vertreter der Kieler Universitätsfrauenklinik an den jährlich an verschiedenen Orten stattfindenden Tagungen der **Norddeutschen Gesellschaft für Gynäkologie und Geburtshilfe** teil.[55] Fachkollegen aus den norddeutschen Bundesländern tauschten sich aus über Erfahrungen aus der Klinik und Praxis, präsentierten

55 Siehe dazu Hanns Dietel und Jürgen Heinrich, *Die Norddeutsche Gesellschaft für Gynäkologie und Geburtshilfe. Eine Dokumentation anläßlich des 95jährigen Bestehens*, als PDF abrufbar unter Norddeutsche Gesellschaft für Gynäkologie und Geburtshilfe https://www.nggg-gyn.de › uploads › dokumente, letzter Zugriff 10. Januar 2026.

aktuelle Ergebnisse aus der Forschung und erörterten Probleme und Erfolge bei der Anwendung von Techniken und Verfahren.[56]

Regelmäßig war die Kieler Universitätsfrauenklinik auf den Symposien der **Deutsch-Französischen Gesellschaft für Gynäkologie und Geburtshilfe** vertreten. Diese Veranstaltungen fördern den Austausch zwischen deutschen und französischen Fachleuten auf dem Gebiet der Frauenheilkunde und der Geburtshilfe. Zu den Themen gehören unter anderem aktuelle Entwicklungen in der Forschung, Herausforderungen und Lösungsansätze im Gesundheitswesen, spezifische Fragestellungen und neue Behandlungsmethoden. Liselotte Mettler trug häufig auf den Treffen zu spezifischen Themen aus ihrem Tätigkeitsbereich vor.[57]

Das Kieler Team der laparoskopisch und endoskopisch tätigen Chirurgen demonstrierte ab Mitte der 1970er Jahre und verstärkt in den nachfolgenden zwei Jahrzehnten seine in der Universitätsfrauenklinik angewendeten OP-Techniken auch im Ausland. Häufig wurden sie von Kollegen gebeten, endoskopische Operationen an deren Patienten durchzuführen, damit sie selbst die neue Technik erlernen konnten. Daraufhin operierten sie in zahlreichen Ländern, präsentierten bei internationalen Operationskursen ihre OP-Methode, hielten Vorträge über gynäkologische endoskopische Chirurgie und führten Fort- und Weiterbildungskurse durch. Anfangs reisten sie zu den Vortragsorten und demonstrierten Laparoskopie vor Ort. Erst die bald darauf entwickelte Live-OP ermöglichte es durch die direkte Übertragung aus dem OP-Raum einem größeren, selbst tausende Kilometer entfernten Auditorium, die Fähigkeiten des Operateurs zu verfolgen. Mehrfach wurden Operationen live bei internationalen Kongressen auch aus Kiel übertragen.

56 Die Themen von Mettlers Referaten auf Tagungen der Norddeutschen Gesellschaft für Gynäkologie und Geburtshilfe mit Bezug auf Pelviskopie und Endoskopie lauteten: „Das gynäkologisch-endoskopische Operieren" anlässlich der 106. Tagung, Oldenburg, 3. Mai 1992; „Pelviskopische organerhaltende Chirurgie am Ovar", zusammenfassender Bericht, sowie Mettler und Semm: „Einsatz eines Endo-Staplers zur endoskopischen Ovar-, Adnex- oder Tubektomie sowie Hysterektomie" anlässlich der 107. Tagung, Hannover, 14. bis 16. Mai 1993; Mettler, Ibrahim und Semm: „Pelviskopisch assistiertes chirurgisches staging beim Corpus-Carcinom mit endoskopischer Lymphonodektomie und pelviskopisch assistierter vaginaler Hysterektomie" anlässlich der 109. Tagung, Stralsund, 3. bis 5. Juni 1994.

57 Mettler et al. referierten zu folgenden Themen außerhalb der Reproduktionsmedizin: „Punktion präovulatorischer Follikel per pelviskopiam", „Ergebnisse der pelviskopisch-operativen Behandlung von peripheren Tubenstenosen und -verschlüssen" sowie „Zur Technik der vaginalen Uterus-Extirpation", 3. Symposium München, 15. bis 17. April 1982; Mettler: „Einsatz des Antiprogesterons-Gestrinon mit seinen antigonadotropen Eigenschaften zur Behandlung der Endometriosis genitalis externa", 4. Symposium, Paris, 26. bis 29. April 1984; Mettler: „Medikamentöse Behandlung der Endometriose", „Endoskopische Myomektomie und konservative Behandlung einer Tubargravidität" sowie Mettler et al.: „Die klassische intrafasciale/supracervikale Hysterektomie", „Charakterisierung des Antigens des monoklonalen Antikörpers KI OC II – 8–2 gegen Ovarial-Karzinom durch SDS-Elektrophorese, Western Blot und Immunfärbung" und „Endoskopische Operationsmöglichkeiten beim Corpus- und Ovarial-Karzinom", 9. Symposium, Berlin, 20. bis 22. Juni 1994.

In den Jahren 1985 bis 1994 führte das Kieler Team mit Liselotte Mettler Operationen unter anderem in Südamerika, Japan und in den USA, dort an den Universitäten in Miami, New York, Chicago, Los Angeles, St. Louis, New Orleans, Houston, Washington, Cincinnati und Dallas sowie an der Yale University in New Haven und der Johns Hopkins University in Baltimore durch. Allein in den USA wurden im Zeitraum 1986 bis 1995 mehr als 45 Trainingskurse sowie an 65 Orten der Ost- und Westküste Laparoskopiekurse abgehalten. Das Kieler Team wurde maßgeblich unterstützt durch Jordan M. Phillips[58] mit der American Association of Gynecologic Laparoscopists (AAGL).[59] Semm und Mettler nutzten die Jahrestreffen der AAGL, um ihre OP-Techniken zu demonstrieren und dafür zu werben.[60]

Eine weitere international tätige Vereinigung, an deren Kongressen auch Liselotte Mettler regelmäßig mit Referaten teilnahm, war die **FIGO**, Akronym für Fédération Internationale de Gynécologie et d'Obstétrique.[61] Alle drei Jahre veranstaltet die FIGO den World Congress of Gynecology and Obstetrics, bei dem Vertreter der nationalen Mitgliedsgesellschaften, Fachleute aus der Gynäkologie und Geburtshilfe sowie Gesundheitsexperten aus aller Welt zusammenkommen.[62]

Darüber hinaus nahm Liselotte Mettler an weiteren international ausgerichteten, mit weltweit anerkannten Fachleuten besetzten und in verschiedenen außereuropäischen Ländern durchgeführten Kongressen, Konferenzen und Workshops teil. Neben

---

58 Jordan Matthew Phillips (* 29. Juni 1923 in Boston, † 29. Juli 2008 in Downey, Kalifornien), US-amerikanischer Gynäkologe, Gründer der AAGL.

59 Die American Association of Gynecologic Laparoscopists (AAGL) setzt sich für die Verbesserung der Gesundheitsversorgung von Frauen durch die Förderung der endoskopischen Chirurgie bei der Behandlung gynäkologischer Erkrankungen und Störungen ein. Sie bietet ihren 8.000 weltweit verteilten Mitgliedern verschiedene Möglichkeiten zur Zusammenarbeit und Vernetzung.

60 Themen von Vorträgen von Liselotte Mettler, teils gemeinsam mit Semm, auf AAGL-Tagungen waren u. a.: „Medico-surgical treatment (Methotrexate and Prostaglandins)" sowie „Laparoscopic uterine surgery", AAGL, 18th Annual Meeting, Washington, 20. bis 24. September 1989; „Management of intraoperative Laparoscopic Emergencies", „Complications arising from pelviscopic techniques", „Radical adnexal surgery", „Ovarian Pelviscopic Surgery" und „Pathogenesis and treatment of Endometriosis", AAGL, 19th Meeting, Orlando, Florida, 14. bis 18. November 1990; „No limits for surgical pelviscopy", AAGL, 21st Annual Meeting, Chicago, Illinois, 23. bis 27. September 1992.

61 Die FIGO, eine weltweite Nichtregierungsorganisation, vertritt Geburtshelfer und Gynäkologen in über hundert Regionen und hat zum Ziel, die Gesundheit und das Wohlbefinden von Frauen und Neugeborenen weltweit zu verbessern.

62 Vortragsthemen von Mettler zu gynäkologisch-endoskopischen OP-Techniken waren: „Pelviscopic diagnosis and treatment of ectopic pregnancy", 11th World Congress, Berlin, 15. bis 20. September 1985; „Pathogenesis, diagnosis and treatment of endometriosis focusing on Gestrinone" sowie mit Semm: „Vaginal and abdominal hysterectomy at the Department of Obstetrics and Gynecology, University of Kiel", 12th World Congress, Rio de Janeiro, 23. bis 28. Oktober 1988; „Immune phenotype of endometrium and endometriosis", 13th World Congress, Singapore, 15. bis 20. September 1991, „Treatment of endometriosis", FIGO World Congress, Montreal, 24. bis 30. September 1994.

ihren Vorträgen zur Reproduktionsmedizin[63] und zur C*A*S*H*-Technik[64] referierte Liselotte Mettler insbesondere zu Themen aus dem Bereich der operativen Pelviskopie.[65] Dazu zählte auch die in den 1990er Jahren beginnende Robotertechnik in der Chirurgie beziehungsweise roboterassistierte Chirurgie als eine jüngere Entwicklung innerhalb der minimal-invasiven Chirurgie.[66]

Die Vielzahl der auswärtigen Verpflichtungen, die Liselotte Mettler wahrnahm, die Zahl der Kongresse, Tagungen, Foren, Sitzungen, an denen sie mitwirkte, ist beeindruckend. Darauf angesprochen sagte sie:

> Retrospektiv verband ich damit den missionarischen Gedanken, die Endoskopie fast überall zu etablieren. Es ging einfach darum, diese Idee in alle Länder zu bringen. Da bin ich so richtig mitgeschwommen, natürlich aktiv, und war begeistert dafür. Aber diese fünf, sechs Jahre waren überaus fordernd, ständig musste ich hier das eine zeigen und dort jenes vortragen. Und ich weiß nicht, ob ich das noch mal machen würde im Leben.

Zugleich konnte sie selbst auch neue Erkenntnisse gewinnen. Dem diente die Diskussion mit anderen Kollegen, die ihre eigenen Erfahrungen einbrachten, oder die Auseinandersetzung mit anderen Ansätzen. Genützt hat ihr die Teilnahme an solchen Veranstaltungen auf jeden Fall; so sagte sie: „Manches, was kritisch vorgetragen wurde, hat dazu geführt, dass wir Änderungen vorgenommen haben und uns auch neu orientierten."

Hinsichtlich der mit der umfangreichen auswärtigen Kongress- und Vortragstätigkeit verbundene eingeschränkte Wahrnehmung ihrer klinischen Verpflichtungen stellte Liselotte Mettler im Nachgang fest: „Nach mehreren Wochen Aufenthalt im Ausland mussten wir uns nach unserer Rückkehr umso mehr anstrengen, um die im Krankenhaus anstehenden Aufgaben zu bewältigen." Da war es für sie von großer Bedeutung,

---

63 Siehe Liselotte Mettlers Vorträge zur Reproduktionsmedizin insbesondere in Kapitel 4 unter Mitwirkung in Fach-Gesellschaften und auf Kongressen.

64 Siehe Liselotte Mettlers Vorträge zur C*I*S*H*- und C*A*S*H*-Technik insbesondere in Kapitel 3 unter Operationen mit C*A*S*H*, C*I*S*H*und C*U*R*T*.

65 Die Vorträge von Liselotte Mettler auf weiteren internationalen Veranstaltungen lauteten in chronologischer Reihenfolge: „The Role of Pelviscopy in the Diagnosis and after Treatment-Observation of malignant disease" sowie „Three-Step-Pelviscopic-Therapy of Endometriosis", World Congress of Gynecologic Endoscopy, San Francisco, 12. November 1987; „Pelviscopic surgery on the Falloppian tubes – the acceptable vogue", International Workshop on Gynecological Endoscopy, Kiel, 3. bis 6. Juli 1990; „Replacement of laparatomics by pelsviscopy", International Workshop on Gynecological Endoscopy, Bangkok, 8. und 9. Februar 1991; „Pelviscopic Endometriosis Treatment", 6th World Conference on Fallopian Tube in Health and Disease, Bali, 4. bis 9. April 1993; „Laparoscopic intrafascial hysterectomy", 2nd European Congress in Gynecological Endoscopy and New Surgical Techniques, Heidelberg, 21. bis 23. Oktober 1993; „Realities and benefits of GnRH-Analoga [synthetische Analoga des Neurohormons Gonadotropin-Releasing-Hormon (GnRH) – Arzneistoffe zur künstlichen Absenkung des Testosteron- oder Östrogen-Spiegels im Blut]", ESHRE Workshop, Jerusalem, 17. bis 21. April 1995; „Treatment of benign proliferative diseases in gynecology", 4th World Congress on Endometriosis, Salvador-Bahia, 25. bis 28. Mai1995.

66 Siehe hierzu Kapitel 3 zur roboterassistierten Chirurgie.

dass sie die Leitung der Klinik während ihrer Abwesenheit in guten Händen wusste. Einige Kollegen, die nicht reisten, machten zu ihrer Reisetätigkeit zwar Bemerkungen, setzten sich jedoch sehr für die klinischen Belange in der Zeit ihrer Abwesenheit ein.

Auf die Frage, ob ihre doch recht häufige Abwesenheit von zuhause sich nicht nachteilig auch auf ihre familiäre Situation ausgewirkt habe, antwortete Liselotte Mettler:

> Sicherlich haben meine Kinder dann weniger von mir gehabt. Ich habe versucht, das durch die Haushälter auszugleichen. Mein Mann konnte sich aufgrund seiner Krankheit auch nicht viel um die Kinder kümmern. Er ist wenig gereist und hat alles am Schreibtisch gemacht. Als er dann im Rollstuhl sein musste, hatte er immer einen eigenen Betreuer. Und für die Kinder gab es einen zweiten im Haus.

Es kann kein Zweifel daran bestehen, dass Liselotte Mettler durch ihr engagiertes Wirken, ihre Teilnahme an zahlreichen international ausgerichteten Veranstaltungen, ihre Mitwirkung an Fort- und Weiterbildungskursen und ihre Vortragstätigkeit zur Akzeptanz der in Kiel entwickelten OP-Techniken beigetragen hat. Dies betraf in besonderem Maße die endoskopisch-pelviskopische Chirurgie und ihre Anwendung.

Anwendung und Weiterentwicklung der minimal-invasiven Chirurgie

Semm führte am 13. September 1980 an der Kieler Universitätsfrauenklinik die weltweit erste Blinddarmentfernung (Appendektomie) per Laparoskopie durch.[67] Er folgte endoskopisch exakt den klassischen Vorschriften zur Appendektomie. „Dabei", so Liselotte Mettler, „ging es ihm nicht darum, der erste mit einer solchen Operation zu sein: Er wollte einfach zeigen, dass so etwas möglich ist. Das traf ferner auch auf die von ihm als erster durchgeführte laparoskopische Hysterektomie zu."

---

67 Die ersten Schritte hatte Semm bereits 1970 getan, als er erstmalig eine diagnostische Laparoskopie in der Gynäkologie durchführte, die sich bald zum Routineverfahren bei der Durchführung minimalinvasiver therapeutischer Eingriffe in Kiel weiterentwickelte, etwa bei Sterilisationen oder zur Behandlung von Endometriose. Dennoch wird das Jahr 1985 als „Geburtsstunde" der modernen minimal-invasiven Chirurgie bezeichnet. Am 12. September 1985 führte Erich Mühe (* 23. Mai 1938; † 20. November 2005), damals Chefarzt des Kreiskrankenhauses in Böblingen, die erste vollständige Entfernung der Gallenblase laparoskopisch mit Kamera und Instrumenten durch. Zwei Jahre später stellte er seine Technik der minimal-invasiven Cholezystektomie auf dem 14. Symposium der Chirurgischen Arbeitsgemeinschaft Endoskopie und Sonografie vom 9. bis 11. Oktober 1987 in Mainz vor. Fünf Jahre nach Semms laparoskopischer Appendektomie und unter der Zuhilfenahme der in Kiel entwickelten Geräte und Instrumente gelang ihm der bedeutsame Schritt der Ausweitung minimal-invasiver Techniken in die allgemeine Chirurgie. Siehe hierzu Semm, K. (Hrsg.), Chronik, Kieler Universitäts-Frauenklinik und Michaelis-Hebammenschule 1805–1995, eine medizinhistorische Studie zum 190jährigen Bestehen, Kiel 1995, S. 62 f.

Semms für die damalige Zeit außergewöhnlicher Schritt, die Laparoskopie operativ einzusetzen, gilt als der zentrale Wegbereiter für die generelle Anwendung der minimal-invasiven Chirurgie.[68] Bis dahin hatte es jedoch großen Widerstand gegeben. Kritik an seinem Vorgehen kam zunächst vehement seitens der Kollegen in der Gynäkologie. Einen wahren Sturm der Entrüstung löste seine Methode der laparoskopischen Appendektomie unter den Chirurgen aus. Diese waren mehrheitlich ohnehin der Auffassung, dass Gynäkologen keine „echten" Chirurgen sein können. Insofern wurde Semms Eintritt in die Allgemeinchirurgie als Provokation angesehen. Er wurde für seine Methode stark kritisiert und sogar verlacht.[69]

Liselotte Mettler erinnert sich, dass bei der Anwendung der minimal-invasiven Chirurgie von einem „Kulturschock" die Rede war. Dies galt für jene Ärzte, die überzeugt davon waren, mit der offenen Chirurgie alles ordentlich und „schön sauber" zu machen. Für diese war es ein tatsächlicher Schock, als die bisherige Kultur der offenen Operation durch eine neue abgelöst wurde. Für viele Chirurgen war die „Röhrchen-Chirurgie" nicht verständlich. Man war äußerst skeptisch, ob es möglich sei, etwa blinddarmchirurgische Eingriffe „durch ein Rohr" durchzuführen. Semms Technik gefährde das Leben des Patienten, hieß es. Außerdem sahen viele seiner Kollegen keine Notwendigkeit, etablierte Methoden durch eine technisch schwieriger durchzuführende zu ersetzen, also statt der offenen Chirurgie eine minimal-invasive Chirurgie zu praktizieren. Mehrheitlich lehnten die Chirurgen Semms Methode ab.

Mit dem Begriff ‚minimal-invasive Chirurgie' (MIS) verbanden sich zwei inhaltliche Positionen: Erstmalig 1980 vorgetragen, verkörperte MIS zum einen die Tendenz, für alle Bereiche der chirurgischen Spezialisierung nach endoskopischen Lösungen zu suchen. Zum anderen diente der Begriff der psychologischen Vorbereitung auf die dann einsetzende laparoskopische „Revolution" und rief das Interesse der Medien und auch der Patienten hervor.

„Die Idee einer ‚minimal-invasiven', also möglichst schonenden Chirurgie beflügelt den Kieler Professor, seit er sich mit den Methoden der modernen Endoskopie beschäftigt", hieß es demgegenüber in einem Artikel im *Spiegel*.[70] Die Argumentation dazu lautete: Wenn ein kleiner Schnitt ins Gewebe, der nachher meist nicht einmal vernäht

68 Auch Hans Troidl bediente sich der endoskopischen Operationsmethode, als er Mitte der 1990er Jahre mit den von Semm entwickelten Instrumenten eine mit Steinen belastete Gallenblase auf endoskopischem Wege entfernte. Die Methode wurde anfangs kritisch beäugt, fand aber mit der Zeit immer mehr Akzeptanz und wird heute häufig angewendet. Dazu erschienen Artikel in *Bunte*, Nr. 51/90 (13. Dezember 1990), S. 108 ff. und *Der Spiegel*, 8.07.1990, 28/1990.

69 In der *Medical Tribune* vom 3. Dezember 1982 wurde eine Anzeige geschaltet: „Blinddarm muss raus. Gehen Sie lieber in die Universitäts-Frauenklinik. Endoskopische Appendektomie in Kiel Routine" zitiert bei Litynski, G., Highlights in the history of laparoscopy, Barbara Bernert Verlag, Frankfurt a.M. 1996, S. 138. Ein Kollege kommentierte die neue Technik mit dem Hinweis: „Herr Semm, wollen Sie vielleicht mit Ihrer lächerlichen Methode auch noch die Gebärmutter entfernen?"

70 Artikel: „Chirurgie: Endoskopische Operationen setzen sich durch" in *Der Spiegel*, 28 (8. Juli 1990).

werden muss, genügt, um den ärztlichen Blick auf verborgene Organe mit Hilfe des Endoskops zu ermöglichen, müsste nach Semms Überlegungen bei manchen Operationen auch der chirurgische Schnitt nicht viel größer sein.

Liselotte Mettler hatte zur minimal-invasiven Chirurgie von Anfang an eine aufgeschlossene Haltung. Sie begründete ihr Engagement am Beispiel der Entfernung einer Ovarialzyste in der Kieler Universitätsfrauenklinik:

> Ich hatte das Glück sehen zu können, wenn wir statt eines großen Schnittes dieses mit ganz kleinen Einstichen machen konnten. Die Patientin ist am Abend wieder herumspaziert. Also das war überzeugend. Darüber berichtete ich auch auf Kongressen.

Bis zur Akzeptanz der neuen Technik war es allerdings ein weiter Weg.

Der Widerstand, welcher der OP-Methode von Semm entgegengebracht wurde, nahm gelegentlich skurrile Formen an. Liselotte Mettler erinnert sich an einige besondere Vorfälle. So zog ein Gegner während eines Vortrags von Semm über die laparoskopische Entfernung einer Eierstockzyste den Stecker des Diaprojektors aus der Steckdose und erklärte, diese Chirurgie wäre unethisch. Ein Professor schrie während eines anderen Vortrags: „Herr Semm, wir sind Wissenschaftler! Sie sind ein Scharlatan!" Ein anderer rief: „Was Sie machen, sind alles Kunstfehler." Der Höhepunkt war erreicht, als Semm – nachdem in einem Magazin ein Artikel über einen geistig gestörten Mann, der als Direktor der Kieler Universitätsfrauenklinik verrückte Operationen ausführe, erschienen war – mitten in einer Operation von Ordnungskräften abgeführt wurde. Er musste sich einer computertomographischen und neurologischen Untersuchung unterziehen, um auszuschließen, dass er einen organischen Hirnschaden habe, der für seine chirurgischen „Spinnereien" verantwortlich sei. Liselotte Mettler musste seine Operation weiterführen und beenden. Diejenigen, die ihn angezeigt hatten, waren eigene Mitarbeiter.[71]

1981 forderte der Präsident der Deutschen Gesellschaft für Chirurgie, Kurt Spohn, aus Karlsruhe nach Semms Vortrag über die laparoskopische Appendektomie in einem Brief an den Vorstand der Deutschen Gesellschaft für Gynäkologie und Geburtshilfe, Kurt Semm die Approbation zu entziehen. Eine von Semm eingereichte wissenschaftliche Veröffentlichung über die laparoskopische Appendektomie im *Journal of Obstetrics and Gynecology* wurde mit der Begründung abgelehnt, die Technik sei unethisch. Keines der damaligen wissenschaftlichen Journale war bereit, die als polarisierend geltende Arbeit zu veröffentlichen.[72]

---

71 Im Artikel „Der sanfte Schnitt: Wie Professor Kurt Semm die Chirurgie revolutionierte" in *Frau im Spiegel*, (23. Februar 1995).

72 Erst 1983 wurde die Arbeit in einer englischsprachigen Zeitschrift veröffentlicht: Kurt Semm, *Endoscopic appendectomy*, in: *Endoscopy*, 15(2) (März 1983), S. 59–64 und erst 1988 berichtete darüber eine deutsche Zeitschrift: Kurt Semm, *Pelviscopic appendectomy*, in: *Deutsche Medizinische Wochenschrift*, 113(1) (April/Juni 1988), S. 3–5.

Zu den Schritten, die Semm unternahm, um für seine Methode zu werben, gehörte die Einladung an den ihm gut bekannten Hans Troidl im September 1981, an einer laparoskopischen Appendektomie teilzunehmen. Liselotte Mettler erinnert sich, dass sie diese Einladung als Wagnis empfunden hatte, denn Troidl war damals Oberarzt in der Kieler Chirurgie und die ablehnende Haltung der Chirurgen war allgemein bekannt. Die Operation hatte Liselotte Mettler auch deswegen noch vor Augen, weil sie an einem Sonntag durchgeführt wurde. Troidl assistierte, war sichtlich beeindruckt von der endoskopischen Appendektomie, setzte sich aber erst später für die Akzeptanz der endoskopischen Chirurgie bei seinen Kollegen ein. Einen Teilerfolg erzielte Semm jedoch, als auf der Panamerikanischen Konferenz in Puerto Rico im Februar 1982 die minimal-invasive chirurgische Vorgehensweise allgemein anerkannt wurde.[73]

Eine gute Gelegenheit, für die Akzeptanz der endoskopischen, minimal-invasiven Chirurgie bei den deutschen Kollegen zu werben, bot sich dem Team der Kieler Universitätsfrauenklinik, darunter Liselotte Mettler, auf dem Endoskopie-Kongress im März 1983 in Erlangen.[74] Die in Kiel praktizierte OP-Technik wurde ausführlich dargestellt. Daraufhin ließ sich der renommierte Chirurg Bernd Manegold[75] zu der Feststellung bewegen, dass die laparoskopisch durchgeführte Appendektomie und auch die Anastomose durchaus in das „Reich des Möglichen“ gehörten.

Kurz danach, am 20. April 1983, wurde die erste endoskopische Darmnaht am Jejunum nach Dünndarmperforation bei Adhäsiolyse[76] nach vorangegangener Hysterektomie mit Erfolg in Kiel durchgeführt. Dies galt als Meilenstein für die gesamte Chirurgie weltweit, weil aufgezeigt wurde, dass Verletzungen oder Defekte im Darm minimalinvasiv mit speziellen endoskopischen Instrumenten genäht werden können, anstatt einen großen Bauchschnitt durchzuführen. Damit war der Weg auch für Mikronähte geebnet.

Nach wie vor galt es jedoch, die Fachkollegen von dem Nutzen der neuen laparoskopisch minimal-invasiven OP-Technik zu überzeugen. Dies war umso notwendiger, als Jordan Phillips aus den USA, damaliger Vorsitzender der AAGL, Semm öffentlich nach einem Vortrag in Italien[77] über laparoskopische Operationen beschuldigte, die

73 Semm hatte als Grundsatzreferat vorgetragen zu „Advances in Endoscopy“, Pan American Conference on Fertility, Puerto Rico, 5. bis 14. Februar 1982.

74 Semm referierte zum Thema: „Endoskopische Appendektomie, Adnektomie – Indikation, Technik, Ergebnisse“, 14. Kongress der Deutschen Gesellschaft für Endoskopie e. V., Erlangen, 25. und 26. März 1983.

75 Bernd Christoph Manegold (* 31. August 1935 in Göttingen), Professor für Allgemeine Chirurgie Universität Heidelberg, Leiter der Abteilung Chirurgische Endoskopie, Mannheim zitiert bei Litynski, G., Highlights in the history of laparoscopy, Barbara Bernert Verlag, Frankfurt a.M. 1996, S. 143.

76 Bei der Adhäsiolyse werden Gewebeverwachsungen (Adhäsionen) im Bauchraum, insbesondere zwischen Darmabschnitten oder zwischen Darm und Bauchwand, durch chirurgischen Eingriff gelöst.

77 Semms Vortrag lautete: „Which kind of gynecological laparotomies may be replaced by pelviscopic surgery?“, First World Congress on Obstetrics and Gynecological Endoscopy and Related Ultrasonography and Imaging, Florenz, 18. bis 21. Mai 1986.

Technik *ad absurdum* zu führen und selbst im eigenen Land nicht anerkannt zu sein. Erst nachdem Phillips durch eigene Anschauung die Bedeutung des Verfahrens erkannt hatte, wurden Semm und er enge Freunde und Phillips organisierte einige Dutzend Trainingskurse für Semm und sein Team in den USA. Sie reisten mit drei bis vier Personen stets zu zwei Kursen an die West- und an die Ostküste. Parallel dazu nutzten sie jede sich auf internationaler Ebene bietende Möglichkeit, um das breite Spektrum der minimal-invasiven Chirurgie der Fachwelt zu vermitteln.[78]

Auf dem 22. Kongress der Deutschen Gesellschaft für Endoskopie und Bildgebende Verfahren (DGE-BV)[79] vom 25. bis 27. März 1993 stellte Semm in München seine Methode

78 Liselotte Mettler trug in chronologischer Folge zu den nachstehenden Themen vor: „Pelviscopic surgery – The minimally invasive component, Safety aspects – General aspects “, Las Vegas, 12. bis 14. Juni 1989; „Minimally invasive surgery by pelviscopy“, Pan American Conference on Fertility and Sterility, Santo Domingo, 3. bis 10. Februar 1990; „Minimal Invasive Chirurgie – von der Pelviskopie zur Abdominal Chirurgie“, Hallein, Salzburg, 7. bis 9. Juni 1990; „Minimal Invasive Surgery by pelviscopy“, 27. Congresso Mundial do Colegio International des Cirurgioes, Sao Paulo, 9. bis 13. September 1990; „Common interests of surgeon and gynecologists in Minimal Invasive Surgery (MIS) – New trends in ovarian surgery“, 5th Annual Mid-Atlantic clinical course in advanced pelviscopic surgery, Baltimore, 14. und 15. August 1992; „Minimally invasive therapy in Gynecology “, Pelvic Surgeons, München, 14. bis 16. September 1992; „Neue Techniken in der Minimal Invasiven Chirurgie: Verbesserte Sicherheit und Erweiterung der Möglichkeiten“, Internationales Symposium „Minimal-Invasive Chirurgie“, Erlangen, 21. bis 23. Januar 1993. Vorträge von Semm betrafen: „Spektrum der pelviskopischen minimal invasiven Chirurgie durch endoskopisch geführte, intraabdominale Chirurgie (Special lecture)“, 3. Freiburger Internationales Operatives Tutorial, Freiburg, 14. bis 17.Februar 1990; „Minimal Invasive Surgery (MIS) in Gynecology by Pelviscopy – Management of Ectopic Pregnancy by Pelviscopy“, Neapel, 23. bis 25. März 1990; „Minimal Invasive Gynecological Surgery“, Krankenhaus Sanita, Kilchberg, 27. und 28. April 1990 „Minimal Invasive Chirurgie – Theorie und Praxis 1990“, Köln, 22. und 23. Juni 1990; „Minimal Invasive Surgery in Gynecology – Instruments and Techniques“, Baltimore, 9. bis 11. August 1990; „Minimal Invasive Surgery by pelviscopy“, 27. Congresso Mundial do Colegio International des Cirurgioes, Sao Paulo, 9. bis 13. September 1990; „What's MIS, EGIS – adventure of pelviscopy?“, International Workshop on Gynecologic Endoscopy, Bangkok, 8. und 9. Februar 1991. Weitere Vorträge von Semm zu MIS generell fanden statt in: Atlanta, 16. bis 18. Dezember 1990; Santa Monica, 3. und 4. Juni 1991; New York, 6. und 7. Juni 1991; Leiden, 21. Juni 1991; Kiel, 1. und 2. Juli 1991; San Antonio, 9. und 10. Dezember 1991; Scottsdale, 12. und 13. Dezember 1991. Ferner: „Wandel von der klassischen Chirurgie zur Schlüsselloch-Chirurgie – ein Bericht aus der Frauenheilkunde“, Husumer Universitätswoche, Husum, 13. Januar 1993; „Endoskopische minimal invasive Video-Chirurgie = Pelviskopie in der Gynäkologie mit Fokussierung des Ovars“, 17. Veterinär-Humanmedizinische Gemeinschaftstagung, München, 5. und 6. März 1993; „Minimally Invasive Pelviscopic Surgery in Gynaecology“, 21st Bombay Obstetric and Gynecological Conference, Bombay, 27. und 28. März 1993; „Minimal Invasive Surgery (MIS) on the uterus: Results on C*I*S*H* and Myomectomies“, 7th Annual Mid-Atlantic Clinical Course in Advanced Pelviscopic Surgery, Baltimore, 20. und 21. August 1993; Hauptthema 1: „Minimal Invasive Chirurgie und Qualität“ auf dem 50. Kongress der Deutschen Gesellschaft für Gynäkologie und Geburtshilfe, München, 23. und 24. August 1994; „Die Entwicklung der Minimal Invasiven Chirurgie“, Fortbildungsveranstaltung, Stuttgart, 23. September 1994.

79 Die 1967 in Erlangen gegründete „Deutsche Gesellschaft für Endoskopie“ wurde 1985 in „Deutsche Gesellschaft für Endoskopie und bildgebende Verfahren“ umbenannt. Die DGE-BV hat u. a. als Ziel,

der laparoskopisch-assistierten subtotalen Hysterektomie vor, die in vielen Fällen die Totalresektion der Gebärmutter überflüssig machen würde. Dies veranlasste die Kongressteilnehmer unter anderem zu dem Fazit: „Etwa jeder zweite chirurgische Eingriff werde in Zukunft ‚minimal-invasiv' ausgeführt werden – also ohne große Schnitte, sondern patientenschonend unter Einsatz von Endoskopen und Laparoskopen."[80] „Kein Wunder, dass bald jeder zweite Anwärter für eine Operation nach so einem ‚sanften' Eingriff verlangte", hieß es daraufhin.[81]

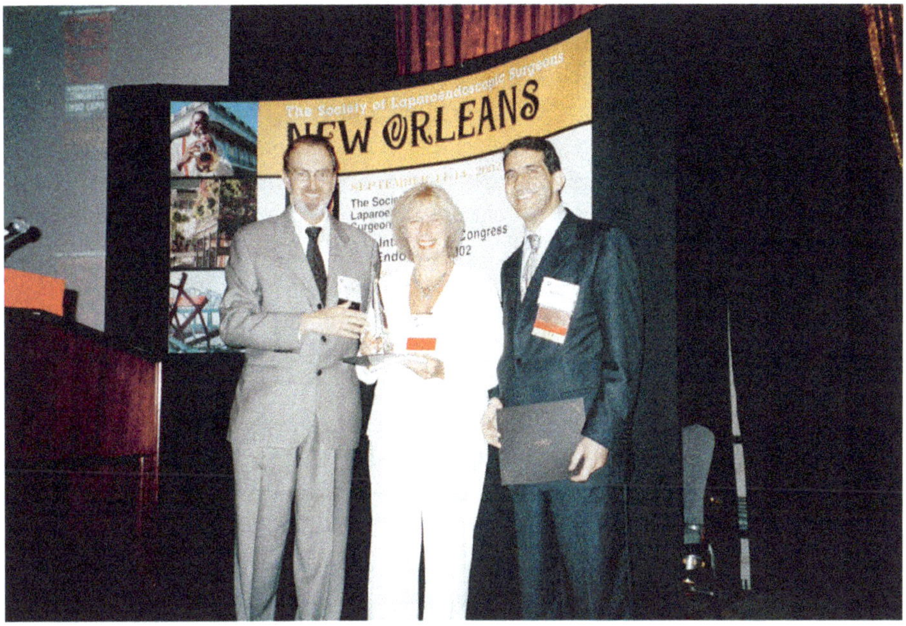

Abb. 3.6: Liselotte Mettler auf einem Kongress der Vereinigung der laparoendoskopischen Chirurgen in New Orleans im September 2002.

Die vollständige Anerkennung der Kieler endoskopisch minimal-invasiven Methode erfolgte dann auf dem 50. Kongress der DGGG im August 1994.[82] Hans Hirsch aus Tübingen führte dazu aus: „Die minimal-invasive Chirurgie ist heute zweifellos das aktuellste

endoskopische Techniken und bildgebende Verfahren in Kooperation mit den zugehörigen klinischen Fächern zu repräsentieren und die interdisziplinäre Fort- und Weiterbildung zu unterstützen.

80 Siehe Artikel „Chirurgie der Zukunft" in: *Der Spiegel*, 14.93 (4. April 1993).

81 Artikel in *Cosmopolitan*, 2/94 (Februar 1994), S. 119 f.

82 Bericht vom 50. Kongress der DGGG, München, 23. bis 27. August 1994, vgl. Jonat, W., Andree, Ch., Schollmeyer, Th. Universitäts-Frauenklinik Kiel und Michaelis-Hebammenschule 1805–2005. Eine medizinhistorische Studie zum 200-jährigen Bestehen, Georg Thieme Verlag, Stuttgart 2005, S. 121.

Thema der operativen Medizin. Die operative Endoskopie hat im letzten Jahrzehnt eine geradezu stürmische Entwicklung durchgemacht, die bei weitem noch nicht abgeschlossen ist. Das Spektrum der endoskopischen Operationen ist groß. Ständig erscheinen neue Berichte über weitere Eingriffe, die endoskopisch durchgeführt werden. [...] Dabei geht es nicht nur um einen anderen Zugang, der als minimal-invasiv bezeichnet wird, sondern in vielerlei Hinsicht um neue Operationsmethoden mit eigenen Instrumenten und neuen Techniken und auch um geänderte Indikationen, um ein anderes Komplikationsspektrum als bei den sogenannten ‚klassischen' Operationsverfahren. Unverändert geblieben ist das therapeutische Ziel der Eingriffe. Das Operationstrauma wird um die Belastung der Laparotomie gemildert. [...] Zu dieser Entwicklung hat [...] die deutsche Gynäkologie, einen vorrangigen Beitrag geleistet. Zu nennen ist vor allem Kurt Semm, der zu Recht als Pionier dieser Entwicklung gilt."

Zur bedeutenden Rolle, welche der operativen Gynäkologie dabei zukam, stellte Diethelm Wallwiener fest, dass sie – angefangen von der minimal-invasiven Chirurgie – „Motor der Medizin sei" und die Medizin weltweit revolutioniert habe. Er betonte: „Am medizinischen Fortschritt in der Frauenheilkunde lässt sich ablesen, wie sehr das Fach immer auch Spiegel der Gesellschaft ist, denn erst durch Antikonzeption bzw. Endokrinologie wurde die Möglichkeit der Selbstbestimmung für das eigene ‚Frausein' geschaffen und damit Emanzipation und ein modernes Rollenverständnis der Frau in der heutigen Gesellschaft ermöglicht."[83]

Die Kongressteilnehmer waren sich darin einig, dass die Vorteile der minimal-invasiven Chirurgie auf der Hand liegen und dass die gesamte operative Chirurgie durch die Einführung des minimal-invasiven Zuganges revolutioniert worden sei.[84]

Im Laufe der Jahre erweiterte sich das Indikationsspektrum immer mehr. Es erfasste auch die Tumorchirurgie, obwohl man früher davon ausging, dass Tumorerkrankungen minimal-invasiv nicht radikal genug operiert werden könnten. Langzeitdaten zeigten auf, dass dem nicht so ist. Unbestritten ist die endoskopische Technik heute bei vielen Operationen auch dort Standard, wo sie noch vor wenigen Jahren als obsolet galt.

Umgang mit Komplikationen

„Komplikationen", so Liselotte Mettler,

> sind bei jeder Art von Operation möglich. Man operiert und es treten anschließend Komplikationen auf, die sehr schwerwiegend sein können. Das betrifft alle Fachgebiete: die Urologie, die

83 *gynkongress*, offizielle Kongresszeitung zum DGGG 2016, 19.10.2016, S. 1.
84 *gynkongress*, offizielle Kongresszeitung zum DGGG 2016, S. 1.

Allgemeinchirurgie, die Gynäkologie und natürlich auch das endoskopische Operieren. Komplikationen sind Bestandteil der Chirurgie, man kann sie nie ganz ausschließen. Aber es lässt sich einiges im Vorfeld machen.

In einigen ihrer Vorträge befasste Liselotte Mettler sich mit möglichen Komplikationen, dem Umgang mit ihnen und mit der Prävention von Komplikationen.[85] Ihre Empfehlungen dazu sind sehr pragmatisch: „Also, vor allem muss man seinen Beruf so ernst nehmen, dass man wirklich auch gesund seine Dinge macht: ausgeschlafen, ausgeruht." Kommt es dann zu einer Komplikation, die eine schnelle Handhabung erfordert, sollte man, so Liselotte Mettler, „an erster Stelle erst mal vorübergehend eine Blutstillung machen und dann überlegen, wie man schrittweise die komplizierte Situation bewältigen kann. Dabei sollte man nicht zögern, sich mit anderen Mitwirkenden über die bestmögliche Vorgehensweise zu beraten."

Bei dem anfänglichen Einsatz der Endoskopie in der Kieler Universitätsfrauenklinik traten Komplikationen allerdings meist nicht während der Operation auf, sondern zeitversetzt danach. Diese Form der Komplikation ist darauf zurückzuführen, dass es zwar während der Operation zu einer Verletzung von Darm oder Harnblase oder ähnlichem kommen kann, diese Verletzung jedoch für das Operateur-Team unerkannt bleibt und sich klinisch erst innerhalb der nächsten Tage durch ein Austreten von Stuhl oder Urin zeigt. Dies äußert sich dann hauptsächlich durch Bauchschmerzen, eine Erhöhung der Entzündungswerte und unspezifisches Unwohlsein.

Zu möglicherweise auftretenden Komplikationen wurden die Patienten in der Universitätsfrauenklinik, so Liselotte Mettler, grundsätzlich vorab und unabhängig vom operativen Zugang informiert. Ebenfalls wurde den Patienten nahegelegt, bei Beschwerden oder starken Schmerzen sofort in die Klinik zu kommen.

Zu später auftretenden Folgeerscheinungen meinte Liselotte Mettler: „Als Arzt gehe ich sehr offensiv damit um, schon weil ich in der Operation ein vorsichtiger Mensch bin. Und da ich denke, auch in meiner Operation gab es die eine oder andere Situation, der ich eine Komplikation zuschreiben könnte, muss ich dem jetzt nachgehen." Der Arzt müsse Folgeerscheinungen ernst nehmen und dürfe, so Liselotte Mettler, nicht von vornherein ausschließen, dass ihm während der Operation etwas Unerwartetes passieren könne.

85 Liselotte Mettler referierte u. a. über „General Techniques of pelviscopy: Security Steps", Clinical Course for Endoscopic Surgery, Newport Beach, 14. bis 16. März 1986; Chicago, 30. Mai bis 1. Juni 1986; New York, 15. bis 17. August 1986; Baltimore, 7. bis 9. Mai 1987; „Sicherheitsschritte der operativen Pelviskopie", Seminar für operative Pelviskopie, Stuttgart, 13. und 14. Mai 1987; „Complications arising from pelviscopic techniques", AAGL 19th Meeting, Orlando, 14. bis 18. November 1990; „Complications of operative pelviscopy", ungarisches Symposium: Operative Pelviskopie, Budapest, 3. Oktober 1991; „Komplikationen bei pelviskopischen Operationen – präventive Maßnahmen", Pelviskopische Operationen, Wien, 12. Oktober 1991; „Fehler und Gefahren der pelviskopischen Operationen", Pelviskopisch-gynäkologische Chirurgie, Beichlingen, 17. September 1992.

In der Universitätsfrauenklinik gingen sie, so Liselotte Mettler, sehr sorgfältig vor – sowohl zur Vermeidung möglicher Komplikationen als auch zur Behandlung eingetretener Komplikationen. Patienten mit kleineren Darmläsionen wurden vorsichtshalber auf die Intensivstation verlegt. Da es damals nur eine Intensivstation von allen medizinischen Fakultäten gemeinsam gab, galt die Zahl der dort eingelieferten Patienten aus der Universitätsfrauenklinik als überdurchschnittlich hoch. Dennoch wurden seitens der Frauenklinik Patienten auch vorbeugend dorthin verlegt, weil es dort eine adäquate, vorübergehende postoperative Überwachung gab.

Für ihre Einschätzung, dass „jeder einen anderen Umgang mit Komplikationen hat", verwies Liselotte Mettler auf einen Todesfall 1973 unter Semm. Damals wurde bei einer Patientin eine Dermoidzyste mittels minimal-invasivem Eingriff herausoperiert und danach der Bauch mit Kochsalzlösung gespült. Allerdings war die Spülung nicht ausreichend genug gewesen. Die Patientin entwickelte eine Infektion und wurde kurz nach ihrer Entlassung wieder in der Klinik aufgenommen. Da Semm meinte, alles richtig gemacht zu haben, sah man von einem weiteren Eingriff ab. Als es ihr nicht besser ging, wurde sie nach drei Tagen auf Erlass von Liselotte Mettler doch noch operiert. Sie starb sechs Wochen später an den Komplikationen der bei der Erstoperation unerkannt gebliebenen Darmverletzung.

Der Fall erregte insbesondere deshalb Aufsehen, weil er in die fragile Phase der Anwendung der Endoskopie fiel. Liselotte Mettler ging mit der Kritik, die danach an Semm geübt wurde, auf zweierlei Weise um. Angesichts seines überdurchschnittlich großen Einsatzes für diese Technik hielt sie es einerseits für entschuldbar, dass auch Fehler entstehen können und dass man diese als Freund mittragen muss: „Kein Mensch ist schließlich perfekt." Andererseits war der Fall für sie ein Beispiel dafür, dass bei jeder Operation eine Komplikation entstehen kann, die man erkennen und entsprechend behandeln muss: „Keiner darf ausschließen, dass bei ihm etwas passieren könne."

Bei einem weiteren Fall, als bei einer Appendektomie plötzlich eine starke Blutung auftrat und Semm ganz aufgeregt war, konnte Liselotte Mettler mit einer Klemme die Blutung zum Stillstand bringen und so Schlimmes verhindern.

Mettler selbst wurde mit einer Komplikation konfrontiert, weil sie einer an stechendem Unterleibsschmerz und an Krebsverdacht leidenden 45-jährigen Patientin am 11. Oktober 1996 bei einer Bauchspiegelung Eileiter und Eierstöcke ohne deren ausdrückliche Einwilligung herausoperiert hatte.

Bei dem drei Jahre später geführten Prozess argumentierte Liselotte Mettler, dass die vorab von der Patientin eingeholte Einwilligung zur Bauchspiegelung ebenfalls die dabei aufgeführten „erforderlichen Nebeneingriffe" umfasst hätte. Unter „Nebeneingriffen" sei auch die Entfernung von Eileiter und Eierstöcken zu verstehen und außerdem hätten diese Organe bei der Patientin keine Funktion mehr gehabt.

Restlos konnte sie mit ihrer Argumentation nicht überzeugen, da es sich um eine Erweiterung des Eingriffs ohne medizinische Indikation und ohne Einwilligung der

Patientin gehandelt hatte. Das Verfahren wurde zwar eingestellt, jedoch gegen Zahlung einer Geldbuße in Höhe von 15.000 Mark an die Patientin.[86]

Ein Fall mit länger andauernden Auswirkungen entstand, als Frau Christel Lange[87] sich am 5. November 1975 einer Bauchspiegelung (Pelviskopie) an der Universitätsfrauenklinik Kiel unterzog, nachdem aufgrund anhaltender Beschwerden die Möglichkeit einer „operativen Lösung der Verwachsungen" erwogen worden war. Eine pelviskopische Operation wurde durchgeführt, die Beschwerden waren danach jedoch nicht beseitigt. Wenn man den Aufzeichnungen (sieben Leitzordner) von Christel Lange folgt, litt sie seit diesem Eingriff an chronischen Schmerzen, die sie auf eine übermäßige CO_2-Insufflation und daraus resultierende Nervenverletzungen zurückführte.

Die Patientin wurde daraufhin in verschiedenen Kliniken behandelt und wandte sich schließlich erneut an die Kieler Universitätsfrauenklinik. Sie führte ihre Beschwerden – so sagte sie bei einem weiteren Gespräch in der Universitätsfrauenklinik – auf Komplikationen zurück, die aufgrund des pelviskopischen Eingriffes entstanden wären. Ihr wurde in einem Schreiben daraufhin mitgeteilt, dass nach kritischer Durchsicht aller zur Verfügung stehenden Unterlagen, die Ärzte in der Universitätsfrauenklinik zu der Ansicht gelangt seien, dass „es sich nicht um eine gynäkologische Erkrankung handelt, die von ihnen therapiert werden kann. Vielmehr meinen wir in Übereinstimmung mit den vorbehandelnden Ärzten, dass die seit Jahren bekannte und empfohlene psychotherapeutische Behandlung fortgesetzt werden sollte."[88]

---

86 Siehe dazu: *Eingriff hatte ein Nachspiel*, in: *Kieler Nachrichten*, 23. Juni 1999.

87 Die namentliche Nennung war ausdrücklich von der damaligen Patientin der Universitätsfrauenklinik Kiel erwünscht. Zu dem Fall heißt es bei Alkatout, I., Die frühen Gegenstimmen der Laparoskopie: Kurt Semm und Kiel im Fokus", https://www.springermedizin.de/endoskopie/laparoskopie/geschichte-der-laparoskopie/23313382, dass er kritische Stimmen beleuchtete „die zwar leise, aber permanent als Störgeräusche wahrnehmbar waren und die Kurt Semm mit seinem Team, insbesondere mit Liselotte Mettler, sehr ernst nahm. Es bleibt hierbei unberücksichtigt, ob das oft chronische Leiden auch tatsächlich mit dem operativen Zugang der Laparoskopie zu tun hat oder ob es nicht gänzlich losgelöst vom operativen Zugang zu suchen ist und vielmehr Grund für die ursprüngliche Vorstellung in einer Frauenklinik war. Es bleibt ebenso unberücksichtigt, ob die chronifizierten Leiden der Betroffenen nicht ein Krankheitsspektrum umfassen, das vollkommen unabhängig von einer operativen Methode mit einem hohen Anteil an chronischen Problemen einhergeht, damals wie heute und damit losgelöst von einer Operationsmethode zu betrachten und sehr schwer einzufangen ist. Dazu gehört beispielsweise die Endometriose, dazu gehören Verwachsungen, das chronische Beckenschmerzsyndrom, Krampfadern im Beckenbereich (Varikosis pelvis). Die Koinzidenz einer neuen Operationsmethode und eines altbekannten, aber für die einzelne Patientin einzigartigen Krankheitsgeschehens kann hier einen Zusammenhang nicht ausschließen. Schließlich bleibt die umstrittene charismatische wie polarisierende Persönlichkeit Kurt Semms, die ad personam schon viel Angriffsfläche bot."

88 Schreiben des Direktors der Universitätsfrauenklinik an Christel Lange vom 15. April 1984.

Auf Initiative dieser Patientin formierte sich in Kiel daraufhin der „Verbund der pelviskopiegeschädigten Patientinnen“, wobei jede noch so geringe Komplikation beziehungsweise weitere Beschwerde von den Patientinnen der endoskopischen Operation zugeschrieben wurde.

Semm sah sich massiver Kritik ausgesetzt, weil die Patientinnen in der Bauchspiegelung den Auslöser ihrer chronischen Schmerzen sahen. Über mehrere Jahre ging Semm persönlich zu Versammlungen der Patientinnen und stellte sich deren Kritik. Sich jedes Mal verteidigen zu müssen, ging ihm jedoch zunehmend auf die Nerven. Zu Liselotte Mettler sagte er dann: „Du, das ist ja Wahnsinn, was die alles mit der Pelviskopie in Verbindung bringen: kleinste Infektionen der Haut, Wehwehchen, ganz normale Folgen einer Operation, die meist viel geringer ausgeprägt waren als nach einer Laparotomie. Und dann muss ich mir das anhören und die ganze Zeit rechtfertigen.“ Schließlich meinte er eines Tages zu ihr: „Ich kann das nicht mehr, die machen mich verrückt. Kann das jemand anderes übernehmen?“

Liselotte Mettler stellte rückblickend fest:

> Für Semm war entscheidend, dass er eine Operation erfolgreich zu Ende führen konnte. Über die Wundheilung oder über Folgen nach der OP zu diskutieren – sofern sie nicht lebensbedrohend waren, wie zum Beispiel über einen danach entstanden Abszess –, war für ihn unwichtig. Für ihn gab es so viel Wichtigeres im Leben.

Ihre sehr menschenorientierte Haltung veranlasste Liselotte Mettler, sich diesen Patientinnen mit ihren Sorgen anzunehmen und in der Folge den Diskurs in den nächsten fünf Jahren weiterzuführen. Sie erinnerte sich: „Es kamen immer Frauen, die Probleme hatten und diese schilderten. Aber alles ließ sich eigentlich aufklären und aus der Welt schaffen. Diese Diskussionen verliefen stets vehement, aber gut und ich scheute sie nicht, denn wir taten wirklich unser Bestes. Davon war ich überzeugt.“

Die Betroffenen wiederum fühlten sich einerseits nicht ernst genug genommen. Andererseits wurden Ursache und Wirkung verwechselt, denn bestimmte Komplikationen waren nicht auszuschließen. „Aber die Patientinnen führten auch die kleinsten Sachen“, so Liselotte Mettler, „alles, was im Zuge oder nach einer Behandlung entstanden war, jeden Schnupfen, praktisch alles als eine Nachwirkung auf die Operation zurück.“

Christel Lange klagte vor dem Landgericht Kiel und trug ihre Beschwerden vor; allerdings wurde ihr in einem offiziellen Urteil im November 1985 kein Recht zugesprochen. Hans Frangenheim, bestellt als externer Gutachter, bestätigte die fehlerfreie und ordnungsgemäße Durchführung der Operation in der Kieler Universitätsfrauenklinik. Festgestellt wurde, dass die Pelviskopie „nach den Regeln der ärztlichen Kunst aufgrund der damals üblichen Technik und dem damaligen Wissensstand durchgeführt“ worden war.[89]

89 Auszug aus dem Urteil vom Landgericht, Zivilkammer 6, Kiel am 12. November 1985.

Im Herbst 1990 wurde in Kiel die Selbsthilfegruppe chronisch schmerzkranker Frauen nach Bauchspiegelungen (Pelviskopien/Laparoskopien/Endoskopien) gegründet. In einem Flyer forderten die Frauen mehr Verständnis für ihren durch chronische Schmerzen ausgelösten „Leidensweg". Sie schrieben die Schmerzen den Auswirkungen von Operationen zu und stellten die Frage: „Ist die Pelviskopie (Bauchspiegelung) wirklich eine ausgereifte Methode?"[90] Die Gruppe verstand sich als Gegenbewegung zur zunehmenden Popularisierung der Laparoskopie durch Kurt Semm und sein Team. Sie wollte auf Komplikationen aufmerksam machen, die ihrer Ansicht nach unzureichend kommuniziert wurden, vor einer unzureichend erprobten Technik warnen, die für sie mit unkalkulierbaren Risiken verbunden war, und öffentliche Aufmerksamkeit erzeugen, um Betroffenen Gehör zu verschaffen.

In einem weiteren Faltblatt mit der Überschrift *Bauchspiegelung? – Nein – danke!!!* hieß es: „Wir leiden unter chronischen Schmerzen, Entzündungen, Schwäche, Rheuma, Stoffwechselstörungen, organischen Nervenschäden und vielen anderen Früh- und Spätfolgen der Bauchspiegelung. [...] Frauen mit zahlreichen Beschwerden nach anderen gynäkologischen Operationen haben sich uns ebenfalls angeschlossen. [...] Wegen unserer schlechten Erfahrungen mit der Bauchspiegelung [...] [warnen] wir alle noch gesunden Frauen vor dieser Methode [...] ebenso warnen wir vor zu schnellen radikalen gynäkologischen Eingriffen (Gebärmutterentfernung u. a.)"[91]

In der Folgezeit wandte sich die Selbsthilfegruppe schriftlich an unterschiedliche Personen und Institutionen. In ihren Schreiben schilderten sie ihren „Leidensweg, der mit der Pelviskopie begonnen [hat], die fehlerhaft durchgeführt worden ist, [...] mit zu viel CO_2-Einfüllung" und „aufgrund der ‚Schlüsselloch'-Chirurgie des Prof. Semm. [...] Es sollten – neben den chronisch schmerzkranken Frauen – kompetente Chirurgen zu Anhörungen eingeladen werden, die dieser Methode mit Skepsis gegenüberstehen." Sie beklagten, dass ihnen nicht genügend Verständnis entgegengebracht worden sei.[92]

Die Stellungnahmen der Behörden und Einrichtungen auf die Eingaben waren eindeutig.

Das Bundesgesundheitsamt verwies auf den psychischen Hintergrund bei manchen Patientinnen, bei denen eine Pelviskopie/Laparoskopie durchgeführt worden war, und empfahl die „frühzeitige Einberufung eines psychosomatischen Konsiliums" sowie „strengere Indikation für die explorative Laparoskopie".[93] Der als Gutachter

90 Die Selbsthilfegruppe trat mit einem Flyer im Oktober 1990 an die Öffentlichkeit.

91 Auszug aus dem Faltblatt der Selbsthilfegruppe chronisch schmerzkranker Frauen nach Bauchspiegelung (Pelviskopien/Laparoskopien/Edoskopien), Kiel vom November 1990.

92 Mehrere Schreiben wurden von der Gruppe im Zeitraum Dezember 1990 bis August 1992 u. a. an die Schleswig-Holsteinische Ärztekammer, den Bundesinnenminister, den Parlamentarischen Staatssekretär, das Bundesgesundheitsministerium, die schleswig-holsteinische Frauenministerin sowie an das Medienkontor in Berlin und an den NDR gerichtet. Über den Leidensweg von Christel Lange berichtete auch die *Neue Post*, 37/92 (4. September 1992).

93 Schreiben aus dem Bundesgesundheitsamt an die Selbsthilfegruppe vom 13. Juni 1991.

einbezogene Dieter Krebs aus Hamburg schrieb: „Die [...] erhobenen Vorwürfe bezüglich der Bauchspiegelung entbehren in Bezug auf die Auffüllung des Bauchraumes mit Kohlendioxyd jeder wissenschaftlichen Grundlage.“[94]

Der Deutsche Ärztinnenbund, so die schleswig-holsteinische Frauenministerin, „kann die Auffassung der Selbsthilfegruppe chronisch schmerzkranker Frauen hinsichtlich der Behandlungsmethoden Laparoskopie und Pelviskopie nicht teilen.“[95] Zu den auf den operativen Eingriff bezogenen Beschwerden der Patientinnen hieß es im Brief aus dem Bundesgesundheitsministerium: „Natürlich können auch durch Pelviskopien/Laparoskopien nicht alle Probleme gelöst werden und sicher werden Frauen mit chronischen Unterbauchbeschwerden auch nicht alle durch einen derartigen Eingriff beschwerdefrei werden. Auch beinhaltet die Pelviskopie/Laparoskopie Komplikationen, wie sie jeder medizinische Eingriff hat.“[96]

Für das Thema Komplikationen galt grundsätzlich, was Dieter Krebs in seinem Gutachten niedergelegt hatte: „Die Bauchspiegelung Laparoskopie oder Pelviskopie ist ein wissenschaftlich anerkanntes Verfahren, das aber natürlich, wie jede Art von medizinischen Eingriffen, auch eine Komplikationsrate besitzt. Diese Komplikationsrate ist aber außerordentlich niedrig.“[97] Frangenheim hatte in dem von ihm verfassten Gutachten vermerkt: „Die Laparoskopie hat, wie alle operativen Verfahren, gewisse Risiken. Diese Risiken sind im Vergleich zu Operationen, wie der Blinddarmoperation, gering. Es kann also nicht von erheblichen Risiken gesprochen werden.“[98]

Ungeklärt blieb auch im Nachhinein für Liselotte Mettler, inwiefern sich eine Problematik in der Kommunikation zwischen Kliniken und Laien in dem damaligen Fall exemplarisch manifestiert hatte. Dazu führte sie aus:

> Aus meiner Sicht war es eine Frage der zwischenmenschlichen Beziehungen. Anders als Semm, der die Klagen nicht hören konnte und dann wahrscheinlich manchmal unhöflich geantwortet hatte, nahm ich mir vor, jede Patientengeschichte anzuhören. [...] Allein schon, wenn man zuhört und dann versucht, zu erklären, ist viel gewonnen.

94 Schreiben von Dieter Krebs in seinem Gutachten vom 8. Juni 1992.
95 Schreiben der schleswig-holsteinische Frauenministerin an die Selbsthilfegruppe vom 10. April 1992.
96 Schreiben aus dem Bundesgesundheitsamt an die Selbsthilfegruppe vom 13. Juni 1991.
97 Schreiben von Dieter Krebs in seinem Gutachten vom 8. Juni 1992.
98 Frangenheim, H(ans), Sachverständigen-Gutachten, vorgelegt dem Landgericht, Zivilkammer 6, Kiel, Konstanz, den 12. November 1985, S. 15.

Operationen mit C*A*S*H*, C*I*S*H* und C*U*R*T*

Beginnend Mitte der 80er Jahre entwickelte Kurt Semm mit C*A*S*H*,[99] dann C*I*S*H*[100] und schließlich mit dem Einsatz von C*U*R*T*[101] neue Operationstechniken. „In der Kieler Universitätsfrauenklinik", berichtet Liselotte Mettler, „wurde die erste laparoskopisch-assistierte vaginale Hysterektomie 1984 durchgeführt. Ich erinnere mich daran, dass mir befreundete Kollegen zuflüsterten: ‚Womöglich schlägt der Semm jetzt völlig über seine Grenzen und will auch noch Hysterektomien endoskopisch durchführen.'" Dieser Eingriff erschien Gynäkologen im Zeitraum von 1980 bis 1990 als undurchführbar. Dennoch, so Liselotte Mettler, hatten sie in Kiel bereits in den frühen 80er Jahren die Gebärmutter endoskopiert und vaginal herausgenommen. Allerdings wurde dies nicht richtig publiziert. In seiner Operationslehre von 1984 veröffentlichte Semm das Verfahren als pelviskopisch assistierte vaginale Hysterektomie. Vier Jahre später führte Harry Reich[102] in Pennsylvania eine laparoskopische Hysterektomie basierend auf der Vorarbeit von Semm durch und veröffentlichte seine Methode unmittelbar 1988. Reich

99 C*A*S*H* (Cervix Appendices Sacrouterine Ligaments Hydrodissection), eine minimal-invasive Operationstechnik als standardisierte Vorgehensweise bei diagnostischen oder therapeutischen laparoskopischen Eingriffen. Sie ermöglicht eine technisch modifizierte laparoskopische Hysterektomie, bei der der Gebärmutterhals nicht vollständig entfernt, sondern nur abgetragen wird. In Deutschland heißt diese Operation aktuell LASH (Laparoskopische Suprazervicale Hysterektomie oder Laparoskopische Subtotale Hysterektomie). Nach diesem im Vergleich zu der totalen Hysterektomie kleineren Eingriff muss die Patientin weiterhin Krebsvorsorge am Gebärmutterhals erhalten. Anfangs hatte Semm diese Methode noch C*A*S*H* = Classical Abdominal Semm Hysterectomy bezeichnet, so auch die Bezeichnung auf der 1992 zu Ehren von Semm anlässlich seines 65. Geburtstages herausgegebenen Medaille. Dann wurde die Methode jedoch – u. a., weil der Begriff einen finanziellen Anstrich hatte – umbenannt in C*I*S*H*.

100 C*I*S*H* (Classic Intrafascial Supracervical Hysterectomy), ein minimal-invasiver laparoskopischer intrafaszialer Eingriff, bei dem der Gebärmutterhals (Zervix) bleibt und weniger Komplikationen auftreten sowie bessere anatomische Erhaltung und schnellere Heilung ermöglicht werden. Unter C*I*S*H* hatte Semm – wie Liselotte Mettler meint – wohl am ehesten „Classic Intrafascial Semm Hysterectomy" verstehen wollen. Semm hatte häufig bestimmte Techniken nach sich benannt, das dann wieder geändert, bei C*U*R*T* geschah das verklausuliert.

101 C*U*R*T* (Calibrated Uterine Resection Tool), ein chirurgisches Instrument, das im Rahmen der C*I*S*H*-Methode eingesetzt wird und der kalibrierten Resektion (Entfernung) des Gebärmutterkörpers dient, wobei der Gebärmutterhals im Körper verbleibt.

102 Harry Reich (* 29. September 1941 in Wilkes-Barre, Pennsylvania, USA), amerikanischer gynäkologischer Chirurg. Seine 1988 durchgeführte laparoskopisch assistierte vaginale Hysterektomie (LAVH) wird häufig als erster Eingriff dieser Art bezeichnet. Anders als Semm, dessen Arbeit anfangs weniger beachtet oder sogar wegen der zu jener Zeit noch skeptischen Haltung gegenüber laparoskopischen Operationen angezweifelt wurde, veröffentlichte Reich seine Technik umfassend und verhalf ihr dadurch weltweit zur Anerkennung. Siehe auch Semm, K., Operationslehre für endoskopische Abdominal-Chirurgie: Operative Pelviskopie – Operative Laparoskopie, Schattauer Verlag, Stuttgart 1984.

perfektionierte sie dann 1990/91 bis zum totalen Isolieren der Gebärmutter nach pelviskopischem Verfahren mit anschließender Extraktion durch die Scheide.

Anlässlich ihrer Teilnahme im August 1991 am 4th Annual Mid-Atlantic Clinical Course Pelviscopic Surgery and Vaginosonography in Baltimore beobachtete Liselotte Mettler Harry Reich im Riverside Hospital bei einer vaginalen Hysterektomie mit laparoskopischer Assistenz.[103] Als sie Semm von dieser Operation berichtete, entwickelte dieser in Weiterführung seiner bisherigen Verfahren die C*I*S*H*-Operation. Bei dieser neuartigen, subtotalen Methode zur Gebärmutterentfernung handelte es sich um eine reproduzierbare und besonders nervenschonende Technik, bei der der Gebärmutterkörper entfernt wurde, der Gebärmutterhals jedoch erhalten blieb. Diese, mit der Möglichkeit des endoskopischen Operierens leicht durchführbare Operationstechnik, konnte bei speziellen Indikationen auch minimal-invasiv angewendet werden.

„Seit 1990 gewinnt die subtotale Hysterektomie, besonders als laparoskopische Hysterektomie, wieder an Bedeutung“, stellte Liselotte Mettler fest. Mit der Einführung der minimal-invasiven Chirurgie konnte die Zahl der abdominalen Hysterektomien drastisch gesenkt werden, die Hysterektomie selbst wurde zu einer minimal-invasiven Operation. Gleichzeitig wurden andere minimal-invasive Methoden entwickelt, deren Ziel es war, die Beschwerden, die durch benigne Erkrankungen des Uterus hervorgerufen wurden, zu beseitigen, ohne dass die Gebärmutter entfernt werden musste. „Obwohl viele Chirurgen damals die laparoskopische Vorgehensweise zur Unterstützung vaginaler OPs ablehnten, wendeten wir in Kiel konsequent diese Technik an. Heutzutage“, so Liselotte Mettler, „stellt selbst die endoskopische suprazervikale Hysterektomie [...] keine schwierige Operation mehr dar. Allerdings scheint die Kontroverse um den Zugangsweg zur Bauchhöhle – vaginal, abdominal, laparoskopisch kombiniert vaginal oder rein laparoskopisch mit mehreren oder einem Einstich – jetzt die Zahl der Hysterektomien eher zu vermehren, obwohl mehrere nicht invasiv-chirurgische und organerhaltende Therapiemöglichkeiten bei gutartigen Veränderungen am Genital zur Verfügung stehen. Es ist wohl so, dass die laparoskopischen Hysterektomien die Laparotomien bei gutartigen Indikationen abgelöst haben.“

Erstmals in Europa wurde am 7. September 1991 in der Kieler Universitätsfrauenklinik eine pelviskopische Hysterektomie ohne Kolpotomie, C*A*S*H*, durchgeführt.[104]

---

103 Semm in Semm, K. (Hrsg.), Chronik, Kieler Universitäts-Frauenklinik und Michaelis-Hebammenschule 1805 - 1995, eine medizinhistorische Studie zum 190jährigen Bestehen, Kiel 1995, S. 59, stellte dazu fest: „Dabei handelte es sich aber um nichts anderes als das 1984 schon in der Operationslehre von [mir] veröffentlichte Verfahren der pelviskopisch assistierten vaginalen Hysterektomie.“

104 Siehe dazu 21. Jahresbericht der Christian-Albrechts-Universität Kiel, Zentrum Operative Medizin 1, Abteilung Frauenheilkunde und MICHAELIS-Hebammenschule, 1991, S. 70. Siehe auch Mettler, L., Stand der Hysterektomie in der Gynäkologie 2010 in: *gynäkologie + geburtshilfe*, H. 10, Jg. 2010, Georg Thieme Verlag, Stuttgart, S. 3 sowie Mettler, L., Realität der operativen endoskopischen Chirurgie in der gynäkologischen Chirurgie, in: *Archives of Gynecology and Obstetrics*, Volume 254, December 1993, Verlag Springer Medizin, Berlin Heidelberg, S. 388 & 395.

Dadurch wurde die Methode der totalen Hysterektomie durch die intrafasziale Technik ersetzt, zu deren Anwendung ein neues Instrument, C*U*R*T*, entwickelt worden war. Das bis zu diesem Zeitpunkt weltweit geltende Erfordernis einer Totalexstirpation wurde dadurch aufgehoben. Teils allein, teils gemeinsam mit Semm, berichtete Liselotte Mettler daraufhin auf einer Vielzahl von Kongressen und Tagungen im In- und Ausland über die neuen OP-Techniken, ihre Anwendung in der Praxis sowie über den Nutzen ihres Einsatzes.[105]

In den USA wurde auf dem Internationalen Kongress der AAGL im September 1992 die operative Pelviskopie/Laparoskopie thematisiert. Zu der Vielzahl der Vorträge, die sich mit diesem Thema befassten, gehörten auch die Referate von Semm und Liselotte Mettler.[106] Semm konnte zwar die C*I*S*H*-Methode vorstellen, fand damit jedoch nur geteilten Anklang, da zwischenzeitlich die LAVH[107] von Reich durch die amerikanischen Kollegen verbreitet worden war.

Mehrere Kurse zur Anwendung der minimal-invasiven Operationsmethode C*A*S*H* führte Semm – unterstützt unter anderem durch Liselotte Mettler – danach schwerpunktmäßig in den USA durch.[108] Ferner wurden das ganze Jahr 1992 über zahlreiche Pelviskopie-Kurse organisiert, teils mit aktiver C*I*S*H*-Demonstration.[109] Ebenfalls

---

105 Die Themen, zu denen Liselotte Mettler auf diesem Gebiet damals vortrug, lauteten beispielhaft: „CASH-transvaginal surgical steps", Advanced Course in Surgical Pelviscopy, Baltimore, 30. September und 1. Oktober 1992 oder „CASH-Modifikation mit Klammerautomaten (Auto-Suture)", Workshop Pelviskopische Hysterektomie, Wels, 28. Oktober 1992 sowie mit Semm: „Hysterektomie (C*I*S*H*)". Siehe ferner Semm, K. (Hrsg.), Chronik, Kieler Universitäts-Frauenklinik und Michaelis-Hebammenschule 1805 - 1995, eine medizinhistorische Studie zum 190jährigen Bestehen, Kiel 1995, S. 59 f. & 64.

106 Kurt Semm und Liselotte Mettler trugen auf dem Kongress vor zu: 1. „Laparoscopic Hysterectomy incl. retroperitoneal Dissection: Lymph Node Dissection, the Ureter and Retropubic Urethopexy", 2. „Classic Abdominal S+E +M+M+ Hysterectomy (C +A 4S +H)", 3. „Pelviscopic Supracervical hysterectomy with removal of the inner cervix", 4. „New Instrumentation Session, International Congress of Gynecologic Endoscopy", AAGL 21st Annual Meeting, Chicago, 23. bis 27. September 1992.

107 LAVH = Laparoscopic-Assisted Vaginal Hysterectomy (laparoskopisch assistierte vaginale Hysterektomie).

108 Die Themen lauteten: „Supracervical hysterectomy without colpotomy by pelviscopy (CASH-technique)" bzw. „CASH-transvaginal surgical steps, Advanced Course in Surgical Pelviscopy", Baltimore, 30. September und 1. Oktober 1992.

109 Allein der Jahresbericht 1992 führt als Veranstaltungsorte auf: Nashville, 2. bis 4. März 1992; Las Vegas, 4. bis 6. März 1992; Baltimore, 6. und 7. März 1992; London, 29. und 30. April 1992; Sao Paulo, 1. bis 4. Mai 1992; International Congress of Gynecologic Endoscopy, Seoul, 21. bis 24. Mai 1992; International Seminar and Gynecological Endoscopic Surgery, Bombay, 26. Mai 1992; Barcelona, 27. bis 30. Juli 1992; Clermont-Ferrand, 9. bis 11. September 1992; Baltimore, 14. und 15. August 1992 sowie 30. September und 1. Oktober 1992; Colorno-Parma, 20. bis 23. September 1992; Chicago, 23. bis 27. September 1992; Essex, 16. und 17. Oktober 1992; Wels, 28. Oktober 1992; Wien, 29. Oktober 1992; New York, 20. bis 22. November 1992; World Congress of Fertility and Sterility (IFFS), Caracas, 22. bis 27. November 1992; Dublin, 8. bis 10. November 1992; Jeddah, 13. bis 15.Dezember sowie 16. und 17. Dezember 1992.

1992 wurde mithilfe von C*U*R*T* die Hysterektomie durch die TUMA-Operation[110] ersetzt. Damit war erstmalig weltweit ein Verfahren durchgeführt worden, das die endometriale Ablation ablöste.

Fortbildungsveranstaltungen beziehungsweise Kurse zum Einsatz der C*A*S*H*-Methode, teilweise in Verbindung mit C*U*R*T*, wurden intensiv in der ersten Jahreshälfte 1993 durchgeführt.[111] Daran schlossen sich, wieder unter der Mitwirkung von Liselotte Mettler, schwerpunktmäßig Veranstaltungen mit Modulen zur C*I*S*H*-Technik bei der TUMA-Operation[112] an. Erneut auf einem Internationalen Kongress der AAGL im November 1993 wurde über die C*I*S*H*-Methode in Verbindung mit TUMA referiert.[113] Aber wie schon im Vorjahr rief diese Technik zur Reduzierung des Eingriffes bei der Totalexstirpation keine große Akzeptanz bei den amerikanischen Fachkollegen hervor.

Im März 1993 erschien ein Artikel in einer Boulevard-Zeitung[114], der die Vorteile der C*U*R*T*-Methodik herausstellte. Ausführlich wurde beschrieben, wie mit einem Schneiderohr säuberlich die gesamte Gebärmutterschleimhaut entfernt wird, um einen perfekten Schutz vor Gebärmutterkrebs zu geben. Zu der hier angewandten minimal-invasiven Chirurgie-Technik hieß es: „Ein größerer Bauchschnitt ist nicht mehr erforderlich. Ein Laparoskop, das durch einen winzigen Einschnitt in der Bauchdecke geschoben wird, überträgt die Sicht ins Körperinnere auf einen Monitor. Der Arzt kann alles genau sehen. Mit CURT sind in Kiel schon mehr als 100 Frauen von Dauerblutungen geheilt worden – keine Komplikationen.“

---

110 Siehe dazu Semm, K. (Hrsg.), Chronik, Kieler Universitäts-Frauenklinik und Michaelis-Hebammenschule 1805 - 1995, eine medizinhistorische Studie zum 190jährigen Bestehen, Kiel 1995, S. 64 f.

111 Der 23. Jahresbericht der Christian-Albrechts-Universität Kiel, Zentrum Operative Medizin I, Abteilung Frauenheilkunde und MICHAELIS-Hebammenschule, 1993, nennt als Veranstaltungsorte für 1993: Bern, 21. Januar 1993; Monterrey, Mexiko, 3. bis 6. Februar 1993; Prag, 19. Februar 1993; Wien, 25. bis 27. Februar 1993; Las Vegas, 4. bis 6. März 1993; South Cleveland, 10. und 11. Mai 1993. Auf der 107. Tagung der Norddeutschen Gesellschaft für Gynäkologie und Geburtshilfe 1993 referierte Liselotte Mettler über „Classical intrafascial supracervical hysterectomy – CISH“.

112 Orte, in denen Veranstaltungen 1993 mit C*I*S*H*-Einheiten bzw. -Kursen durchgeführt wurden, waren laut 23. Jahresbericht der Christian-Albrechts-Universität Kiel, Zentrum Operative Medizin I, Abteilung Frauenheilkunde und MICHAELIS-Hebammenschule, 1993, Las Vegas, 4. bis 6. März 1993; Denpasar, 4. bis 9. April 1993; Kuala Lumpur, 1. April 1993; Mexico-Stadt, 7. bis 10. Juli 1993; Baltimore, 20. und 21. August 1993; San Diego, 27. und 28. August 1993; Innsbruck, 8. und 9. Oktober 1993; San Francisco, 10. bis 14. November 1993; Bombay, 29. November 1993; Taipei, 11. Dezember 1993; Rom, 17. und 18. Dezember 1993.

113 Semm trug vor zu: „Use of Thermal Coagulation/Myomectomy/C*I+S+H*, TUMA (Total Uterine Mucosa Ablation)/C*I*S*H*: The optimal Approach to Laparoscopic Hysterectomy/Panel Discussion – Complications: Prevention, Recognition and Management“, World Congress of Gynecologic Endoscopy, AAGL 22nd Annual Meeting, San Francisco, 10. bis 14. November 1993.

114 „Totaloperation? Jetzt hilft Curt“, in: *Bild am Sonntag*, (28. März 1993), S. 98.

Erneut 1994 wurden mehrere Vortragseinheiten zur Vermittlung der C*I*S*H*-Methode durchgeführt.[115] Trotz der vielen Kurse und der Referate[116] sowie ungeachtet einer unmittelbaren Demonstration auf den jährlichen Kongressen der AAGL erhielt die C*I*S*H*-Methode nach wie vor keine Akzeptanz in den USA. Dafür gestattete es der 50. Kongress der Deutschen Gesellschaft für Gynäkologie und Geburtshilfe dem Kieler Team am 23. und 24. August 1994 in München, „sich in vier Referaten zu verteidigen gegen die konservative Meinung, die Rückkehr zur supravaginalen Uterusexstirpation sei unannehmbar, die Operation am Ovar nicht vertretbar, die pelviskopische Eileiterchirurgie gegenüber der Mikrochirurgie per laparotomiam nicht praktikabel und die supravaginale Uterusexstirpation beeinflusse weder die Psyche noch das sexuelle Verhalten der Frau."

Im September 1994[117] hielten Kurt Semm und Liselotte Mettler auf internationalen Foren Vorträge über die bisherigen Ergebnisse in der Anwendung der C*I*S*H*-Methode. Ein besonderer Schwerpunkt war die Hysterektomie und der Rückblick auf die letzten fünf Jahre, in denen sie dabei endoskopisch vorgegangen waren. Insofern hatte der Bericht darüber aufgrund der darin aufgeführten guten Ergebnisse auch partiell den Charakter einer Rechtfertigung für die von ihnen in Kiel praktizierte Methode.

---

115 Im Jahresbericht für 1994 sind als Veranstaltungsorte aufgeführt: Palermo, 16. Februar 1994; Mexico-Stadt, 7. bis 9. März 1994; Monterrey, 9. bis 11. März 1994; Jerusalem, 17. bis 21. April 1994; Buenos Aires, 20. April 1994; Montreal, 24. bis 30. September 1994; London, 13. bis 16. November 1994; Rom, 16. und 17. November 1994; Catania, 21. bis 23. November 1994; Kairo, 30. November bis 2. Dezember 1994.

116 Vorträge in diesem Zeitraum hatten auf den nachstehenden Veranstaltungen die folgenden Themen: „Laparoscopic Advances in Gynecology", Milwaukee, USA, 15. und 16. April 1994; „Supracervical Hysterectomy: CASH technique", European Congress of Gynecologic Endoscopic Surgery, Rom, 15. bis 18. Juni 1994; Mettler und Semm: „Die klassische intrafasciale supracervikale Hysterektomie (CISH)", 9. Symposium der Deutsch-Französischen Gesellschaft für Gynäkologie und Geburtshilfe, Berlin, 20. bis 22. Juni 1994; Mettler: „Die Abtragung des Endometriums mittels transuteriner Mucosa-Ablation (TUMA) unter pelviskopischer Kontrolle", Internationales Symposium mit Live-Operationen, Saarbrücken, 6. Oktober 1994. Siehe Semm, K. (Hrsg.), Chronik, Kieler Universitäts-Frauenklinik und Michaelis-Hebammenschule 1805–1995, eine medizinhistorische Studie zum 190jährigen Bestehen, Kiel 1995, S. 61.

117 Mettler und Semm trugen vor zu: „Evaluation of our first 200 cases of the CISH technique", International Meeting on Gynecological Surgical Endoscopy, Domus de Maria, Italien, 7. bis 10. September 1994 sowie „Endoscopic intrafascial supracervical hysterectomy – an overview of 200 cases", FIGO World Congress, Montreal, 24. bis 30. September 1994.

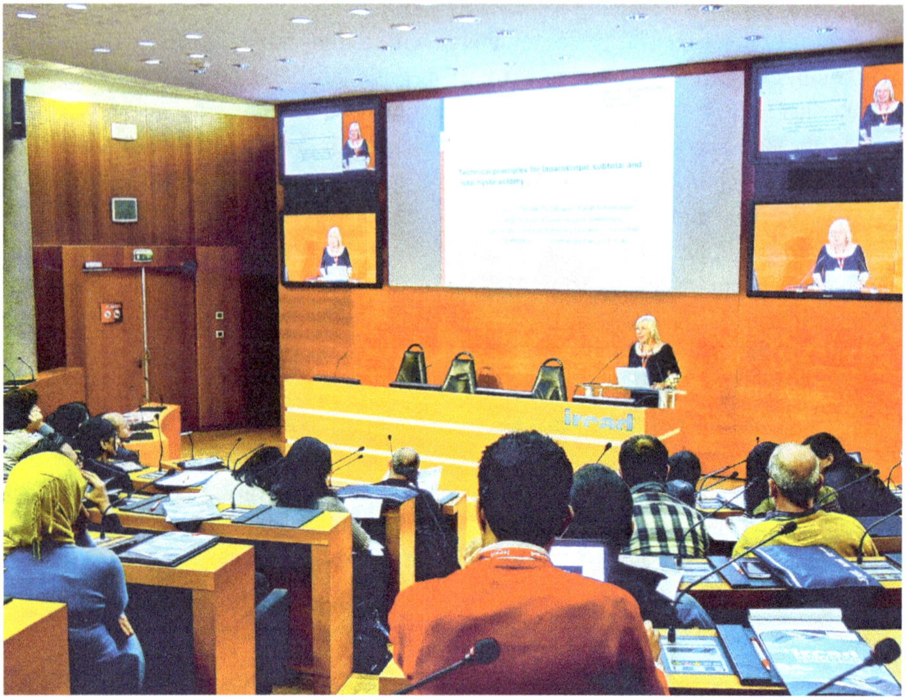

Abb. 3.7: Vorlesung von Liselotte Mettler zur Hysterektomie.

Mammachirurgie

„Intensiv", so Liselotte Mettler, „beschäftigte ich mich ab Mitte der 70er Jahre zusätzlich mit der Frühdiagnostik von Mamma- und Ovarialkarzinomen." In der Kieler Universitätsfrauenklinik wurde zu dem Zeitpunkt, als alle Universitätsfrauenkliniken die Mammachirurgie einführten, eine eigene Mammaabteilung eingerichtet. Liselotte Mettler verantwortete den Aufbau sowie die Leitung des Mammakarzinom-Rezeptorlabors in Kiel von 1978 bis 1984.

Die Forschung an der Kieler Universitätsfrauenklinik umfasste unter anderem molekulare und genetische Untersuchungen sowie die medikamentöse und chirurgische Behandlung von Myomen, erweitert um immunhistochemische und molekulargenetische Methoden. In diesen Zusammenhang gehörte auch die Mitwirkung von Liselotte Mettler an der bundesweiten Studie „Kleines Mammakarzinom". Als Funktionsoberärztin leitete sie ab April 1975 an der Frauenklinik den onkologisch-radiologischen Verantwortungsbereich.

Liselotte Mettler und ihr Team führten ihre endokrinologischen Untersuchungen hauptsächlich in dem Hormonlabor durch, wo zunächst alles mit Isotopen bestimmt wurde. Im onkologischen Labor machten sie anfangs auch die Histologie selbst, bis die Pathologie diese Aufgabe übernahm. Daraufhin gestaltete Liselotte Mettler das Labor neu für ihre wissenschaftlichen Forschungszwecke. Um Radioimmunoassays (RIA) für die basalen Hormonanalysen erstellen zu können, wirkte sie maßgeblich daran mit, dass 1973/74 das Isotopenlabor für die im Rahmen der gynäkologischen Endokrinologie erforderlichen Messungen eingerichtet und in Betrieb genommen wurde.[118] Dazu hieß es im Jahresbericht: „Das Labor arbeitet [...] auf internationalem Standard und ist unentbehrlich für die Durchführung der Hormon-Sprechstunde (u. a. Dr. med. L. Mettler) sowie der Sterilitätssprechstunde (u. a. Dr. med. L. Mettler) geworden. Ebenso liefert es Werte für die Überwachung von Risikoschwangerschaften und Gestosen."[119] Strahlenschutzverantwortliche war ab 1977 Liselotte Mettler, zunächst mit Hans Dieter Brackenbusch; ab 1984 oblag ihr an erster Stelle die ärztliche Leitung des Isotopenlabors.[120] Erstmals 1975 wurde im Einzelnen aufgeführt, welche Hormone im Isotopenlabor radiologisch bestimmt werden konnten und welche wissenschaftlichen Untersuchungen durchgeführt wurden.[121]

Die Skala der Leistungen nahm danach kontinuierlich zu. Im Jahresbericht für 1981 hieß es, das Isotopenlabor hat „seine Kapazität nochmals erweitert. Zusätzlich zu den [...] bereits länger etablierten Methoden wird inzwischen auch das DHEA radioimmunologisch bestimmt. Außerdem ist zur Vorausbestimmung des Ovulationszeitpunktes im Rahmen der extrakorporalen Befruchtung noch eine Methode eingeführt worden, die es erlaubt, in einem zeitlich verkürzten Verfahren den LH-Anstieg aus dem Urin radioimmunologisch zu messen."[122]

Vor dem Hintergrund der ersten Erfolge in der Reproduktionsmedizin kamen neue Aufgaben ab 1983 hinzu. So stand in dem Jahresbericht 1983: „Der Übergang zu täglich durchgeführten Hormonanalysen [...] sowie regelmäßige Ultraschall-Follikulometrien

---

118 4. Jahresbericht der Christian-Albrechts-Universität Kiel, Zentrum Operative Medizin 1, Abteilung Frauenheilkunde und Staatliche Hebammenlehranstalt, 1974, S. 7.

119 5. Jahresbericht der Christian-Albrechts-Universität Kiel, Zentrum Operative Medizin 1, Abteilung Frauenheilkunde und Staatliche Hebammenlehranstalt, 1975, S. 8.

120 Vgl. 7. Jahresbericht der Christian-Albrechts-Universität Kiel, Zentrum Operative Medizin 1, Abteilung Frauenheilkunde und Staatliche Hebammenlehranstalt, 1977, S. 9; 12. Jahresbericht der Christian-Albrechts-Universität Kiel, Zentrum Operative Medizin 1, Abteilung Frauenheilkunde und MICHAELIS-Hebammenschule 1982, S. 26; 13. Jahresbericht der Christian-Albrechts-Universität Kiel, Zentrum Operative Medizin 1, Abteilung Frauenheilkunde und MICHAELIS-Hebammenschule, 1983, S. 35; 14. Jahresbericht der Christian-Albrechts-Universität Kiel, Zentrum Operative Medizin 1, Abteilung Frauenheilkunde und MICHAELIS-Hebammenschule 1984, S. 42.

121 5. Jahresbericht der Christian-Albrechts-Universität Kiel, Zentrum Operative Medizin 1, Abteilung Frauenheilkunde und Staatliche Hebammenlehranstalt, 1975, S. 8. Dort heißt es: „Die radiologische Bestimmung folgender Hormone kann durchgeführt werden: Östradiol, Östriol, Progesteron, luteotropes Hormon (LH), follikelstimulierendes Hormon (FSH), human placental lactogen (HPL) sowie Alpha-Fetoprotein. Laufende wissenschaftliche Untersuchungen: Hormonrezeptoren-Analyse in Myomen, Leukozyten-Transformationsstudie gegen Sperma- und Placenta-Antigene, Alpha-Fetoproteinbestimmung."

122 11. Jahresbericht der Christian-Albrechts-Universität Kiel, Zentrum Operative Medizin 1, Abteilung Frauenheilkunde und MICHAELIS-Hebammenschule, 1981, S. 19. Als LH-Anstieg wird ein plötzlicher Anstieg des luteinisierenden Hormon (LH) kurz vor dem Eisprung bezeichnet.

führten im Rahmen des In vitro-Fertilisationsprogrammes mit Embryo Transfer zu erfolgreichen Schwangerschaften".[123]

Im Jahre 1989 erfolgte die weitere Umstellung der hormonanalytischen Methoden auf Assays ohne radioaktiv markierte Substanzen[124]; in den Jahren danach wurden die Hormonbestimmungen zu zwei Drittel mit Fluoreszenz-Immuno-Assays durchgeführt.[125]Unter Einbeziehung der Ergebnisse der Bestimmungen im Isotopenlabor konnten 1988 fast alle RIA-[126]und ELISA-[127] Methoden ersetzt werden.

Die Krebsvorsorge gehörte zu der „allgemeinen Ambulanztätigkeit" in der Kieler Universitätsfrauenklinik. Zu deren Tätigkeit heißt es im Jahresbericht von 1972/73: „Die Entnahme der Portio-Abstriche erfolgte 1. generell im Rahmen der allgemeinen Sprechstunde der gynäkologischen Ambulanz und 2. speziell in einer gesondert zur Krebsfährtensuche eingerichteten Sprechstunde (2 Stunden pro Woche), die auch die Palpationsuntersuchung der Mammae miteinschließt. Diese Vorsorge fand [...] nur im Rahmen der Ausbildung der eigenen Assistenten und zur Fortbildung niedergelassener Frauenärzte (auf Einladung) statt. Die Zahl der Patientinnen war auf diese Aufgabe hin limitiert. Die Abstriche wurden im klinikeigenen zytologischen Labor aufgearbeitet."[128]

Zwanzig Jahre später stand zur Krebsvorsorge im Jahresbericht für 1994: „Routinemäßig erfolgte bei allen Patientinnen, die in der Klinik gynäkologisch und/oder geburtshilflich ambulant und stationär untersucht wurden, ein zytologischer Abstrich nach Papanicolaou[129], möglichst in Verbindung mit der Kolposkopie. Als besonders wertvoll zeigte sich hierbei die Ausweitung des zytologischen und histologischen Befundes unter einem Dach. Der unmittelbare Vergleich des zytologischen Befundes mit dem morphologischen Korrelat (z. B. Konus) ist von hohem klinischem Wert und für die Patientin

123 13. Jahresbericht der Christian-Albrechts-Universität Kiel, Zentrum Operative Medizin 1, Abteilung Frauenheilkunde und MICHAELIS-Hebammenschule, 1983, S. 35. In den Folgejahren nahmen die Messungen mit radioimmunologischen Methoden mit Jod sowie die Bestimmungen mit immunenzymetrischen Assays und Fluoroimmunoassays zu. Die Follikulometrie ist ein diagnostisches Ultraschallverfahren zur Überwachung und Bewertung der Entwicklung von Eibläschen im Eierstock.

124 19. Jahresbericht der Christian-Albrechts-Universität Kiel, Zentrum Operative Medizin 1, Abteilung Frauenheilkunde und MICHAELIS-Hebammenschule, S. 45.

125 20.–24. Jahresbericht der Christian-Albrechts-Universität Kiel, Zentrum Operative Medizin 1, Abteilung Frauenheilkunde und MICHAELIS-Hebammenschule, 1990, S. 47; 1991, S. 34; 1992, S. 35; 1993, S. 38; 1994, S. 32. Unter Fluoreszenz-Immuno-Assay wird eine sensitive Laboruntersuchung verstanden, die fluoreszierende Farbstoffe nutzt, um spezifische Antigene oder Antikörper in Proben nachzuweisen und zu quantifizieren, indem sie die spezifische Bindung von Antikörpern und Antigenen ausnutzt.

126 RIA: eine Labormethode zur quantitativen Bestimmung kleinster Substanzmengen.

127 ELISA (Enzyme-Linked Immunosorbent Assay): eine biochemische Labortechnik zum Nachweis und zur Quantifizierung von Proteinen oder anderen Molekülen in Proben.

128 1.–3. Jahresbericht der Frauenklinik der Christian-Albrechts-Universität Kiel und Staatliche Hebammenlehranstalt 1970–1973, S. 10.

129 Die zytologische Untersuchung zur Früherkennung von Gebärmutterhalskrebs und dessen Vorstufen ist benannt nach dem griechischen Arzt George Nicholas Papanicolaou (1883–1962).

von großer Bedeutung. Außerdem wurden alle stationären Patientinnen, die eine Risikokonstellation aufwiesen, grundsätzlich mammographiert."[130]

Die Universitätsfrauenklinik in Kiel verfügt über eine ausgedehnte Tumornachsorgebehandlung, die Liselotte Mettler bis zu ihrer Emeritierung leitete. Die Fortschritte in der Pelviskopie ermöglichten es – wie sie feststellte –, nach der klassischen chirurgischen Behandlung von Ovarialkarzinomen die Patientinnen während der postoperativen Phase der Chemotherapie einer regelmäßigen Kontrolle zu unterziehen. Es handelte sich um eine Krebsnachsorge, mit der sämtliche Patientinnen erfasst wurden, die jemals wegen eines Genitalkarzinoms in der Klinik stationär behandelt worden waren.[131] Die Nachsorgeuntersuchungen erfolgten bis 1984 in einer eigenen Sprechstunde, ausgewiesen in den Jahresberichten als „Nachgehende Karzinomsprechstunde", ehe sie ab 1984 aus Ausbildungsgründen in die allgemeine poliklinische Sprechstunde[132] verlagert wurden. Ab 1982 wurden in die Krebsnachsorge auch die Patientinnen mit Mammakarzinom einbezogen.

Die Zahl der Patientinnen, die auf diesem Gebiet 1975 erstmals getrennt aufgeführt wurde,[133] erreichte mit über 4.000 im ersten Jahr der Erfassung ihren Höhepunkt, ging danach kontinuierlich bis auf 1.229 im Jahr 1994 zurück und fiel schließlich – nicht zuletzt aufgrund der Anordnung der Ärztekammer zur Reduzierung dieser Sprechstunde – auf 87 im Jahr 1994 ab. Umgekehrt verhielt es sich dagegen mit der Teilnahme der Patientinnen an der Mammasprechstunde, die kontinuierlich anstieg. Ab 1.März 1981 fand in der Klinik eine einmal wöchentlich durchgeführte Mammaspezialsprechstunde mit zwei Ärzten statt. In Zusammenarbeit mit den Haus- und Fachärzten wurden einerseits Patientinnen betreut, bei denen eine spezielle Problemstellung bezüglich der Erkrankung der weiblichen Brust vorlag, und andererseits solche, die in der Klinik an der Mamma operiert wurden. Die Zusammenarbeit innerhalb des Klinikums erfolgte ambulant-diagnostisch mit den Abteilungen Radiologie und Zytopathologie. Hausintern wurden alle notwendigen Hormonuntersuchungen sowie die Bestimmung des CEA durchgeführt. Ab Dezember 1981 wurde die Diagnostik durch die Plattenthermographie erweitert.

---

130 24. Jahresbericht der Christian-Albrechts-Universität Kiel, Zentrum Operative Medizin I, Abteilung Frauenheilkunde und MICHAELIS-Hebammenschule, 1994, S. 74.

131 Siehe Jahresbericht der Christian-Albrechts-Universität Kiel, Zentrum Operative Medizin I, Abteilung Frauenheilkunde und MICHAELIS-Hebammenschule, für die Jahre 1981, S. 26 f.; 1982, S. 111; 1983, S. 119; 1984, S. 124; 1985, S. 112; 1986, S. 146; 1987, S. 149; 1988, S. 146; 1989, S. 139; 1990, S. 153; 1991, S. 86; 1992, S. 75; 1994, S. 74.

132 14. Jahresbericht der Christian-Albrechts-Universität Kiel, Zentrum Operative Medizin 1, Abteilung Frauenheilkunde und MICHAELIS-Hebammenschule, 1984, S. 130

133 Zu den Zahlen siehe gesonderten Rubrik „Nachgehende Karzinomsprechstunde" in der Tabelle 7 Mammadiagnostik im Zeitraum 1970 bis 1994 im Anhang.

Die Zahl der in der Mammasprechstunde konsiliarisch Betreuten schwankte stark in dem Zeitraum zwischen 1981 und 1994.[134] Bis 1986 war ein starker Anstieg, danach wieder ein Rückgang zu verzeichnen, bis sich die Zahlen ab Ende 1988 verstetigten. Der Rücklauf der Nachsorgepatientinnen betrug über 90 Prozent.[135]

Die Dokumentation erfolgte klinikintern nach den 1979 von der Arbeitsgemeinschaft Deutscher Tumorzentren erarbeiteten Richtlinien. Durch die klinikeigene zentrale Archivierung war es über ein solches Nachsorgemodell möglich, die Patientinnen umfassend zu betreuen und gleichzeitig jedem außerhalb der Klinik behandelnden Kollegen über seine Patientin zentral Auskunft zu geben.

Das laparoskopisch-chirurgische Staging[136] beim Korpuskarzinom Stadium I stellte zusammen mit der endoskopischen Lymphknotenentfernung unter der Leitung von Liselotte Mettler ein neues Programm mit Rückkehr zur vaginalen Chirurgie auch bei diesen Karzinomen dar.

Als Liselotte Mettler bei einem Besuch in der Tübinger Klinik ein Endometriumkarzinom mit der neuen Technik entfernt hatte, ergab sich – wie sie sich erinnert – beim Abendessen folgendes Gespräch: Ihr Nachbar, Hans Hirsch, sagte zu ihr: „Also schade, Frau Mettler, dass Sie immer noch in diese Technik so vernarrt sind." Daraufhin sagte sie: „Herr Hirsch, ich habe auch offen operiert und es genauso gemacht, aber ich finde in dem Fall war das absolut richtig." „Ja", meinte Hirsch, „ich habe ein paar Mal reingeschaut. Es war auch alles sauber. Ist zum Glück nichts passiert."

Es gab also, so Liselotte Mettler, immer wieder neue Phasen zwischen Beendigung und Neuanfang. Zu den onkologischen Operationen meint sie jedoch: „Wir müssen ehrlich sagen, dass in den randomisierten Studien noch nicht alles hundertprozentig geklärt ist. Da sind wir immer noch dabei. Wir unterstützen die Studien, die gemacht werden müssen, um die Überlebensrate und die Rezidivraten genau erfassen zu können."

Über 3.000 Operationen der vaginalen und abdominalen Beckenchirurgie, der Mammachirurgie und der geburtshilflichen Chirurgie führte Liselotte Mettler selbständig durch; sie leitete den gesamten operativen Bereich ab 1980. Als stellvertretende Direktorin seit 1981 hatte sie aktiven Anteil an der Weiterentwicklung der pelviskopischen Abdominalchirurgie; ab 1984 führte sie auch alle mikrochirurgischen Tubenoperationen durch. Für die klassische gynäkologisch-onkologische Chirurgie erstellte Liselotte Mettler als Oberärztin der operativen Abteilungen die operativen

---

134 Nach den Jahresberichten der Christian-Albrechts-Universität Kiel, Zentrum Operative Medizin I, Abteilung Frauenheilkunde und MICHAELIS-Hebammenschule 1981 ff. nahmen daran teil: 1981: 218; 1982: 660; 1983: 844; 1984: 1.146; 1985: 1.264; 1986: 1.406; 1987: 946; 1988: 756; 1989: 592; 1990: 529; 1991: 561; 1992: 587; 1993: 530; 1994: 531. Zur Entwicklung der Mammadiagnostik siehe Tabelle 7 Mammadiagnostik im Zeitraum 1970 bis 1994. im Anhang.

135 Siehe u. a. 11. Jahresbericht der Christian-Albrechts-Universität Kiel, Zentrum Operative Medizin 1, Abteilung Frauenheilkunde und MICHAELIS-Hebammenschule, 1981, S. 27.

136 „Staging" bezieht sich auf die Bestimmung des Ausbreitungsgrades einer Erkrankung, meist einer Tumorerkrankung, um das Stadium der Krankheit festzulegen.

Richtlinien für die in der Kieler Universitätsfrauenklinik operierten Karzinome[137] und operierte ständig die schweren Fälle.

Ab 1981 wurden die Mammaoperationen in den Jahresberichten gesondert ausgewiesen.[138] Während die Zahlen der vaginalen, abdominalen und Mammaoperationen innerhalb einer gewissen Bandbreite konstant blieben, verzeichneten die pelviskopischen Operationen einen geradezu dramatischen Anstieg von 34 im Jahre 1970 auf über 1.000 ab 1990.[139]

Unter Jonat wurden Programme zur Qualitätsverbesserung in der Brustkrebsbehandlung wie das QuaMaDi-Programm installiert, das hohe Qualitätsstandards in der Diagnose und Behandlung von Brustkrebs aufweist.

Roboterassistierte Chirurgie

Die Robotertechnik kam nach Semm auf. Ihn hatte schon das erste dreidimensionale Operieren mit „Sonnenbrille" zu sehr gestört. „So ein Quatsch", sagte er zu Liselotte Mettler, „das kann man nicht aushalten!" Allerdings hatte Semm in einem Interview Ende April 1995 vorhergesagt: „In 25 Jahren [...] wird eine Gallenblase nicht mehr vom Operateur, sondern von einem Roboter entfernt." Aus dieser Einschätzung der damals noch nicht in größerem Umfang genutzten technischen Möglichkeiten spricht Semms tatsächlich vorhandener Visionärsgeist. Er war dezidiert der Auffassung, dass die dann viele Jahre später eingesetzte Technik die moderne Medizin immer mehr beherrschen werde.[140]

Gleich nach dem Dienstantritt von Jonat wurde die roboterassistierte Chirurgie in der Kieler Universitätsfrauenklinik eingesetzt. Bei der Jahrestagung der Arbeitsgemeinschaft Gynäkologische Endoskopie (AGE) der Deutschen Gesellschaft für Gynäkologie und Geburtshilfe (DGGG) Ende Juni 1996 in Kiel wurde ein OP-Roboter vorgestellt, mit dessen Hilfe Liselotte Mettler bundesweit zum ersten Mal in Kiel drei gynäkologische Eingriffe vornahm. Sie operierte eine Krebspatientin, wobei sie mit dem Fuß den Roboterarm steuerte, an dessen Ende das Endoskop saß. Gegenüber den *Kieler Nachrichten*

137 Siehe Diagramm in Tabelle 2 zur Anzahl Gynäkologische Karzinome 1965 bis 1994 im Anhang.

138 Siehe im Anhang in der Tabelle 5 zur Pelviskopie-Frequenz von 1970 bis 1994 Zahlen zur diagnostischen und operativen Pelviskopie sowie in der Tabelle „Gynäkologisch-operative Tätigkeit am Klinikum der Christian-Albrechts-Universität zu Kiel in der Klinik für Gynäkologie und Geburtshilfe von 1970 bis 1994" Zahlen zu gynäkologisch-operativer Tätigkeit, vaginale, abdominale, Mammaoperationen sowie ein Diagramm in Tabelle 4 zur Pelviskopie-Statistik 1971 bis 1994 zu operativen und diagnostischen Pelviskopien.

139 Unter Semm zeichnete sich Mohammed Ibrahim als ein hervorragender und in jeder Hinsicht zuverlässiger Operateur aus, der uneingeschränkte Anerkennung genoss.

140 Interview anlässlich der Medizinertagung zur 190-Jahr-Feier der Universitätsfrauenklinik und Michaelis-Hebammenschule am 1. Mai 1995.

berichtete Liselotte Mettler unmittelbar nach dem Kongress, dass sie das Operieren mit dem Roboter an ihrer Seite schwierig fand, weil sie „mit den Füßen dirigieren musste. Doch nach einer Eingewöhnungszeit wird dies sicher Routine. Und wenn der Roboter erst auf meine Stimme programmiert ist, kann ich ihm befehlen, die Instrumente rauf und runter, rechts und links zu bewegen.“[141] In den Jahren 1996 bis 2005 wurde häufig mit dem chirurgischen Roboter Äsop sowie mit dem ZEUS Robotic Surgical System, beide von der amerikanischen Robotikfirma Computer Motion, operiert.

Die Kieler Universitätsklinik hatte mit dem Einsatz dieses Verfahrens damals eine Vorreiterstellung. Allerdings konnten in der Folge die erforderlichen Finanzmittel nicht aufgebracht werden, um in Absprache mit den anderen Kollegen den Ankauf aktueller Systeme zu ermöglichen. „An Einsicht“, stellte Liselotte Mettler fest,

> mangelte es damals und auch heute nicht. Die Robotertechnik ist aus meiner Sicht ein wirklich revolutionärer Schritt. Sie ist die modernste Technikentwicklung, die wir haben – und wird weitergehen. So ermöglicht gerade die Roboterchirurgie ein viel präziseres Operieren der Lymphknoten und der zu erhaltenden Strukturen im Bauchraum.[142]

Umso erfreulicher war es, als der Campus Kiel im Jahre 2013 als erster Standort in Schleswig-Holstein ein roboterassistiertes Chirurgiesystem, den „da Vinci“, erhielt.[143] Im Dezember 2024 wurde der dritte Operationsroboter vom Typ „da Vinci Xi“ in Betrieb genommen. Dies führte zu einem Anstieg der roboterassistierten Eingriffe am Campus Kiel von 67 Eingriffen im ersten Jahr auf rund 7.000 jährlich.

Die roboterassistierte Chirurgie ist im Kurt-Semm-Zentrum[144] angesiedelt. Im Mittelpunkt steht die interdisziplinäre Zusammenarbeit, wodurch auch komplexe oder neuartige Operationen mit höchster Präzision und Sicherheit für die Patienten durchgeführt werden können. Hinsichtlich der enormen Größe der Anlage meinte Liselotte Mettler: „Vielleicht werden die großen Robotersysteme wie ‚da Vinci‘ ähnlich wie die

---

141 *Kieler Nachrichten*, 1. Juli 1996: „Erste Patientinnen in der Frauenklinik mit neuer Technik operiert. Bald gehen Roboter den Chirurgen zur Hand.“, S. 25. Im Artikel „Mit viel Ausdauer und Einsatz“ in den *Kieler Nachrichten* vom 2. April 2000 ergänzte Liselotte Mettler, dass der Roboter beim Operieren auch das erschütterungsfreie Halten der Lichtquelle und der Kamera ermöglicht.

142 Mettler, L., Stand der Hysterektomie in der Gynäkologie 2010 in: *„gynäkologie + geburtshilfe“*, H. 10, Jg. 2010, Georg Thieme Verlag, Stuttgart.

143 Bei der roboterassistierten, minimal-invasiven Operation mit dem da Vinci Si Surgical System sitzt der Chirurg an einer Konsole, von der aus er die Instrumente steuert. Dabei hat er durch die Optik des Systems eine hochauflösende, dreidimensionale und mehrfach vergrößerte Sicht auf das Operationsgebiet. Die Handbewegungen des Chirurgen werden durch das computergestützte System verfeinert und über die Roboterarme in feinste und völlig zitterfreie Bewegungen umgesetzt, siehe unter UKSH, www.uksh.de › chirurgie-kiel › Schwerpunkte, Zugriff 18. Januar 2026.

144 Das 2012 so benannte Kurt-Semm-Zentrum für laparoskopische und roboterassistierte Chirurgie ist das erste interdisziplinäre Zentrum in Deutschland, welches sich den drei Zielen: chirurgische Ausbildung, Krankenversorgung und Forschung verschrieben hat.

Ultraschalltechnik in 20 Jahren auch zu schmalen Kästchen."[145] Auch wird die roboterassistierte Chirurgie, die weltweit in großen Kliniken bei fast allen operativen Disziplinen zur Anwendung kommt, auf absehbare Zeit weiterhin einen Operateur zu ihrer Bedienung benötigen. Allein dies erfordert, ebenso wie die effektive Nutzung der Systeme, eine entsprechende Aus- und Weiterbildung.

Zukunftsentwicklungen in diesem Bereich sieht Liselotte Mettler vor allem in der Nutzung von Künstlicher Intelligenz (KI):

> Künstliche Intelligenz kann die Auswertung von randomisierten Studien schneller machen, die Technik voranbringen, neue Instrumente zur Erprobung bereitstellen. Es gilt, die Möglichkeiten dessen auszuloten, was alles damit gemacht werden kann. Zukunftsbezogen sind auch die telemedizinischen Anwendungen und eine noch weitere Miniaturisierung der Instrumente. Technologischer Fortschritt und digitale Vernetzung werden innovative Operationsverfahren immer schneller vorantreiben. Dies bedingt jedoch auch neue Methoden in der wissenschaftlichen Evaluation, um mit der absehbaren Geschwindigkeit der technischen Entwicklung mithalten zu können – auch im Interesse des Patienten.

KI wird ebenfalls in der Kieler Schule für Gynäkologische Endoskopie bei der Aus- und Fortbildung eingesetzt. Dort erlernen die Kursteilnehmer auch den zielgerichteten Umgang mit KI.

Kieler Schule für Gynäkologische Endoskopie

Das Kieler Team der Universitätsfrauenklinik hielt weltweit auf Kongressen, Symposien und Veranstaltungen Vorträge zu den Kieler OP-Techniken und demonstrierte diese, war jedoch dem Gedanken gegenüber durchaus aufgeschlossen, dass die daran Interessierten, hauptsächlich Ärzte, zur Demonstration nach Kiel kamen. In der Folge verzeichnete die Kieler Universitätsfrauenklinik zunehmend Besucher aus aller Welt, die sich die endoskopische Technik vor Ort anschauen wollten.

---

145 Mettler, L., Stand der Hysterektomie in der Gynäkologie 2010 in: „*gynäkologie + geburtshilfe*", H. 10, Jg. 2010, Georg Thieme Verlag, Stuttgart.

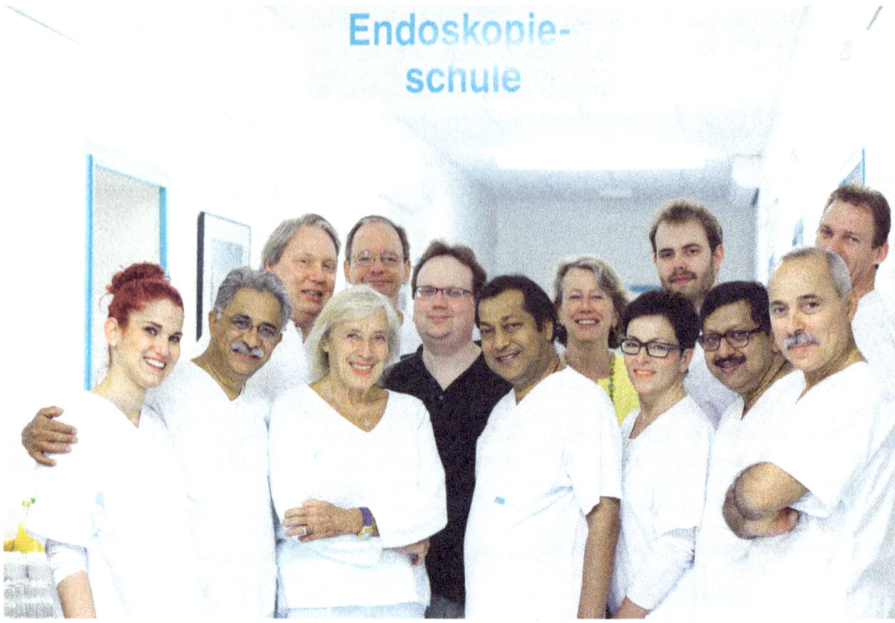

Abb. 3.8: Besuch einer Gruppe von Ärzten in der Kieler Universitätsfrauenklinik mit Liselotte Mettler.

Die Gastärzte hospitierten dann im Operationssaal, schauten sich Videos und Filme an und kamen ins vertiefende Gespräch über die anzuwendende Technik. „Es war", so erinnert sich Liselotte Mettler, „immer Chaos, wenn die Besucher in den OP kamen und man ihnen etwas erzählen sollte." Danach standen sie vor der Tür bei Semm, wollten unbedingt den Trainer bei ihm auf dem Schreibtisch sehen, wollten selbst damit arbeiten und durch die Optik gucken. „Können wir das nicht ein bisschen organisieren?", fragte sie. „Ja, organisier' das mal", antwortete Semm, und so fing Liselotte Mettler an, sich Gedanken über die Gestaltung von strukturierten Aufenthalten für Besucher und Gastärzte in der Klinik zu machen. Um die bisherigen Möglichkeiten zu einem Trainingszentrum auszubauen, war sie der Auffassung, es müsste eine Art Curriculum erstellt und ein gesondertes Trainingsprogramm entwickelt werden. Parallel dazu bedurfte es eines attraktiven Rahmenprogrammes. So entwickelte sich die Kieler Universitätsfrauenklinik Schritt für Schritt neben Paris und Konstanz zum dritten Ausbildungszentrum für die Laparoskopie.[146]

„Zunächst und recht früh", sagte Liselotte Mettler, „begannen wir mit Kursen, Vorträgen und Videos für kleine Gruppen und konnten dabei auf die in der Klinik vorhandenen und dort entwickelten Videos und Filme zurückgreifen." Für den weiteren

146 Frangenheim, H(ans), Sachverständigen-Gutachten, vorgelegt dem Landgericht, Zivilkammer 6, Kiel, Konstanz, den 12. November 1985, S. 16.

Ausbau waren die Anforderungen sehr unterschiedlich: Manche Gäste kamen nur für einen Tag, um die OP-Technik zu sehen und zu lernen, darunter auch einige, die sich lediglich ein Bild machen wollten, ob man wirklich so operieren könne. Manche Besucher blieben allerdings eine ganze Woche. „Um dem Andrang gerecht zu werden, haben wir", so Liselotte Mettler, „Vorträge im Hörsaal angeboten. Semm hat das immer unterstützt und stand auch für Diskussionen über die OP-Technik zur Verfügung." Als ergänzenden Programmteil wollte Semm den Besuchern etwas Nettes bieten, zum Beispiel Kiel und die Umgebung zeigen oder mit ihnen Segeltörns auf der Förde unternehmen.

In einem nächsten Schritt wurden strukturierte Kursangebote für deutsche und internationale Ärzte entwickelt und dazu Handreichungen mit der Erklärung der Instrumente verteilt. So entstand schließlich 1990 die Kiel School of Gynaecological Endoscopy, die Liselotte Mettler ab 1995 leitete und die von den Klinikdirektoren – Semm und Jonat sowie Maas[147] – nachdrücklich unterstützt wurde.

Bei den Kursen kam der Pelvi-Trainer[148] systematisch zum Einsatz. Er wurde auch auf mehreren Tagungen und Symposien eingesetzt, um den Teilnehmern Gelegenheit zu risikolosem Training zu geben: An den unter einer gläsernen Bauchdecke liegenden tierischen Organen konnten die Probanden mit dem endoskopischen Handwerkszeug experimentieren.[149] Die Bedeutung, die diesem Modell beigemessen wurde, zeigte sich auch daran, dass Liselotte Mettler in späteren Jahren in einer Vielzahl von Kursen auf nationalen und internationalen Veranstaltungen über das Arbeiten am Pelvi-Trainer referierte und diesen vor allem in praktischen Übungen vorführte.[150]

---

147 Nicolai Maass, seit April 2015 Professor für Gynäkologie und Geburtshilfe an der Christian-Albrechts-Universität zu Kiel, Leiter der Klinik für Gynäkologie und Geburtshilfe.

148 Semm hatte Mitte der 1970er Jahre dieses Übungsgerät entwickelt.

149 „Chirurgie: Licht in der Höhle", *Der Spiegel* 28/1990 (9. Juli 1990), Bericht über den Kongress „Laparoskopische Appendektomie und Cholezystektomie", Köln, 22.–23. Juni 1990, bei dem Semm das Modell vorstellte.

150 Themen der Vorträge und Demonstrationen von Liselotte Mettler: „Praktische Übungen am Pelvi-Trainer", Seminar für operative Pelviskopie an der Städtischen Universitätsfrauenklinik, Stuttgart, 13. und 14. Mai 1987; Clinical course for endoscopic surgery, University of Texas, Houston, 18. und 19. September 1987; „Introduction to the Pelvi-Trainer", Clinical Course for Gynecologic Endoscopic Surgery, San Diego, 26. bis 28. Februar 1988; Santa Monica, 29. Februar 1988; Baltimore, 28. bis 30. April 1988; „Introduction [...] Practical exercises at the Pelvi Trainer", Seminar in recent advances in Obstetrics and Gynecology, Mysore, Indien, 30. Dezember 1988 bis 1. Januar 1989; „The Pelviscopy Trainer", Pelviscopic Seminar, University School of Medicine, Springfield, 10. bis 12. März 1989; Winthrop University, Hospital of Obstetrics and Gynecology, Mineola, USA, 13. und 14. März 1989; „Einführung für praktische Übungen am Pelvi-Trainer", Seminar für operative Pelviskopie, Salzburg/Hallein, 29. und 30. Juni 1989; „Introduction to the Pelvi-Trainer", Advanced Workshop in Pelviscopic Surgery, San Antonio, 9. und 10. Dezember 1991; Scottsdale, 12. und 13. Dezember 1991; „Arbeiten am Pelvi-Trainer", Fortbildungsveranstaltung, Hallein, 25. und 26. Juni 1992; „Pelvic Trainer, Ligatures, Sutures and Kiel Knots", 5th Annual Mid-Atlantic clinical course in advanced pelviscopic surgery, Baltimore, 14. und 15. August 1994.

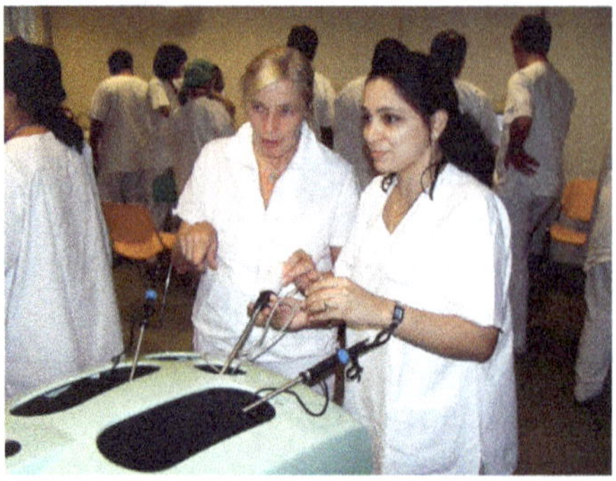

Abb. 3.9: Üben am Pelvi-Trainer mit Liselotte Mettler.

Da die Universität kein Geld für die Schule zur Verfügung stellte und auch das Klinikum nichts zur Einrichtung für die erste Endoskopieschule beitrug, war diese von Anfang an auf die Unterstützung Dritter angewiesen. Für den Erwerb der zu Demonstrationszwecken erforderlichen Instrumente war die Zusammenarbeit mit der Firma WISAP (München) von besonderem Wert. Weitere Unternehmen, so die Firma Storz, unterstützten die Schule, weil die Gäste in den Kursen deren Instrumente kennenlernen konnten. Auch wurde die Herrichtung der Räumlichkeiten von diesen Firmen bezahlt.

Schon nach kurzer Zeit wurde die ursprüngliche Idee der Schule, ausschließlich für die sie besuchenden Ärzte da zu sein, ausgeweitet. Dazu Liselotte Mettler:

> Wir haben uns gesagt, wenn Ärzte sowieso schon da sind und wir eigene Räume und auch ein funktionierendes Curriculum haben, dann können wir doch damit auch die Studenten in unserem Fach beglücken. Und haben damit auch weniger Arbeit, weil wir viele gleichzeitig betreuen können. Auch beglücken wir damit unsere eigenen Mitarbeiter, die dann zu besseren Ärzten werden. Für die Studenten und Mitarbeiter ist dieses Angebot umsonst. [...] Die Schule ist jedoch in erster Linie für unsere Gäste da. Das hat einen sehr plausiblen Grund, denn die Finanzierung geht als Sponsoring der Industrie nur über die ärztlichen Gäste.

Für die Industrie ist die Mitfinanzierung ein Teil ihrer Marketingstrategie: Wenn die Gastärzte in Kiel sehen, wie man richtig gut operiert, dann wollen sie mit dem gleichen Instrumentarium zuhause weiter operieren. „Das aber", sagt Liselotte Mettler, „ist der Trigger für die Industrie, zu sagen: ‚Wir stärken diese Schule. Wir wollen Hauptsponsor oder Nebensponsor dieser Schule sein.'"

Die Kieler Schule für Gynäkologische Endoskopie versteht sich als eine Ausbildungsstätte modernster Prägung. Dies betrifft sowohl eine intensive Ausbildungstätigkeit als auch eine vorbildliche Ausrüstung. Das Angebotsprogramm der Schule umfasst zahlreiche nationale und internationale Kurse, Seminare, Fort- und Weiterbildungsveranstaltungen. Über 1.000 deutsche und ausländische Ärzte wurden bisher in der gynäkologischen Endoskopie ausgebildet, sechs Lehrbücher hat die Kieler Schule bis Anfang 2026 veröffentlicht.

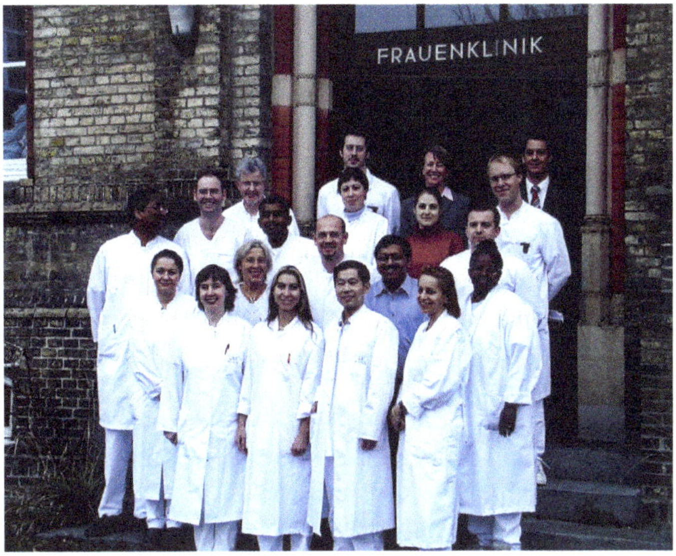

Abb. 3.10: Teilnehmer eines Lehrgangs in der Endoskopieschule mit Liselotte Mettler.

Liselotte Mettler selbst hat als Leiterin der Schule für Gynäkologische Endoskopie jährlich bis zu 50 einstündige Vorlesungen aus den Bereichen gynäkologische Endoskopie, gynäkologische Endokrinologie und Reproduktionsmedizin gehalten.

Als sie 2007 die Leitung abgab, übernahm Thoralf Schollmeyer[151] diese bis 2013 und danach Ibrahim Alkatout bis Ende März 2026. Nach wie vor gehört Liselotte Mettler dem Lehrkörper an und erteilt dort Unterricht. „Meine Erwartungen an die Schule", sagt sie, „sind in jeder Hinsicht erfüllt worden."

151 Thoralf Schollmeyer (* 12. März 1962 in Jena; † 15. März 2014 in Gettorf), Gynäkologe und Geburtshelfer.

4 Wirken in der Reproduktionsmedizin

Ausgangslage

Hatte es bereits in der Tiermedizin seit Ausgang des 19. Jahrhunderts erste Versuche der extrakorporalen Befruchtung von Kaninchenzellen gegeben, so konnte erst ab 1950 von einer Forschung mit dem Ziel der In-vitro-Fertilisation beim Menschen die Rede sein. Dieser Ansatz „zeichnete sich vor allem durch seine ‚Multifunktionalität' aus, indem er Veterinärmedizin, Endokrinologie und Embryologie miteinander verband und damit Forschungsmethoden nicht nur zur Kontrolle menschlicher Reproduktion, Sterilitätstherapie und Empfängnisverhütung schuf."

Es sollte allerdings bis Ende der 1970er Jahre dauern, ehe die beiden britischen Reproduktionsmediziner Robert (Bob) Edwards und Patrick Steptoe[1] mit der In-vitro-Fertilisation die menschliche Fortpflanzung revolutionierten.[2]

IVF war zwar als Grundlagenforschung für gentechnologische und biomedizinische Verfahren anerkannt, dennoch hatte die Erforschung der extrakorporalen Fertilisation bis 1978 eine Außenseiterposition. In dieser Zeit wurde die Reproduktionsmedizin einerseits von bestimmten medizinischen Disziplinen getrennt, arbeitete andererseits jedoch eng mit anderen Disziplinen wie Gynäkologie, Urologie und Genetik zusammen. So entstanden – neben den Fachgesellschaften – neue Lehrstühle und neue Abteilungen. Da sich die Reproduktionsmedizin somit in einer sehr frühen und sehr fragilen, noch nicht verifizierten Phase befand, verlangte die Tätigkeit auf diesem Gebiet von den Beteiligten eine hohe Risikobereitschaft im Hinblick auf ihre berufliche Karriere und ihre akademische Reputation.

Vorträge über aktuelle Entwicklungen in der Immunologie sowie über hormonelle Vorgänge beim Eisprung hatte Liselotte Mettler erstmals anlässlich ihrer Teilnahme am 6. Weltkongress der International Fertility Association (IFA)[3] in Tel Aviv vom 20. bis 27. Mai 1968 gehört. Sie war damals, wie sie später sagte, von der Thematik „begeistert". Obwohl sie in der endoskopischen Chirurgie angefangen und dort auch Erfolg hatte, setzte sie bald einen Akzent ihrer Tätigkeit in der Reproduktionsmedizin. Ihr Interesse an der Fortpflanzung und der Immunologie der Reproduktion war einerseits durch äußere Gegebenheiten in der Situation von Frauen begründet. Andererseits musste sie feststellen, dass in der klinischen Arbeit vor Ort Männer vorgezogen wurden. Somit suchte sie ein Gebiet, in dem sie etwas allein bewegen konnte. Hinzu kam die nicht

1 Patrick Christopher Steptoe (* 9. Juni 1913 in Witney, England; † 21. März 1988 in Canterbury, England), britischer Gynäkologe. Steptoe entwickelte zusammen mit Edwards und der Embryologin und Krankenpflegerin Jean Purdy die In-vitro-Fertilisation.

2 Das erste sogenannte Retortenbaby der Welt, das durch künstliche Befruchtung gezeugt wurde, Louise Joy Brown, wurde am 25. Juli 1978 im Oldham General Hospital bei Manchester geboren.

3 Zu IFA und IFFS siehe unter Mitwirkung in Fach-Gesellschaften und auf Kongressen.

https://doi.org/10.1515/9783112256350-004

unbegründete Erwartung, dieses Gebiet auch deswegen ungestört bearbeiten zu können, weil es bei Semm und in der Klinik keinen hohen Stellenwert hatte. „Außerdem", so Liselotte Mettler, „schien mir ein gemeinsames Forschungsgebiet mit Semm strategisch nicht günstig. Ich wählte lieber ein Gebiet der Sterilität, das ‚der große Chirurg' lächelnd duldete." Ihr Kalkül ging insofern auf, als Semm sich nie in ihren Bereich einmischte. Semm war erst sehr viel später bereit, die Errungenschaften der Reproduktionsmedizin anzuerkennen, nicht zuletzt auch deswegen, weil diese – insbesondere nach 1978 – zunehmend in den wissenschaftlichen und öffentlichen Fokus rückte.[4] In diesem Sinne war er stolz, als einige Jahre später auch in Kiel an seiner Klinik ein eigenes Retortenbaby zur Welt gebracht wurde.

Eine besondere Situation ergab sich für Liselotte Mettler, als Semm eines Morgens in der Runde der ärztlichen Mitarbeiter verkündete, dass er jetzt Generalsekretär der International Society of Fertility and Sterility geworden sei. Er müsse, so Semm, den 7th World Congress on Fertility and Sterility in Tokio und Kyoto vom 17. bis 25. Oktober 1971 organisieren und fragte in die Runde, wer bereit wäre, dort als Teilnehmer einen Vortrag zu halten. Dies schien insofern ein Problem, als die ärztlichen Mitarbeiter bis zu diesem Zeitpunkt nur auf Kongressen in Deutschland über ihr Fachgebiet an der Kieler Universitätsfrauenklinik referiert hatten und auch nicht – wie für den Kongress erforderlich – auf Englisch. In das einsetzende Schweigen der Runde meldete sich Liselotte Mettler zögernd: Sie habe gerade ein Experiment über die Interaktion von Spermatozoenantikörpern und Fertilisation beendet und darüber einen Ergebnisbericht verfasst. Auf Semms Frage, ob nicht ein männlicher Kollege etwas vortragen könne, sagte der damalige Oberarzt Willi Phillipp, dass er etwas zum Thema Eileiteranatomie vorliegen habe. Diesen Aufsatz müsse Liselotte Mettler jedoch ins Englische übersetzen. Daraufhin meinte Semm, dass sie dann auch seinen Aufsatz über gynäkologische endoskopische Chirurgie ins Englische übersetzen könne. Im Ergebnis der Diskussion erklärte sich Liselotte Mettler einerseits bereit, die Aufsätze ins Englische zu übersetzen, und wurde sie andererseits für die Teilnahme am Kongress mit einem eigenen Vortrag vorgeschlagen. Semm hatte sich letztendlich weniger für das Thema als vielmehr für den Umstand interessiert, dass eine wissenschaftliche Arbeit aus Kiel dort präsentiert werden sollte. Von den drei bei der Kongressleitung eingereichten Abhandlungen wurde dann zu Semms Erstaunen nur die von Liselotte Mettler angenommen.

Der Vortrag, den Liselotte Mettler auf dem Kongress hielt, fand großen Anklang. Bei dieser Gelegenheit lernte sie auch Bob Edwards kennen, der den Hauptvortrag gehalten hatte: weniger über ein Thema zur extrakorporalen Befruchtung als zu hormonellen Fragen. Diese Begegnung, so erinnerte sie sich, war richtungsweisend für ihr

4 Einer später getroffenen Feststellung, dass Semm ebenso wie Karl Günther Ober, der damalige Direktor der Frauenklinik am Uniklinikum Erlangen, bereits in den 1970er Jahren das große wissenschaftliche Potential der Forschungen zur extrakorporalen Befruchtung gesehen habe, vermag Liselotte Mettler in dieser Formulierung nicht zuzustimmen.

darauffolgendes tiefes und anhaltendes Interesse an der extrakorporalen Befruchtung beim Menschen. Der Weltkongress als ihre erste große internationale Konferenz mit dem Schwerpunkt der Fertilität und Sterilität motivierte sie zur Teilnahme an nachfolgenden Kongressen zur gleichen Thematik. Ihre damalige Bereitschaft zur Mitwirkung mit einem Vortrag wurde von Semm auch anerkannt.

Nicht zuletzt die auf dem Kongress gewonnenen Erkenntnisse hinsichtlich der Bedeutung der Endokrinologie und der Immunologie für die Reproduktionsforschung veranlassten Liselotte Mettler bereits 1971, eine reproduktionsimmunologische Arbeitsgruppe an der Kieler Universitätsfrauenklinik zusammenzustellen. Für die immunologische Grundlagenarbeit, die seit diesem Zeitpunkt geleistet wurde, war die Heranziehung weiterer Fachleute erforderlich. Mit Unterstützung der Deutschen Forschungsgemeinschaft und des Bundesforschungsministeriums konnte Liselotte Mettler in den Folgejahren die Mitwirkung eines Molekularbiologen, eines Chemikers und eines weiteren Biologen in der Arbeitsgruppe sowie die Hinzuziehung von technischem Hilfspersonal finanzieren. Wöchentliche Treffen fanden statt, in denen jeder über den aktuellen Stand seiner Arbeit berichtete. Dadurch entstanden sehr fruchtbare interdisziplinäre Verbindungen vor allem zum Pathologischen und zum Biochemischen Institut der Universität Kiel, die von Karl Lennert beziehungsweise Roland Schauer[5] geleitet wurden. Ferner wurden mit Wolfgang Müller-Ruchholtz[6] Gespräche zu immunologischen sowie reproduktionsmedizinischen Themen geführt. Darüber hinaus arbeiteten Pathologen, Gynäkologen und Immunologen aus Kiel bereits in dem damals geförderten Forschungsprojekt „Lymphozyt und experimentelle Transplantation“ eng zusammen.

Die Endokrinologie war damals in der Kieler Universitätsfrauenklinik schon etabliert und wurde von Christian Lauritzen[7] vertreten. Allerdings war dieses Gebiet, wie Liselotte Mettler später sagte, „zunächst nicht als wichtig erachtet worden“. Da sie dessen Bedeutung für die Frauenheilkunde jedoch erkannte, war Liselotte Mettler 1972 für sechs Monate an dem Weizmann-Institut[8] in Rechovot, Israel, tätig, um mehr über die Vorgehensweise bei der Endokrinologie zu erfahren. Semm hatte sie für die Hospitation in diesem damals weltweit führenden endokrinologischen Labor freigestellt.

Liselotte Mettler beteiligte sich dort an einer Studie mit verschiedenen Tierexperimenten mit Mäusen. Den Gewinn, den ihr der Aufenthalt bescherte, fasste sie wie folgt zusammen:

5 Roland Schauer (* 8. April 1936 in Stuttgart, Bad Cannstatt; † 24. Oktober 2019 in Kiel), Biochemiker, 1976 bis 2001 Lehrstuhlinhaber für Biochemie sowie Direktor des Biochemischen Instituts der Christian-Albrechts-Universität zu Kiel.

6 Wolfgang Müller-Ruchholtz in seiner Funktion als zweiter Sprecher des Sonderforschungsbereichs 111 der DFG (Lymphatisches System und experimentelle Transplantation).

7 Christian Lauritzen (* 1923 in Rendsburg; † 12. Oktober 2007 in Ulm), ab 1954 tätig als Endokrinologe an der Universitätsfrauenklinik Kiel, 1967 a. pl. Professor.

8 Das 1934 gegründete Weizmann-Institut ist ein multidisziplinäres Institut für naturwissenschaftliche Forschung und Ausbildung.

> Mir brachte die Arbeit dort ein einmalig großes Verständnis für hormonelle Zusammenhänge. Das war und ist für die Endokrinologie unverzichtbar und trägt entscheidend dazu bei, die hormonelle Situation der Frau zu verstehen – in der Schwangerschaft, im Gefühlsleben, im Weiterleben. Man versteht die Bedeutung der Hormone für das Leben der Frau und welche Hormone sich im Wandel des Lebens ändern. Insofern hat die Endokrinologie in meiner jetzigen, damals sicherlich noch nicht so vorhandenen Wahrnehmung in besonderer Weise dazu beigetragen, dass sich in unserer Gesellschaft ein modernes Rollenverständnis der Frau entwickelt hat.

Zunehmend – auch gefördert durch die Tätigkeit der Arbeitsgruppe – wuchs das Verständnis dafür, wie sehr Endokrinologie und Reproduktionsmedizin miteinander zusammenhängen. Dies wird besonders deutlich, so Liselotte Mettler, wenn – endokrinologisch – von außen in den natürlichen hormonellen Kreislauf eingegriffen wird, um Hormone für reproduktionsmedizinische Maßnahmen vorzubereiten. Da dieses Vorgehen einen weitgehenden Einfluss auf alles hat, was reproduktionsmedizinisch stattfindet, kommt der Wechselwirkung zwischen Endokrinologie und Reproduktionsmedizin eine neue Bedeutung zu. „Unter Reproduktionsmedizin jedoch nur die IVF-Behandlung zu verstehen, ist nicht richtig", so Liselotte Mettler, „es gehören die ganze Endokrinologie und die Immunologie dazu."[9]

Zwischen dem Kongress in Tokio, dem persönlichen Treffen mit Edwards und dem zunehmenden Interesse von Liselotte Mettler an der Reproduktionsmedizin gab es eine zeitliche Koinzidenz. Auf jeden Fall wurde Liselotte Mettler in ihrer Absicht bestärkt, die Reproduktionsmedizin in der Kieler Universitätsfrauenklinik zu etablieren. In diesem Zusammenhang führte sie, abgestimmt mit Dieter Krebs[10], Versuche mit der In-vitro-Fertilisation in Hamburg durch. Sie wurde darin auch von Edwards unterstützt und konnte bereits in den Jahren 1971 und 1972 erste Ergebnisse aufweisen. Nicht von ungefähr wurde Liselotte Mettler in einem Artikel des *Deutschen Ärzteblattes*[11] als „Wegbereiterin der Reproduktionsmedizin" bezeichnet.

---

9 Der 18. Jahresbericht der Christian-Albrechts-Universität Kiel, Zentrum Operative Medizin 1, Abteilung Frauenheilkunde und MICHAELIS-Hebammenschule, 1988, S. 47 f. definierte Reproduktionsmedizin als „alle medizinischen, im Rahmen der Richtlinien der Bundesärztekammer stehenden technologischen Möglichkeiten der Sterilitäts- und Infertilitäts-Diagnostik und -therapie als eine Behandlung von Ehepaaren, d. h. unter Ausschluss von Fremdgameten und ohne Manipulation an menschlichen Gameten und Embryonen zu Forschungszwecken. Im Sinne dieser rein klinisch orientierten Reproduktionsmedizin war es an der Kieler Frauenklinik möglich, durch erweiterte diagnostische Verfahren pathologische Befunde zu erkennen und zu behandeln."

10 Dieter Krebs (* 7. Mai 1933 in Lüchow; † 25. Februar 2011 in Bonn), Gynäkologe und Geburtshelfer, Lehrstuhlinhaber in Hamburg, danach in Lübeck und in Bonn.

11 Spielberg, Peter: „Liselotte Mettler: Wegbereiterin der Reproduktionsmedizin", *Deutsches Ärzteblatt*, 119. Jahrgang, Heft 45, 11. November 2022, Rubrik „Personalien".

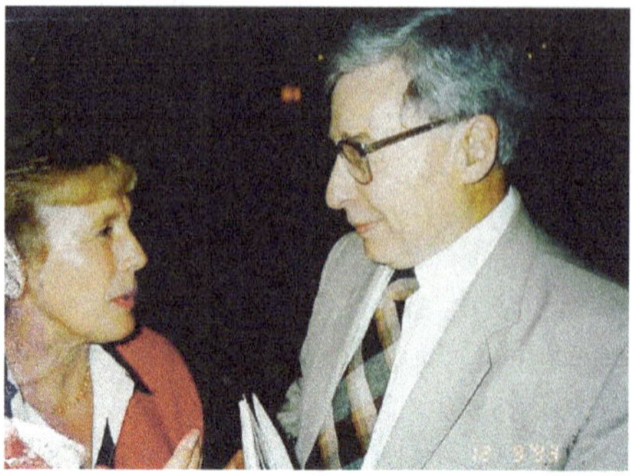

Abb. 4.1: Liselotte Mettler und Bob Edwards.

Weichenstellung an der Kieler Universitätsfrauenklinik

In mehrfacher Hinsicht entwickelte sich das Jahr 1972 zu einem Jahr, in dem wichtige Weichen für die Entwicklung der Reproduktionsmedizin an der Kieler Universitätsfrauenklinik gestellt wurden.

Ein spezifisches **Isotopen**-Hormonlabor wurde 1972 für die im Rahmen der gynäkologischen Endokrinologie erforderlichen Messungen[12] eingerichtet. „Das Labor", so hieß es einige Jahre später,[13] „arbeitet heute auf internationalem Standard und ist unentbehrlich für die Durchführung der Hormonsprechstunde (Dr. med. P. Tykal, Dr. med. L. Mettler) sowie der Sterilitätssprechstunde (Dr. med. L. Mettler et al.) geworden. Ebenso liefert es Werte für die Überwachung von Risikoschwangerschaften und Gestosen." Zusätzlich zu den laborinternen Qualitätskontrollen, die bei jedem Versuch durchgeführt wurden, nahm das Labor regelmäßig an Ringversuchen zur Dokumentierung des hohen Qualitätsstandards teil. Die mit der Laborarbeit erzielten Ergebnisse ermöglichten es Liselotte Mettler auch, sich stärker in ihrem Fachgebiet zu behaupten. Die Zusammenarbeit mit der von Liselotte Mettler geleiteten Hormonsprechstunde[14] vertiefte sich in der Folgezeit, als täglich Hormonanalysen im Rahmen des In-vitro-Fertilisationsprogrammes

12 1972 wurden laut 1.–3. Jahresbericht der Frauenklinik der Christian-Albrechts-Universität Kiel und Staatliche Hebammenlehranstalt 1970–1973, erschienen: 1974, S. 35, im „Klinischen Labor" 33.173 Untersuchungen (Urinstatus, Blutbild, Elektrolyte, Bilirubin, Transaminasen, harnpflichtige Substanzen) erfasst, im „Serologischen Labor" insgesamt 10.005. Zusätzlich wurden 237 Bestimmungen im Hinblick auf Östrogene durchgeführt. Im 5. Jahresbericht der Christian-Albrechts-Universität Kiel, Zentrum Operative Medizin 1, Abteilung Frauenheilkunde und Staatliche Hebammenlehranstalt, 1975, S. 43, wurden für das „Isotopen-Labor" folgende Leistungen ausgewiesen: FSH 409; L 452; E Alpha 842; Progesteron 931; HPL 470.

13 4. Jahresbericht der Christian-Albrechts-Universität Kiel, Zentrum Operative Medizin 1, Abteilung Frauenheilkunde und Staatliche Hebammenlehranstalt, 1974, Erschienen: 1975, S. 8.

14 Siehe Jahresbericht der Christian-Albrechts-Universität Kiel, Zentrum Operative Medizin 1, Abteilung Frauenheilkunde und Staatliche Hebammenlehranstalt 1974–1993/94.

durchgeführt werden mussten. Diese wiederum waren Grundlage für die Übertragung befruchteter und geteilter Eizellen zu erfolgreichen Schwangerschaften.[15]

Im **Hormonlabor** wurden Experimente durchgeführt, die Aussagen über die Wachstumsrezeptoren und das Wachsen von Eizellen ermöglichten. „Für die Routinearbeit“, so Liselotte Mettler,

> brauchten wir die Hormone. Da es sonst zu teuer gewesen wäre und für die vielen Leistungen eine Fülle Untersuchungen erforderlich war, haben wir diese im eigenen Labor durchgeführt. Dies war sowohl für die Forschung als auch für die Behandlung der Patienten wichtig. Anfangs hat man sich noch in der Erkenntnis des Zyklus mehr auf die Hormonwerte gestützt als auf die Ultraschalluntersuchungen. Jetzt ist es umgekehrt. Die heute eingesetzten Ultraschallgeräte können entsprechende Follikel und Eizellen erkennen. Das konnte man früher nur an Hormonwerten ableiten. Eine Verschiebung ist auch aufgrund der Modernisierung der Apparate und einer Verbesserung der Technik erfolgt.[16]

Ebenfalls 1972 begann Liselotte Mettler mit ersten Versuchen auf dem Gebiet der Reproduktionsmedizin und richtete in der Folge ein eigenes **Reproduktionsbiologisches Labor** ein.

Über das Forschungsgebiet der Reproduktionsimmunologie wurde erstmals im Jahresbericht für 1976[17] wie folgt berichtet: „Die Reproduktionsimmunologie hat sich als eine Spezialität unseres Fachgebietes entwickelt, welches die Forschungszweige der Immunologie und Reproduktionsbiologie vereint. Um die Rolle der zellulären und humoralen Sensibilisierung gegen Spermatozoen und Plazenta-Antigene bei der ‚sogenannten immunologischen Sterilität und Infertilität‘ zu untersuchen, werden verschiedene Tests und Tierexperimente durchgeführt.“[18] Die Forschungsarbeit wurde von der Deutschen Forschungsgemeinschaft im Rahmen des Sonderforschungsbereiches 111, „Das lymphatische System und die experimentelle Transplantation“,

---

15 Der 24. Jahresbericht der Christian-Albrechts-Universität Kiel, Zentrum Operative Medizin I, Abteilung Frauenheilkunde und MICHAELIS-Hebammenschule, 1994, S. 79 f., weist für das „Klinische Labor“ insgesamt 159.022 Leistungen auf, für die „serologische Labordiagnostik“ 83.504 Einzelbestimmungen, für das „Isotopenlabor“ 38.963 Leistungen sowie 4.500 „Hormonrezeptoren-Bestimmungen“.

16 Siehe 10. Jahresbericht der Christian-Albrechts-Universität Kiel, Zentrum Operative Medizin 1, Abteilung Frauenheilkunde und MICHAELIS-Hebammenschule, 1980, S. 12.

17 6. Jahresbericht der Christian-Albrechts-Universität Kiel, Zentrum Operative Medizin 1, Abteilung Frauenheilkunde und Staatliche Hebammenlehranstalt, 1976, S. 9. In den Folgejahren nahm die Zahl der Bestimmungen im Reproduktionsbiologischen Labor kontinuierlich zu.

18 In den Tests wurde u. a. die Rolle der zellulären und humoralen Sensibilisierung gegen Spermatozoen und Plazenta-Antigene bei der „sogenannten immunologischen Sterilität und Infertilität“ untersucht. „Es ist das Ziel der Arbeitsgruppe Reproduktions-Immunologie, definierte Spermatozoen und Plazenta-Antigene zum Zwecke der Desensibilisierung bei immunologischer Sterilitäts- und Infertilitätsursachen ebenso wie als Kontrazeptivum auf immunologischer Basis einzusetzen. Das System der extracorporalen Befruchtung dient als biologisches Modell, um Störungen der Befruchtung zu beobachten.“ 6. Jahresbericht der Christian-Albrechts-Universität Kiel, Zentrum Operative Medizin 1, Abteilung Frauenheilkunde und Staatliche Hebammenlehranstalt, 1976, S. 9.

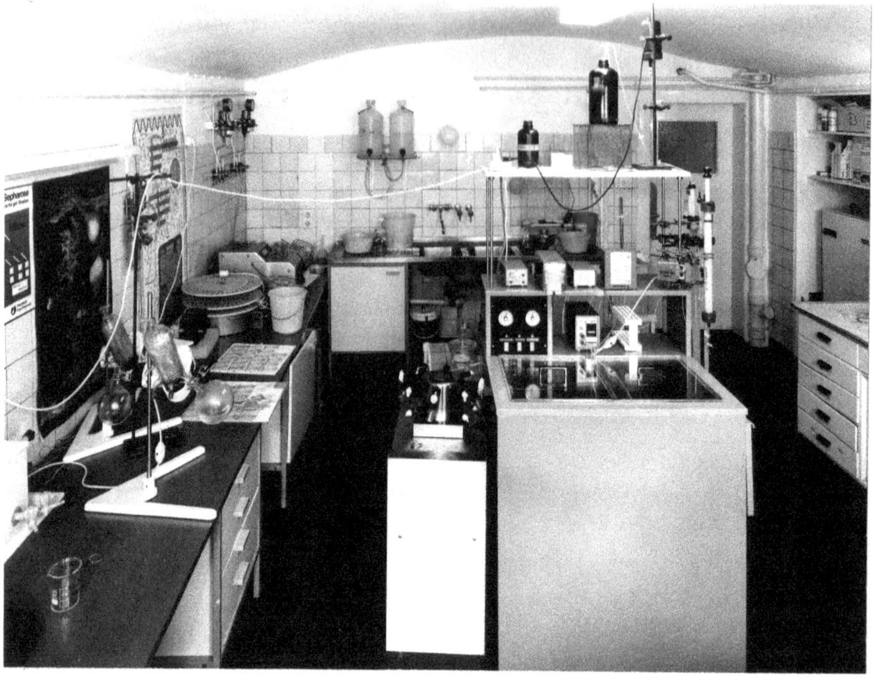

Abb. 4.2: Das von Liselotte Mettler eingerichtete Reproduktionsbiologische Labor.

unterstützt. Dessen Teilprojekt A 5 „Spermaantigenität als Ursache steriler Ehen" stand unter der Leitung von Liselotte Mettler.[19] Die ab 1980 im Wesentlichen im Reproduktionsbiologischen Labor bearbeiteten drei Themenkreise umfassten: 1. Immunologische Probleme der Sterilität, Infertilität und Schwangerschaft, 2. Erfassung einer Frühschwangerschaft ab 48 Stunden nach der Konjugation mittels eines neuen immunologischen Schwangerschaftstests, 3. Extrakorporale Befruchtung, später In-vitro-Fertilisation und Embryotransfer.[20]

19 Das Projekt wurde seit 1973 von der DFG gefördert, von 1973 bis 1979 im Rahmen des SFB und ab 1980 bewilligt bis zum 31. Dezember 1982. „Die Forschung auf diesem Gebiet dient der Ergründung und Behandlung evtl. sperm-immunologischer Sterilitätsursachen sowie der Entwicklung einer Kontrazeptionsmethode auf immunologischer Basis als sog. Kontrazeptivum der dritten Generation." 12. Jahresbericht der Christian-Albrechts-Universität Kiel, Zentrum Operative Medizin 1, Abteilung Frauenheilkunde und MICHAELIS-Hebammenschule, 1982, S. 24. Siehe auch die Jahresberichte der Christian-Albrechts-Universität Kiel, Zentrum Operative Medizin 1, Abteilung Frauenheilkunde und MICHAELIS-Hebammenschule, 1976, S. 9; 1977, S. 10; 1980, S. 13; 1981, S. 96 f.

20 10. Jahresbericht der Christian-Albrechts-Universität Kiel, Zentrum Operative Medizin 1, Abteilung Frauenheilkunde und MICHAELIS-Hebammenschule, 1980, S. 13.

„Da", wie Liselotte Mettler sagte, „die Reproduktionsmedizin zur Hälfte in der Klinik, zur anderen Hälfte im Labor stattfindet", gewannen die Ergebnisse des Reproduktionsbiologischen Labors[21] für die Reproduktionsmedizin und insbesondere für den Erfolg der IVF zunehmend an Bedeutung. „Letztere", so Liselotte Mettler weiter, „ist ohne Laborleistungen, die internationalen Standards genügen müssen, undenkbar."

Parallel zu den Laboren wurden 1972 mehrere Sprechstunden eingerichtet, die unmittelbar mit dem Wirken von Liselotte Mettler verbunden waren. Zur Beratung und Behandlung kinderloser Ehepaare gab es als eine spezielle Aktivität der Universitätsfrauenklinik eine **Sterilitätssprechstunde.**[22] Die damit verbundene Diagnostik und Therapie umfasste schwerpunktmäßig die Ovulationsinduktion sowie die homologe Insemination nach vorangegangener Abklärung[23] einerseits der endokrinologischen, immunologischen und funktionell-anatomischen Faktoren der weiblichen Sterilität und andererseits der männlichen Seite durch die Erstellung eines exakten Spermiogramms. Zur andrologischen Untersuchung gehörten Inspektion, Palpation, Spermiogramm, Hormonanalysen und funktionelle Tests. Die Untersuchung des Partners erfolgte in enger Zusammenarbeit und in Abstimmung mit dem Therapieplan der Andrologen. Als Forschungsbereich waren diese Untersuchungen der unter der Leitung von Liselotte Mettler stehenden Laborabteilung für humane Reproduktion angegliedert.

Die Beratung in der Sprechstunde war aufwendig, verlangte viel Zeit und auch Zuneigung zu den Patienten. In den Jahresberichten stand zur Nutzung der Sprechstunde, dass täglich zehn bis zwanzig Patientenehepaare davon Gebrauch machten und dass infolge der „Weiterentwicklung der pelviskopischen Operationstechnik, die es erlaubt, etwa 80 % der Eileiterschäden endoskopisch zu korrigieren, die Sterilitätssprechstunde aus dem In- und Ausland stark frequentiert" war.[24]

Nachdem 1983 das erste Retortenbaby in Kiel zur Welt gekommen war, wurde eine weitere, erfolgreiche IVF-Sprechstunde eingeführt, bei der es um **„In-vitro-Fertilisation, Embryotransfer und intratubaren Gametentransfer"** ging. Die Sprechstunde wurde aufgrund des hohen organisatorischen und personellen Aufwandes auch an

---

21 Siehe im Anhang Tabelle 11 Reproduktionsbiologisches Labor im Zeitraum von 1992 bis 1994 sowie Tabelle 10 „Reproduktionsbiologische Laboruntersuchungen".

22 Siehe Jahresberichte der Christian-Albrechts-Universität Kiel, Zentrum Operative Medizin 1, Abteilung Frauenheilkunde und MICHAELIS-Hebammenschule, 1974, S. 9; 1975, S. 11; 1980, S. 19 u. 157; 1994, S. 76.

23 Die Abklärung der anatomischen Sterilitätsursachen folgte durch Pertubation und Pelviskopie mit Chromopertubation, der endokrinen Sterilitätsursachen mittels Klassifizierung in sieben Gruppen der Ovarialinsuffizienz und der immunologischen Ursachen mittels Spermatozoen-Antikörperbestimmung. Therapeutisch ergeben sich aus den jeweiligen Voruntersuchungen die folgenden Maßnahmen: Ovulationsinduktion, Behandlung einer Corpus-luteum-Insuffizienz, Endometriosebehandlung, homologe Insemination, chirurgisch-therapeutische Pelviskopie sowie evtl. Laparotomie.

24 Siehe Jahresbericht der Christian-Albrechts-Universität Kiel, Zentrum Operative Medizin 1, Abteilung Frauenheilkunde und MICHAELIS-Hebammenschule, 1989, S. 139.

Sonn- und Feiertagen durchgeführt und von den Ärzten, die auch die erforderlichen medizinischen Maßnahmen verantworteten, mitbetreut. Die Sprechstunde war ein wichtiges Instrument der Aufklärung und darüber hinaus der Behandlung von Patienten. Liselotte Mettler stellte dazu fest: „Jeden Tag muss man die Patienten sehen, mindestens aber an jedem zweiten Tag." Diese Aufgabe wurde in späteren Jahren in einer eigenen Sektion innerhalb der Universitätsfrauenklinik wahrgenommen.

Ferner gab es an der Klinik eine **Hormonsprechstunde**[25] zur endokrinologischen Abklärung von hormonellen Störungen im gynäkologisch-geburtshilflichen Bereich. Sie war den von Liselotte Mettler geleiteten Hormon- und Isotopenlaboratorien angegliedert. In der Sprechstunde wurde eine Therapie der hormonellen Störungen eingeleitet und zusammen mit niedergelassenen Gynäkologen fortgesetzt. Zwischen der Hormonsprechstunde, die kontinuierlich bei etwa gleichbleibenden Patientenzahlen fortgeführt wurde,[26] und der Radiologie sowie der Endokrinologie entwickelte sich eine intensive Zusammenarbeit.

Die damals durchgeführten Sprechstunden wurden als unverzichtbare spezielle Aufgaben einer Frauenklinik auch von Semm gefördert.[27] Sie standen – wie Liselotte Mettler es formulierte – „in unmittelbarem Zusammenhang mit der Erfüllung des Kinderwunsches vieler Paare".

Komplikationen während der Frühschwangerschaft stellten nicht nur für die davon betroffene Patientin ein gravierendes Problem dar. Sie betrafen auch die in Ansätzen vorhandene Reproduktionsmedizin in ihrer frühen Phase. Da „durfte" – nicht zuletzt auch angesichts der weitverbreiteten Zurückhaltung von Ärzten diesem Bereich gegenüber – eigentlich nichts passieren. „Das wäre", so Liselotte Mettler, „nur Wasser auf die Mühlen der damaligen Skeptiker gewesen."

Anlässlich des im März 1973 erfolgten Umzuges der Schwangerenambulanz in den neu ausgebauten geburtshilflichen Gebäudetrakt der Universitätsfrauenklinik wurden bei der Einrichtung der Räume alle modernen Gesichtspunkte der Schwangerenvorsorge berücksichtigt. In den 1973 neu eingerichteten Räumen stabilisierte sich die routinemäßige Schwangerenbetreuung, wobei die Zahl der Beratungen im Zeitraum bis 1994 allerdings um nahezu zwei Drittel zurückging.[28]

---

25 Siehe 5. Jahresbericht der Christian-Albrechts-Universität Kiel, Zentrum Operative Medizin 1, Abteilung Frauenheilkunde und Staatliche Hebammenlehranstalt, 1975, S. 12 sowie 6. Jahresbericht, 1976, S. 12.

26 Siehe 24. Jahresbericht der Christian-Albrechts-Universität Kiel, Zentrum Operative Medizin I, Abteilung Frauenheilkunde und MICHAELIS-Hebammenschule, S. 76 f.

27 Vgl. Jahresberichte der Christian-Albrechts-Universität Kiel, Zentrum Operative Medizin I, Abteilung Frauenheilkunde und MICHAELIS-Hebammenschule, 1981, S. 28; 1982, S. 113; 1983, S. 121.

28 Vgl. Jahresberichte der Christian-Albrechts-Universität Kiel, Zentrum Operative Medizin I, Abteilung Frauenheilkunde und MICHAELIS-Hebammenschule, für 1973, S. 12; 1974, S. 8; 1975, S. 10; 1976, S. 10; 1977, S. 12; 1980, S. 12. Laut Jahresberichten wurden in den Jahren von 1975 bis 1994 jeweils folgende Beratungen durchgeführt: 1975: 7.469; 1976: 7.947; 1977: 6.644; 1980: 5.174; 1981: 4.574; 1982: 4.322; 1983:

Zur Tätigkeit aller Labore in der Universitätsfrauenklinik[29] stellte Liselotte Mettler fest:

> Ohne Labore ist keine erfolgreiche Arbeit in der Gynäkologie möglich. Die Labore leisten Basisarbeit, ermöglichen Aussagen über den Zeitpunkt des Eisprunges, das Wachstum der Eizellen, mögliche Abweichungen und vermitteln genaue Messdaten. Die Laborerkenntnisse sind unverzichtbar für die Behandlung der Patientinnen – sie machen 50 Prozent der Behandlung aus.

Mit den Sprechstunden, der Frauenambulanz und den Laboren standen letztendlich wichtige Einrichtungen zur Verfügung, die den Weg zum Ausbau der Reproduktionsmedizin an der Kieler Universitätsfrauenklinik ebneten. Allerdings wurde damals keine selbstständige Abteilung für gynäkologische Endokrinologie und Reproduktionsmedizin eingerichtet. Semm war der Auffassung, dass dies zulasten der gesamten Klinik gehen würde, und wollte deshalb die von ihm als wichtig erachtete Einheit der Gynäkologie nicht aufgeben. Seiner Meinung nach durfte es Unterabteilungen, so Liselotte Mettler, auch deswegen nicht geben, weil dies „zu Lasten des großen Ganzen" gehen würde. Dessen ungeachtet unterstützte Semm Liselotte Mettler und ihr Team, als sie feststellten, dass nach mehreren laparoskopischen Eingriffen Verwachsungen mit mikrochirurgischen Instrumenten gelöst werden mussten, ehe die Follikel am Eierstock sicher punktiert werden konnten. Semm erfand damals – neben anderen Instrumenten – einen Aspirator für die Follikelpunktion. Es war, so Liselotte Mettler, auch Semm, der die Einrichtung des Reproduktionsbiologischen Labors überhaupt ermöglicht und ihr ein breites Forum für die Diagnostik und Therapie der Sterilitätspatienten gegeben hatte. Dabei erinnerte sie sich an einen Ausspruch von Semm, den er nach einigen Jahren ihrer erfolgreichen Tätigkeit in seinem bayerischen Jargon vortrug: „Jetzt lerne ich von dir. Muss zwar die ganzen Verwachsungen lösen, damit ich dann an deine ‚Scheiß'-Eierstöcke herankomme, aber trotzdem."

Konstituierungsphase der Reproduktionsmedizin

Äußerst wertvoll war für Liselotte Mettler ihr Forschungsaufenthalt 1976[30] im Labor bei Steptoe und Edwards in Cambridge. Seit ihrer ersten Begegnung 1971 war sie mit Edwards in Verbindung geblieben – für sie ein genialer und großartiger Mensch, der

3.420; 1984: 2.938; 1985: 3.372; 1986: 3.488; 1987: 3.252; 1988: 3.372; 1989: 2.613; 1990: 2.549; 1991: 2.659; 1992: 2.189; 1993: 2.189; 1994: 2.826. Siehe auch im Anhang die Spalte „Schwangerenambulanz" in der Tabelle 8 „Reproduktionsmedizin von 1970 bis 1994".

29 Siehe dazu im Anhang das Diagramm 6 „Laborleistungen 1970–1994".

30 Liselotte Mettler konnte auch für den Zeitraum ihres dortigen Aufenthaltes eine gute Betreuung ihrer beiden Kinder mithilfe ihres Mannes und ihrer Mutter sicherstellen.

Visionen hatte[31], aber auch kritische Fragen zur Reproduktionsmedizin stellte. Es entwickelte sich eine lang anhaltende Freundschaft und sie profitierte nachdrücklich von der kollegialen Beziehung zu ihm für ihre Arbeit. Zu ihrer Tätigkeit in dessen physiologischem Labor in Cambridge und in der Bourn-Hall-Klinik in der Nähe von Cambridge stellte sie im Nachhinein fest:

> Mich faszinierte die Reproduktionsmedizin und ich sammelte Erfahrungen, die ich für meine Arbeit im Bereich der künstlichen, später der humanen extrakorporalen Befruchtung verwenden konnte. Während meiner mehrmonatigen Forschungstätigkeit dort erstellte ich ein Mausmodell zur In-vitro-Fertilisierung.

In Kiel startete Liselotte Mettler 1976 nach ihrem sechsmonatigen Forschungsaufenthalt in Cambridge ein eigenes IVF-Programm. Mit Unterstützung ihres Mannes erstellte sie im Tierstall, einem kleinen Gebäude[32] zwischen Pathologie und Universitätsfrauenklinik, ein Maus-IVF-Projekt und begann damit, in Mäusesystemen Eizellen zu gewinnen und diese Eizellen zu befruchten. Dann wurden bei Sterilisierungen von Patientinnen mit ihrem ausdrücklichen Einverständnis Eizellen aus ihren Eibläschen abpunktiert und Versuche der Befruchtung gestartet. Das war zum damaligen Zeitpunkt allerdings noch verpönt. Auch Semm stand einer Fortführung der Forschungen kritisch gegenüber, als sie ihm eine für Forschungszwecke befruchtete Eizelle zeigte. In Hamburg jedoch hatte – neben anderen, die sich damit beschäftigten – auch Professor Krebs auf diese Weise Eizellen gewonnen.

Großer Wert wurde damals auf den Austausch zwischen Veterinärmedizinern und Humanmedizinern gelegt. Bereits bei der 1. Human-Veterinärmedizinischen Gemeinschaftstagung in Hannover 1976 diskutierten Steptoe und Edwards mit den Teilnehmern, wie man möglicherweise menschliche Embryonen in einer günstigen Umwelt, also eventuell auch im Kaninchenuterus, reifen lassen könnte. Die Veterinärmediziner waren damals schon sehr weit mit dem Embryotransfer gekommen, bei dem sie unter anderem bovine Embryonen in der Kaninchentube nach Australien transportierten, um dort wertvolle Rinder zu züchten. Insofern waren, so Liselotte Mettler, die Themen, die dort diskutiert wurden, für Überlegungen zur künstlichen Befruchtung ungemein wichtig.

Der Umgang mit Sterilität bei Frauen spielte damals eine große Rolle. In ihrer Habilitationsschrift war Liselotte Mettler unter anderem der Frage nach den immunologischen Aspekten der weiblichen Sterilität nachgegangen. Im Ergebnis stellte sie

---

31 Bereits 1985 diskutierten Liselotte Mettler und Bob Edwards die Möglichkeit der Ektogenese des Menschen, d. h. die komplette Entwicklung des Kindes außerhalb des Mutterleibes von der Befruchtung bis zur Reife mit allen damit verbundenen weitreichenden ethischen und gesellschaftlichen Fragestellungen.

32 Der Tierstall wurde 1982 von der Organisation „Rote Zora“ zerstört, was dazu führte, dass die Experimente ein Jahr lang unterbrochen wurden.

fest: „Wenn eine Patientin Antikörper gegen Samenzellen hat, kommt es zu keiner Befruchtung. Und dass man das verstanden hat, war letztlich auch Teil des Erfolgs der In-vitro-Fertilisation." Ihre wissenschaftlichen Bemühungen auf diesem Gebiet hingen eng mit der ethisch-moralisch begründeten Kinderwunschbehandlung zusammen. Liselotte Mettler hatte großes Verständnis für Paare und insbesondere für die Frau: „Ein Kind haben zu wollen, ist nicht nur ein sehnlicher Wunsch der Frau, sondern ihr ureigenes biologisches Bedürfnis."[33]

Zu den gesellschaftlichen Auswirkungen hieß es bei Barbara Maier: „Die soziale Stellung der Frau und die Entfaltung weiblicher Identität sind oft an ihre biologische Fruchtbarkeit geknüpft."

Wird der Kinderwunsch jedoch nicht erfüllt, so Liselotte Mettler, „muss man schauen, woran es liegt. Und das hat mich interessiert." Forschung auf diesem Gebiet stand bei Liselotte Mettler somit auch im Dienst der Kinderwunschtherapie und sollte Abhilfe bei den Betroffenen im Sinne einer von ihr so verstandenen medizinischen Ethik schaffen, wonach es „die unabdingbare Pflicht ist, Leidenden zu helfen".[34] Von dieser persönlichen Einschätzung einmal abgesehen wird ein unerfüllter Kinderwunsch als Krankheit gewertet; er hat einen eigenen ICD-10-Code (Internationale statistische Klassifikation der Krankheiten und verwandter Gesundheitsprobleme, 10. Revision) und legitimiert somit ärztliches Handeln.

Die kostenintensive IVF-Forschung wurde damals nicht ausreichend von der Universität beziehungsweise von der Klinik finanziert. Semm richtete zwar eine Stelle für einen Embryologen ein; es fehlte jedoch an einer Basisförderung. Umso wichtiger war es für Liselotte Mettler, dass sie ab 1976 Gelder der DFG für verschiedene Forschungsvorhaben in ihrem Arbeitsgebiet einwerben konnte.[35] In Liselotte Mettlers Labor wurden Spermatozoen und Oozytenantigene isoliert, monoklonale Antikörper erzeugt

33 Charlotte Kerner, *Ärztin aus Leidenschaft, Die Zeit*, 40/85, 27. September 1985. Vgl. auch Barbara Maier in Fischl, F. (Hrsg.), Kinderwunsch – Neueste Erkenntnisse und Therapiekonzepte. Möglichkeiten, Erfüllbarkeit und Machbarkeit in unserer Zeit, 2. überarbeitete und ergänzte Aufl., Krause und Pachernegg GmbH, Verlag für Medizin und Wirtschaft, Purkersdorf 2000, S. 18.

34 Barbara Maier zitiert bei Fischl, F. (Hrsg.), Kinderwunsch – Neueste Erkenntnisse und Therapiekonzepte. Möglichkeiten, Erfüllbarkeit und Machbarkeit in unserer Zeit, 2. überarbeitete und ergänzte Aufl., Krause und Pachernegg GmbH, Verlag für Medizin und Wirtschaft, Purkersdorf 2000, S. 20 „Das Leiden von Paaren mit unerfülltem Kinderwunsch ist wahrzunehmen, es darf weder durch Verweigerung aussichtsreicher reproduktionsmedizinischer Therapien aggraviert noch durch aussichtslose, sinnlos wiederholte Interventionen prolongiert werden. Von psychologischer Seite herrscht Einhelligkeit darüber, dass damit die Chance zu einer Verarbeitung von Kinderlosigkeit vertan und weitere psychosoziale Schwierigkeiten für die Betroffenen eingehandelt werden können"

35 Zu den Forschungsprojekten zählten u. a. 1976 und 1977 im SFB 111, Teilprojekt A5: „Spermaantigenität als Ursache steriler Ehen"; 1980–1983 im SFB 111, Teilprojekt Me 519/5–1: „Der immunologische Einsatz eines definierten Spermatozoen-Oberflächen-Antigens zur Regulierung der Gametenvereinigung"; 1983–1987 im SFB 111, Teilprojekt Me 519/6–2: „Erforschung von Befruchtungs- und Implantationsbedingungen für menschlich extrakorporal gezeugte Embryonen".

sowie die Technik der menschlichen In-vitro-Fertilisation und des Embryotransfers etabliert.[36]

Meilenstein und Zäsur: Juli 1978

Am 25. Juli 1978 kam im britischen Manchester Louise Joy Brown um 23:47 Uhr Ortszeit durch einen Kaiserschnitt zur Welt. Bei der Mutter[37] hatten Steptoe, Edwards sowie die Embryologin und Krankenpflegerin Jean Purdy eine künstliche Befruchtung durchgeführt. Louise Brown war somit das erste Retortenbaby der Welt.

Auf die Frage, wie Liselotte Mettler diesen Meilenstein in der Entwicklung der Reproduktionsmedizin aufgefasst hatte, sagte sie: „Ja, ich habe mich sehr darüber gefreut. Mich hatte das Ganze von Anfang an interessiert, aber wir waren weit von einem solchen Ergebnis entfernt."

In der Kieler Universitätsfrauenklinik hatten sie zwar ein Labormodell errichtet und versuchten auch die Befruchtung durch IVF bei Mäusen. „Steptoe und Edwards waren jedoch einen ganzen Schritt weiter. Wir waren natürlich erfreut, dass es funktioniert hatte. Zeigte es doch, dass die In-vitro-Fertilisation zu konkreten Ergebnissen auch beim Menschen führen kann."

Erst ab 1978 bekam mit der Geburt des ersten Retortenbabys die Grundlagenforschung für gentechnologische und biomedizinische Verfahren einen neuen Stellenwert. Der durch „Multifunktionalität" gekennzeichnete Ansatz kombinierte Veterinärmedizin, Endokrinologie und Embryologie.

Die Geburt des ersten durch extrakorporale Befruchtung gezeugten Babys löste ein gewaltiges Medienecho aus. Dieses umfasste eine ausführliche Berichterstattung[38] sowie die Wiedergabe ambivalenter Reaktionen der Öffentlichkeit – zwischen Euphorie über das Machbare und Angst vor Missbrauch bis hin zu ausdrücklicher Ablehnung.[39] Die am stärksten ablehnenden Stellungnahmen in der Öffentlichkeit kamen, so

---

36 Informationen dazu wurden ab dem 6. Jahresbericht der Christian-Albrechts-Universität Kiel, Zentrum Operative Medizin 1, Abteilung Frauenheilkunde und Staatliche Hebammenlehranstalt, 1976, in allen weiteren Jahresberichten getrennt aufgeführt. Karl Günther Ober, *Probleme der Forschungsfinanzierung in Frauenkliniken*, in: *Geburtshilfe und Frauenheilkunde*, 44 (1984), S. 56–59. Siehe auch Jonat, W., Andree, Ch., Schollmeyer, Th. Universitäts-Frauenklinik Kiel und Michaelis-Hebammenschule 1805–2005. Eine medizinhistorische Studie zum 200-jährigen Bestehen, Georg Thieme Verlag, Stuttgart 2005, S. 55.

37 Lesley Brown (* 1947, lebte in der Gegend von Bristol; † 2012).

38 Das Londoner Massenblatt *Daily Mail* hatte sich von Louises Mutter die Exklusivrechte gesichert; auf der Titelseite vom 25. Juli 1978 war das Bild eines unscheinbar aussehenden Neugeborenen zu sehen – die Schlagzeile lautete *And Here She Is: The Lovely Louise.*

39 Steptoe selbst sagte in einem späteren Interview: „Ich möchte eindringlich warnen vor übertriebenen Hoffnungen. Wir Ärzte sind weit davon entfernt, das ‚Retorten-Baby' wie einen selbstverständlichen Service anzubieten. Es wird noch viele Jahre dauern, bevor wir dazu in der Lage sind." Angst vor dem „künstlichen Menschen" oder vor „manipulierter Schöpfung" hielt er allerdings für „albernen

erinnerte sich Liselotte Mettler, von sehr vielen christlichen Organisationen – evangelisch und katholisch. Deren Hauptargument lautete: „Das menschliche Leben muss Gott gewollt im Bauch der Mutter beginnen und alles, was man da manipuliert, das ist eben nicht gottgewollt! Das ist ganz und gar abzulehnen!"

Als beispielhaft für die sehr unterschiedlich wertenden Behauptungen zu der in den Kliniken ausgeführten Behandlung betrachtete Liselotte Mettler zeitgenössische Artikel sowohl im *Spiegel*[40] als auch in der *Zeit*. IVF wurde darin teilweise als Einfallstor für die Entwicklung weiterer medizinischer Verfahren bewertet, an deren Ende eine „Industrialisierung der Menschen-Produktion à la Aldous Huxleys ‚Brave New World'" stehen könne. Die IVF wurde sogar als „biologisches Hiroshima" bezeichnet und diente als Allegorie für eine unkontrollierbare Technologie.[41]

Auch innerhalb der Ärzteschaft herrschte sowohl eine gewisse Überforderung als auch eine Unsicherheit angesichts der rasanten Entwicklung reproduktionsmedizinischer Techniken und der Fülle ungelöster moralischer, ethischer und rechtlicher Fragen. In diesem Zusammenhang kann die Dammbruchargumentation angeführt werden, wonach eine Handlung, die für sich genommen moralisch akzeptabel ist, abschließend als unzulässig ausgewiesen wird, weil sie moralisch inakzeptable Konsequenzen hat.

Dennoch führte der klinische Durchbruch unweigerlich zu einer Stärkung der Reproduktionsmedizin auch in Deutschland. Für die Embryologen, Biologen und Gynäkologen, die in den ersten IVF-Arbeitsprogrammen tätig gewesen waren, gab es, so Liselotte Mettler, „eine neue Art von Anerkennung. Das kam auch durch die mediale Verbreitung sowie durch die Vorträge und vor allem dann, als auch die Ethiker sich dazu bekannten." Dies hatte Auswirkungen unter anderem auch auf Liselotte Mettlers Stellung als Kollegin in der Klinik, wo sie unter Kurt Semm die humane IVF gestartet hatte.

Unfug". Interview unter der Überschrift „Retortenbabys werden einmal selbstverständlich sein" in: *HÖRZU*, 44 (28. Oktober 1983), S. 17.

40 Unter der Schlagzeile *Fortschritt oder Frevel?* informierte *Der Spiegel*, 31 (31. Juli 1978), S. 124–130, über die sehr heterogenen Reaktionen in der Öffentlichkeit. Ein weiterer Artikel galt dem „jüngsten Triumph der modernen Biotechnik" beziehungsweise dem menschlichen „Experiment zwischen Hoffnung und Horror". Das Cover der Ausgabe zeigte ein nacktes Baby mit der Überschrift *Kinder aus der Retorte*. In dem Artikel heißt es auf Seite 130: „In dem nun wohl einsetzenden Wettrennen, es dem Steptoe-Edwards-Team gleichzutun, laufen deutsche Wissenschaftler vorerst noch außer Konkurrenz. Zwar befaßt sich auch an der Universität Kiel eine Wissenschaftlergruppe mit der ‚extrakorporalen Befruchtung', aber bislang überwiegend im Tierversuch. Bei Tieren, so erklärte die Kieler Wissenschaftlerin Dr. Liselotte Mettler, sei das Problem einfacher. Die Eier werden dort nur ‚ausgewaschen', das Sperma von frisch geschlachteten Tieren gewonnen."

41 Beispielsweise bei Günter Haaf, „Auf dem Weg zum Bio-Babel? Das Retortenbaby von Oldham und die Grenzen zwischen Machbarem und Erlaubtem" in *Die Zeit*, 32, 4. August 1978; s. a. Eva Marie von Münch, „Kinder nach Katalog. Grenzbereiche zur Diskussion um das medizinisch Machbare", in: *Die Zeit*, 44 vom 28. Oktober 1983. Verwiesen wird auch auf Alvin Tofflers Buch: *Der Zukunftsschock. Strategien für die Welt von morgen*, Bern: Scherz Verlag, 1971.

Proaktiv und sehr vielseitig waren die Bemühungen seitens der Kieler Universitätsfrauenklinik, der mit der Geburt des ersten Retortenbabys zunächst noch vorhandenen öffentlichen Skepsis gegenüber der extrakorporalen Befruchtung entgegenzutreten. Auch Liselotte Mettler war daran interessiert, das Bild ihrer Profession als Reproduktionsmedizinerin nicht Dritten oder den Medien zu überlassen, sondern selbst mitzugestalten. In der Folge wurden Vertreter von Journalen wie der *Spiegel* zur Teilnahme an IVF-Behandlungen in der Kieler Klinik eingeladen und Interviews beispielsweise mit der *FAZ* oder der *Zeit* geführt. Das Team in der Kieler Universitätsfrauenklinik betrieb damals, wie Liselotte Mettler es formulierte, so etwas wie „strategische Öffentlichkeitsarbeit". Mit dem, was durch die Wissenschaft belegt werden konnte und auf Kongressen vorgestellt wurde, traten die Kieler Reproduktionsmediziner an die Öffentlichkeit.

In einem späteren Interview von Liselotte Mettler in der *Zeit* stand auch mit Blick auf die damalige Situation: „Die Ärztin (L. M.) redet noch bestimmter und akzentuierter, wenn sie die ‚Hetze' gegen die extrakorporale Befruchtung attackiert, die wohl ‚aus dem Gefühl heraus entstehe, Frauen gegen Missbrauch verteidigen zu müssen'. Wer Kritik übe, solle bitte erst einmal mit einer sogenannten Retortenmutter sprechen. Paare, die bei ihr Hilfe suchen, seien ja gerade nicht bereit oder in der Lage, ihre Kinderlosigkeit hinzunehmen."[42]

Gewissermaßen als Fazit der Ereignisse des Jahres 1978 und der damit verbundenen Folgen sagte Liselotte Mettler: „Im Nachhinein kann ich feststellen, dass wir an der Kieler Universitätsfrauenklinik an der rasanten Entwicklung der Forschung auf dem Gebiet der gynäkologischen Endokrinologie und der Reproduktionsmedizin beteiligt waren, sie sogar voranbrachten."

Die ersten deutschen Retortenbabys

Das Datum 25. Juli 1978, an dem das erste Kind geboren wurde, das durch In-vitro-Fertilisation gezeugt worden war, hatte auf jeden Fall zu einer Gewissheit geführt: Die künstliche Befruchtung im Reagenzglas und die anschließende Verpflanzung des Embryos in den Mutterleib waren „technisch machbar". Umso mehr wurde Liselotte Mettler durch diesen Erfolg in ihren Bemühungen angespornt, und auch Semm hielt die Thematik für zielführend, nachdem er erfahren hatte, dass es in England funktioniert hatte. Die englischen Kollegen hatten allerdings – entgegen den Gepflogenheiten in der Forschung – keine Details ihrer Methode transparent und nachvollziehbar dargelegt.

Zwei Jahre später, am 23. Juni 1980, kam im Royal Women's Hospital in Melbourne das zweite Retortenbaby, Candice Elizabeth Reed, zur Welt. Die beiden „Väter", Alan

42 Charlotte Kerner, „Ärztin aus Leidenschaft" in *Die Zeit*, 40/85, 27. September 1985.

Trounson[43] und Carl Wood[44], hatten ihren Erfolg aufgrund uneingeschränkter Unterstützung durch ihre Labore erzielt. Anders als ihre britischen Kollegen waren sie bereit, ihre Technik mit anderen zu erörtern. Da Liselotte Mettler bei fünfzig Embryotransfers (ET) in ihrer Klinik keine Schwangerschaft erzielt hatte, besuchte sie Trounson für mehrere Wochen in Melbourne, tauschte sich mit ihm und seinen Kollegen über ihre Ergebnisse mit IVF und ET aus und sammelte Erfahrungen auf einer Ziegenfarm in Australien.

Anfang 1981 kam Edwards zu Besuch nach Kiel. Mit seiner Unterstützung wurde einiges erfolgreich im IVF-Programm geändert. Vom 3. bis zum 5. September 1981 fand das erste Bourn-Hall-Treffen zur IVF – oft als erste internationale IVF-Konferenz bezeichnet – in Cambridge statt. Diese Veranstaltung, an der auch Liselotte Mettler teilnahm, versammelte führende Pioniere der IVF-Forschung, darunter Edwards, Steptoe und Jean M. Purdy, sowie weitere 25 Kollegen aus fünf Kontinenten. Die dort erarbeiteten Empfehlungen für eine erfolgreiche IVF/ET-Behandlung sind heute noch gültig.[45]

Die Kollegen in Melbourne hatte ebenfalls Siegfried Trottnow[46], von der Frauenklinik der Universität Erlangen, besucht. Auch Erlangen hatte – neben Bonn, Kiel und Lübeck – ein Interdisziplinäres Zentrum Medizin (IZM), das sich mit der Forschung auf dem Gebiet der extrakorporalen Befruchtung sowie der Weiterentwicklung der IVF beschäftigte. Dies geschah mit Erfolg: Am 16. April 1982 kam im Universitätsklinikum Erlangen das erste Baby Deutschlands zur Welt, das außerhalb des Mutterleibs – in vitro – gezeugt worden war.[47] Oliver, das siebte Retortenbaby weltweit, wurde mit Kaiserschnitt zur Welt gebracht. Zwei Umstände hatten diesen Erfolg begünstigt: Zum einen waren es die von den australischen Kollegen bereitgestellten Informationen, zum anderen hatte Trottnow ein neunköpfiges interdisziplinäres Spezialistenteam

43 Alan Osborne Trounson (* 16. Februar 1946, Sydney, New South Wales), australischer Embryologe mit Expertise in der Stammzellenforschung, ehem. Lehrstuhlinhaber an der Monash Universität.

44 Carl Wood (* 28. Mai 1929 in Melbourne; † 23. September 2011 in Melbourne), australischer Gynäkologe, bekannt für seine Pionierarbeit bei der Entwicklung und Kommerzialisierung von IVF.

45 Die Beiträge und Ergebnisse wurden 1982 in *Human conception in vitro: proceedings of the first Bourn Hall meeting*, hrsg. von Robert G. Edwards und Jean M. Purdy, dokumentiert und veröffentlicht.

46 Siegfried Trottnow (* 25. Januar 1941 in Skrzeczon, Woiwodschaft Schlesien; † 5. April 2004 in Erlangen), Gynäkologe, Reproduktionsmediziner und Lehrstuhlinhaber an der Universität Erlangen.

47 In einem späteren Gespräch informierte Liselotte Mettler darüber, dass bereits vor der Geburt des Erlanger Retortenbabys 1982 eine Patientin der Kieler Universitätsfrauenklinik nach erfolgreichem Embryotransfer 1981 von einem Zwilling in der Frankfurter Klinik durch Kaiserschnitt entbunden worden war. Ein Zwilling überlebte und wurde nach zwei Monaten aus der Kinderklinik (Neonatologie) in Frankfurt entlassen. Weil das Schicksal dieses Kindes zu Beginn seines Lebens ungewiss war und die Eltern keine Publizierung wünschten, seien sie mit dieser IVF-Schwangerschaft nie an die Öffentlichkeit gegangen. Der Fall wurde streng geheim gehalten und somit ist das Erlanger Baby das erste lebend geborene deutsche Retortenbaby. Das damals in Frankfurt geborene Kind lebte weiter in Frankfurt; die Mutter ließ sich zwei Jahre später vom Team der Kieler Universitätsfrauenklinik behandeln, um mithilfe von IVF und Embryotransfer weiteren Nachwuchs zu bekommen.

zusammengestellt, dem neben Ärzten der Erlanger Universitätsfrauenklinik auch eine Biologin und ein Tiermediziner angehörten.

Die in Deutschland erstmalige Geburt löste ein ungewöhnlich großes Medienecho aus.[48] Reporter belagerten tagelang die Klinik; es gab eine erfolgreiche Vermarktung und wenig später zierte der 4.150 Gramm schwere Knabe das Titelbild der Illustrierten *Quick*. Die große Aufmerksamkeit, die das Erlanger IVF-Programm aufgrund dieser Geburt erhielt, nutzte Trottnow, um auf die Möglichkeiten einer In-vitro-Behandlung mit folgender Feststellung aufmerksam zu machen: „Für die überwiegende Zahl der Frauen, die bis zum endgültigen Durchbruch des Verfahrens der extrakorporalen Befruchtung absolut unbehandelbar waren, bringt dieses Verfahren neue Hoffnung."[49] Zugleich flammte die öffentliche Debatte über die ethische Vertretbarkeit der In-vitro-Fertilisation erneut auf. Klaus Diedrich[50] schrieb zu der öffentlich geäußerten Befürchtung, dass eine Manipulation mit dem im Reagenzglas verfügbaren Embryo möglich sei: „Es wurde ja schon von Genmanipulation gesprochen damals. Es war viel Unruhe [...] insbesondere in Deutschland, vor dem Hintergrund unserer Geschichte im Dritten Reich. Es bestand die Angst, da würde wieder irgendwas in einer Hexenküche gemacht werden, mit Missbrauchsmöglichkeiten."[51]

Im Vordergrund des Verhältnisses der IVF-Zentren und Reproduktionsmediziner untereinander stand – wie Liselotte Mettler im Nachhinein betonte – nicht der Wettbewerb, sondern eher die Zusammenarbeit. Die Kollegen verstanden sich gut, trafen sich regelmäßig und tauschten sich über die Bedingungen aus, die zum Erfolg des Erlanger Teams geführt hatten.

Da den Anträgen Liselotte Mettlers zur Finanzierung einer besseren Laborausstattung zunächst nicht entsprochen wurde, dienten ab 1982 auch die Einnahmen aus der Behandlung von Patientinnen im Rahmen des IVF-Programms zur Finanzierung ihrer

48 Der *Spiegel Online* vom 16. April 2012, https://www.spiegel.de/geschichte/deutschlands-erstes-retortenbaby-a-947554.html [Zugriff: 20.02.2026], brachte zur Geschichte des ersten deutschen Retortenbabys in Erlangen einen spannenden und emotionalen Bericht sowohl von der vorangegangenen Geheimhaltung in der Frauenklinik als auch über die Reaktionen, welche die Geburt des Jungen „Oliver" ausgelöst hatten. Dazu gehörten Medienansturm, Preisangebote für Fotos, Morddrohungen sowie eine Welle der Hoffnung bei ungewollt kinderlosen Paaren. Dazu zählte auch, dass die Klinikleitung einen Exklusivvertrag mit dem ZDF zur Filmaufzeichnung der Geburt abgeschlossen und die Eltern die Exklusivrechte an der Printberichterstattung für 30.000 DM verkauft hatten.

49 Vgl. Gunkel, Christoph: Deutschlands erstes Retortenbaby. Oliver, 4150 Gramm, Wunderkind. In: Spiegel Online, 16. April 2012. Online verfügbar unter: https://www.spiegel.de/geschichte/deutschlands-erstes-retortenbaby-a-947554.html [Zugriff: 20.01.2026].

50 Klaus Hermann Rolf Diedrich (* 28. April 1946 in Nordenham), Gynäkologe und Geburtshelfer, 1993 Lehrstuhlinhaber an der Medizinischen Universität zu Lübeck für Frauenheilkunde und Geburtshilfe und später Direktor der Frauenklinik des UKSH am Standort Lübeck, 2012 pensioniert.

51 Deutschlandfunk: Genmanipulation, Gesprächsbeitrag mit Klaus H. R. Diedrich, 16.04.2007. Online im Audio-Archiv des Deutschlandfunks: https://www.deutschlandfunk.de/audio-archiv (abgerufen am 19.01.2026)

Forschung. Deren wissenschaftlicher Erfolg maß sich nicht allein an einer Weiterentwicklung der IVF, sondern vor allem an den zählbaren Ergebnissen der Behandlungen. Die Bemessungsgrundlage war jedoch umstritten und nicht einheitlich. Vor diesem Hintergrund wurden oft vorzugsweise Patientinnen in das IVF-Programm aufgenommen, deren Behandlung als besonders erfolgversprechend galt und die verheiratet waren.[52] Die dadurch ausgelöste Selektion bei Patientinnen hatte zum Ziel, erst einmal eine gewisse Schwangerschaftsrate aufzubauen. Diese war deswegen auch für die Außenwirkung der Klinik beziehungsweise des Fachbereichs der Reproduktionsmedizin wichtig, weil anfangs die Schwangerschaftsraten von allen auf diesem Gebiet tätigen Zentren miteinander verglichen wurden. Bei der künstlichen Befruchtung ging es, wie Liselotte Mettler sagte, „nicht nur um die einzelne Patientin, sondern auch um das Große und Ganze".

Das erste Retortenbaby Norddeutschlands wurde in der Universitätsfrauenklinik Lübeck, damals eines der führenden IVF-Zentren Deutschlands, unter Klaus Diedrich am 5. April 1983 geboren. Es war ein Mädchen. Es erhielt den Namen Sabrina, war gesund, wog rund 3.200 Gramm und kam per Kaiserschnitt zur Welt. Die Eltern hatten sich für die künstliche Befruchtung entschieden, nachdem sich auf natürlichem Wege ihr Kinderwunsch nicht erfüllt hatte. Sie zeigten sich dankbar für die Möglichkeit, diesen Wunsch durch die moderne Medizin verwirklichen zu können.

Die Geburt von Sabrina war ein weiterer bedeutender Schritt in der Entwicklung der Reproduktionsmedizin in Deutschland. Die Veröffentlichung der Details trug dazu bei, das Bewusstsein und das Verständnis für die Möglichkeiten der künstlichen Befruchtung in der breiten Öffentlichkeit zu erhöhen.[53]

Kennzeichnend für die damalige Stimmung zitierte die *Zeit* in einem Artikel anlässlich der Geburt des Mädchens Liselotte Mettler mit den Worten: „Was medizinisch möglich ist, fordert uns moralisch heraus. Die Geburt des [...] Retortenbabys in Lübeck rückt die Frage ins Licht: Darf der Mensch alles tun, was er kann?"[54] Auch die *FAZ* bemerkte, dass die Debatte um die ethischen Grenzen der Reproduktionstechnik dadurch neu entfacht sei und andauere,[55] während *Der Spiegel* von der Warnung der Skeptiker vor der schleichenden Kommerzialisierung der Fortpflanzung berichtete.[56]

---

52 Zu den Kriterien der Aufnahme gehörten ein Spermiogramm des Partners im Normbereich, die Festlegung einer Altersgrenze der Patientinnen unter 40 Jahren und der Ausschluss von Erkrankungen, die eine Schwangerschaft erschwerten. Siehe auch Grell, M., Bilanz des In-vitro-Fertilisations-Programmes der Universitätsfrauen-klinik Erlangen, Dissertation Erlangen-Nürnberg 1987, S. 13–15.

53 Siehe dazu *Frankfurter Rundschau*: Sabrina kommt – erstes IVF-Kind im neuen Jahr, 24. Januar 2019. Online im Archiv der Frankfurter Rundschau (Mediengruppe Frankfurt), Zugriff über: https://www.fr.de/ (Zugriff: 19.01.2026). Vgl. auch Jonat, W., Andree, Ch., Schollmeyer, Th. Universitäts-Frauenklinik Kiel und Michaelis-Hebammenschule 1805–2005. Eine medizinhistorische Studie zum 200-jährigen Bestehen, Georg Thieme Verlag, Stuttgart 2005, S. 53 f.

54 Artikel „Das erste Retortenbaby Deutschlands" in *Die Zeit*, 16/83 (15. April 1983).

55 Artikel „Erstes deutsches Retortenbaby geboren" in *FAZ*, 9. April 1983.

56 Artikel „Ein Kind aus dem Reagenzglas" in *Der Spiegel*, 11/83 (15. April 1983).

Liselotte Mettlers Arbeitsgruppe an der Kieler Universitätsfrauenklinik konnte im Jahr 1983 ihr erstes Retortenbaby vorzeigen. Nachdem im zweiten Halbjahr 1982 bei einer damals noch kinderlosen Frau die extrakorporale Befruchtung durchgeführt worden war, kam im Mai 1983 der erste „Einling" in Kiel zur Welt.[57] Liselotte Mettler erinnert sich, dass sie die Geburt dieses ersten Retortenbabys zwar als einen großen Erfolg, als ein besonders erfreuliches Ereignis für die Eltern und als bedeutsames Ergebnis wissenschaftlicher Forschung, jedoch nie als etwas Abnormes aufgefasst hatte. „Das war", so sagte sie, „eine geglückte und erfolgreiche Kinderwunschbehandlung, wenn auch extrakorporal. Und das war für uns auch nicht unethisch. Lange hatten wir darauf hingearbeitet und immer wieder bedauert, wenn wir einen Abort hatten."

Im Kreißsaal war Liselotte Mettler dabei, als das erste Kieler Retortenbaby aufgrund vorzeitiger Wehen durch Kaiserschnitt zur Welt kam. Ein besonderes Glücksgefühl habe sie damals, so Liselotte Mettler, nicht gespürt; sie habe sich aber sehr mit der Patientin über deren Mutterglück gefreut. Als Semm, der gerade mit seinem Privatflugzeug nach Sylt geflogen war, von der bevorstehenden Geburt erfuhr, flog er sofort zurück. Er kam jedoch erst in der Klinik an, als der Kaiserschnitt schon weitestgehend beendet war. Dies hielt ihn nicht davon ab, auf dem Foto mit dem erfolgreichen Team im Zentrum als *Primus inter pares* zu sitzen.

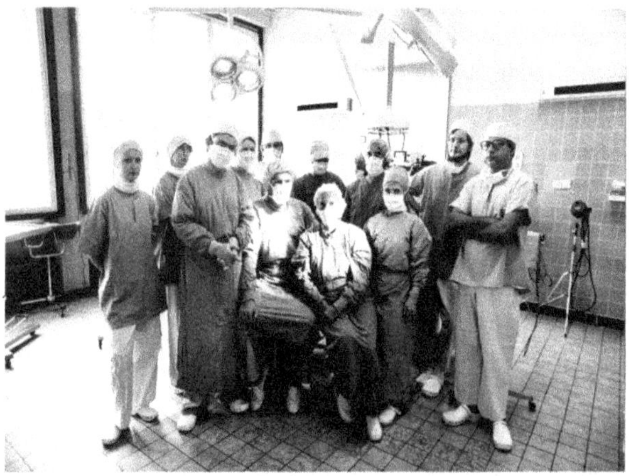

Abb. 4.3: Das Team der Kieler Universitätsfrauenklinik nach der Geburt des ersten Kieler Retortenbabys im Mai 1983.

57 Vgl. 13. Jahresbericht der Christian-Albrechts-Universität Kiel, Zentrum Operative Medizin 1, Abteilung Frauenheilkunde und MICHAELIS-Hebammenschule, 1983, S. 38 sowie die erstmalige statistische Erfassung der nach IVF an der Kieler Universitätsfrauenklinik geborenen Kinder im 16. Jahresbericht der Christian-Albrechts-Universität Kiel, Zentrum Operative Medizin 1, Abteilung Frauenheilkunde und MICHAELIS-Hebammenschule, 1986, S. 150. Da die Mutter durch die Eileiterschwangerschaft beide Eileiter verloren hatte, stand sie – anders als andere Patientinnen – nach der Geburt für ein Presseinterview nicht zur Verfügung.

Das Jahr 1983 sollte sich als eines der medienträchtigsten für die Kieler Universitätsfrauenklinik erweisen. Die *Kieler Nachrichten* brachten einen ausführlichen Artikel unter der Überschrift „Hoffnung für tausende Ehepaare: Retortenbabys werden langsam Routine".[58] Auf einer Fortbildungsveranstaltung für Frauenärzte in Kiel am 15. Oktober wurde über den neuesten Forschungsstand der extrakorporalen Befruchtung berichtet. Liselotte Mettler, „die treibende Kraft der Kieler Arbeitsgruppe", informierte:

> ‚Wir können heute auf verschiedenen Wegen die Bildung von Eizellen erreichen, und haben damit in den letzten anderthalb Jahren ja auch schon mehrere Schwangerschaften erreicht.' Drei Kinder sind schon geboren, einige Schwangerschaften laufen zur Zeit. Zwei Frauen erwarten Drillinge, die in den nächsten Monaten zur Welt kommen werden.[59]

Geradezu dramatisch war ein vierseitiger Farbbericht in *Hörzu* vom 28. Oktober 1983,[60] der einerseits auf das Ungewöhnliche einer Vierlingsgeburt überhaupt, andererseits auf das nicht weniger Ungewöhnliche einer solchen Geburt nach extrakorporaler Befruchtung aufmerksam machte. Als einer der beiden Aufmacher stand auf der Titelseite der Zeitschrift: „Das Wunder von Kiel. Vierlinge aus der Retorte!" In der Rubrik zu diesem Heft war zu lesen: „Da lagen sie: krebsrot; und krähend, 300 Sekunden alt, Mullbinden auf den Bäuchen, der zweite von links noch mit der abgeklemmten Nabelschnur – Deutschlands erste Vierlinge aus der ‚Retorte'. Wir in der HÖRZU-Redaktion standen vor den Bildern und waren stumm. Bis einer sagte: ‚Ein Wunder'. So bekam der Bericht auf Seite 15 dieses Heftes seinen Titel: ‚Das Wunder von Kiel.' Der Bericht über eine 33jährige Frau, die jahrelang als ‚infertil' (unfruchtbar) galt und dann doch noch Mutter wurde. Einmalige, bewegende Fotos, exklusiv in HÖRZU."

Ausführlich bebildert mit farbigen Fotos, unter anderem von befruchteten Eizellen und sich ausbildenden Embryonen sowie einem Bild des gesamten Klinikteams mit Liselotte Mettler und dem Teamleiter Kurt Semm, wurde darüber informiert, wie an der Kieler Universitätsfrauenklinik „die ersten Retorten-Vierlinge in Deutschland" zur Welt gekommen waren.[61] Umfassend wurde über den Vorgang der Befruchtung unter der Leitung von Liselotte Mettler sowie über das Wachsen der Embryonen bis zu deren Geburt berichtet.[62]

---

58 *Kieler Nachrichten*, 17. Oktober 1983, S. 3. Der Untertitel des Artikels lautete: „In Kiel warten die Ärzte auf zwei Drillingsgeburten – Mißbrauch ist ausgeschlossen."

59 *Kieler Nachrichten*, 17. Oktober 1983, S. 3.

60 „Das Wunder von Kiel. Vierlinge aus der Retorte!", in: *Hörzu*, 44 (20. Oktober 1983), Titelseite, Redaktionelles sowie S. 14–17 mit Fotos von Liselotte Mettler.

61 Unter der Überschrift „*Wundersam*" wurde allerdings in einem redaktionellen Beitrag in den *Kieler Nachrichten* vom 31. Dezember 1983, S. 16, von einer „Exklusiv-Pleite einer großen Fernsehzeitschrift" berichtet: Es sei über das angebliche Wunder falsch berichtet und ganz natürlich geborene Vierlinge seien als „Retortenbabys" präsentiert worden. Der Verweis auf einen Vierling ist auch nach den Angaben im Jahresbericht der Kieler Universitätsfrauenklinik für 1983 nicht belegbar.

62 *Hörzu*, 44 (20. Oktober 1983), S. 17.

In einer gesonderten Rubrik in diesem Artikel mit einem Foto von Liselotte Mettler und der „Glocke“, in der „neues Leben“ entstanden war, stand: „Prof. Dr. Liselotte Mettler vor dem Gerät, in dem sich die Eizellen von Monika Kruse[63] mit den Spermien ihres Mannes mischten. Bei einer Temperatur von 37 Grad entstand neues Leben. Das Gerät kostet rund 6000 Mark. Wenig, im Vergleich zu den Summen, die noch erforderlich sind, um das Problem der Kinderlosigkeit endgültig zu lösen.“

Ein weiteres mediales Großereignis gab es für die Kieler Universitätsfrauenklinik ebenfalls zum Jahresende 1983: Ein Aufmacher auf der Titelseite der Ausgabe der *Bild* vom 30. Dezember 1983[64] lautete: „Kiel – Retorten-Drillinge geboren“. Und weiter: „Die ersten Retorten-Drillinge Deutschlands sind gestern Nachmittag in der Uni-Klinik Kiel geboren worden: Drei gesunde Jungen!“ Im Innenteil wurde darüber informiert, dass „alle stolz und glücklich“ seien, darunter Prof. Dr. Kurt Semm, Leiter des „Retorten-Teams“, und Frau Prof. Dr. Liselotte Mettler, „die Oberärztin, ‚der wir alles zu verdanken haben‘, so die Eltern.“ Fünf Jahre war das Ehepaar Clausen mit dem Wunsch, Kinder zu haben, vergeblich von Arzt zu Arzt gelaufen, „bis sie zum Glück an Frau Professor Mettler ‚gerieten‘.“[65]

Noch dramatischer war die Überschrift auf der Titelseite der Ausgabe der *Bild* vom 31. Dezember 1983. Dort stand in großen Lettern als wichtigste Meldung des Tages, als Sensation und als exemplarisch für das noch Außergewöhnliche von Retortengeburten: *Kiels Super-Drillinge*. Darunter hieß es im Text: „Kiels Retorten-Drillinge liegen in ihren Brutkästen, sind wohlauf. Arne, Dennis und Jörg blinzeln, machen kleine Fäustchen. Noch werden sie künstlich ernährt. Doch schon nächste Woche will sie Mutter Marlies stillen. Wie sich die Clausens über ihr Trio (‚alles Jungs, alles dran‘) freuen.“[66]

Große Freude habe die Geburt nicht nur bei den Eltern ausgelöst, wurde im bebilderten Artikel im Innenteil berichtet: „Die medizinische Sensation des Jahres ist für das ganze Kieler Forschungsteam (Prof. Semm, Prof. Mettler, Dr. Riedel, Dr. Michelmann, Dr. Grillo, Frau Fahlbusch) einschließlich OP-Schwestern, Anästhesisten und Ultraschall-Team ein besonderes Ereignis. ‚*Wir sind sehr stolz und glücklich*‘, strahlt Prof. Mettler.“ Sie hatte „die Drillinge ans Licht der Welt“ geholt.[67]

63 Der Name wurde damals von der Redaktion geändert.
64 *Bild*, 305.52 (30. Dezember 1983), Titelseite.
65 *Bild*, 305.52 (30. Dezember 1983), S. 3.
66 *Bild*, 306.52 (31. Dezember 1983), Titelseite.
67 *Bild*, 306.52 (31. Dezember 1983), S. 3.

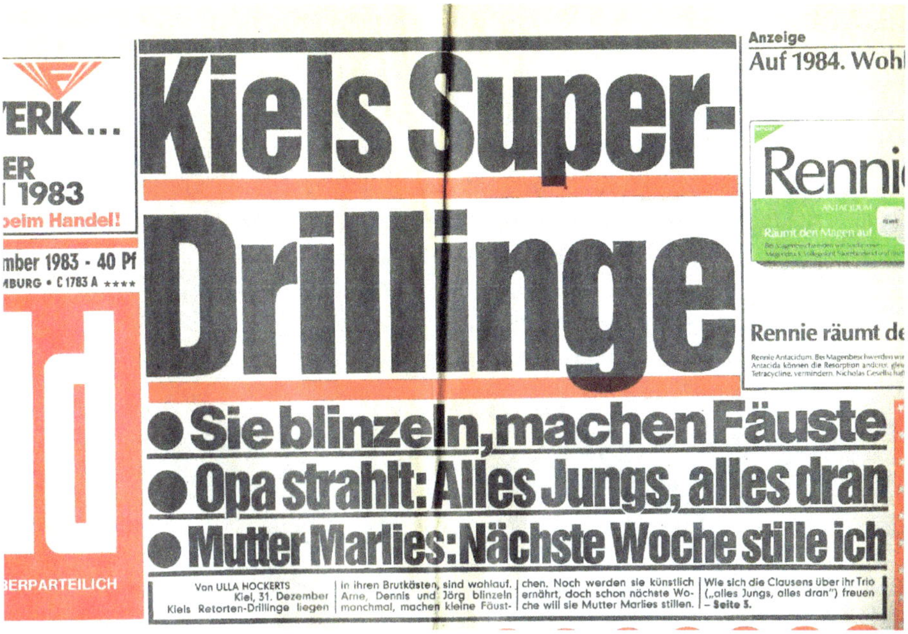

ERK...
ER
1983
beim Handel!
mber 1983 - 40 Pf
MBURG • C 1783 A ★★★★
ÜBERPARTEILICH

Kiels Super-Drillinge

• Sie blinzeln, machen Fäuste
• Opa strahlt: Alles Jungs, alles dran
• Mutter Marlies: Nächste Woche stille ich

Von ULLA HOCKERTS
Kiel, 31. Dezember
Kiels Retorten-Drillinge liegen in ihren Brutkästen, sind wohlauf. Arne, Dennis und Jörg blinzeln manchmal, machen kleine Fäustchen. Noch werden sie künstlich ernährt, doch schon nächste Woche will sie Mutter Marlies stillen. Wie sich die Clausens über ihr Trio („alles Jungs, alles dran") freuen – **Seite 3.**

Abb. 4.4: Titelseite der *Bild* vom 31. Dezember 1983.

Liselotte Mettler wurde ferner mit dem Hinweis zitiert, dass Anfang der darauffolgenden Woche die Mutter nach der Kaiserschnittoperation so weit in Ordnung sein würde, „dass wir sie zu ihren Kindern bringen können“. Denn: „Europas erste Retorten-Drillinge kamen gleich (nach ihrer Geburt) in die Kinderklinik“ und müssten dort bleiben, bis sie ihr Normalgewicht, rund 3.000 Gramm, erreicht hätten.[68]

Auch die *Kieler Nachrichten* informierten auf ihrer Titelseite vom 30. Dezember 1983, dass an der Kieler Universitätsfrauenklinik am Vortag „durch einen Kaiserschnitt Europas erste ‚Drillinge aus der Retorte‘“ zur Welt gekommen waren. Die Mutter war einige Wochen in der Kieler Universitätsfrauenklinik beobachtet worden, ehe ein von Prof. Dr. Liselotte Mettler geführtes Team die Operation am Vortag eingeleitet hatte. Dies, so der Bericht, seien nun „die ersten Drillinge in Europa, die nach künstlicher Befruchtung geboren wurden“.[69]

Vertiefend wurde im Innenteil darüber informiert, dass nach der künstlichen Befruchtung vor 33 Wochen insgesamt vier befruchtete Eizellen in die Gebärmutter transferiert worden waren. Das Ergebnis waren eineiige Zwillinge sowie ein Einling. Sie wogen zwar nur 1.200 bis 1.800 Gramm – normal sind 3.000 Gramm –, dennoch

---

68 *Bild*, 306.52 (31. Dezember 1983), S. 3.

69 „Erste ‚Retorten-Drillinge‘ Europas in Kiel geboren“, *Kieler Nachrichten*, 30. Dezember 1983, Titelseite.

würden Europas erste „Drillinge aus der Retorte“, wie Kurt Semm sagte, „mit größter Wahrscheinlichkeit überleben“. Sie wurden nach der Geburt durch Kaiserschnitt gleich in den Brutkasten gelegt.[70]

Ferner wurde in der Zeitung darüber informiert, dass neben Kiel auch die Universitätskliniken in Lübeck und in Erlangen Erfolge mit Retortenbabys vorweisen können. „Daß sich andere Kliniken noch nicht mit dem Thema ‚In-vitro-Fertilisation und Embryo-Transfer‘ beschäftigt haben, wird nach Einschätzung Prof. Mettlers eher an fehlenden Teams als an ethischen Bedenken liegen.“[71]

Liselotte Mettler wurde Patentante „ihrer“ ersten Drillinge, drei Jungs, die später in Wyk auf Föhr lebten, und stand noch längere Zeit mit der Familie in Kontakt. Zwei der Kinder haben wiederum jetzt eigene Kinder ohne In-vitro-Fertilisation bekommen.

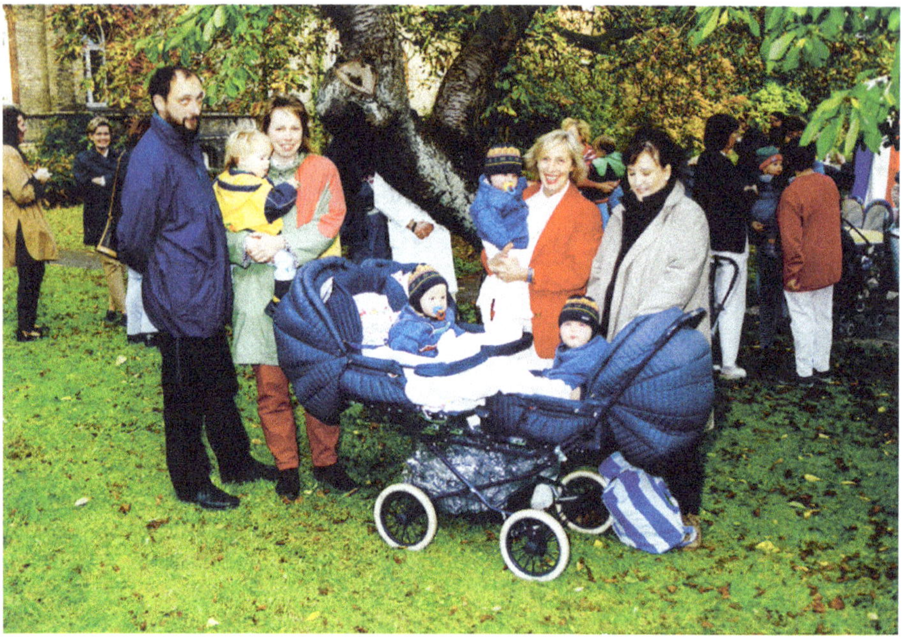

Abb. 4.5: Patentante Liselotte Mettler mit den Eltern und „ihrem ersten Drilling“ in Wyk auf Föhr.

In der Ausgabe vom 31. Dezember 1983 – wenn auch im Innenteil – berichteten die *Kieler Nachrichten* über die „Jungs aus der Retorte“. In dem Artikel, unter anderem auch mit einem Foto von ihr, stand, dass Frau Prof. Dr. Liselotte Mettler sich seit der Begegnung mit den Ärzten Steptoe und Edwards auf einem Kongress in Japan „intensiv

70 „Erstmals in Europa: Drei Jungs ‚aus der Retorte‘, *Kieler Nachrichten*, 30. Dezember 1983, S. 13.
71 „‚Die Mutter strahlte über ihr dreifaches Glück‘“ Ihre Jungs aus der Retorte sind wohlauf.“, *Kieler Nachrichten*, 31. Dezember 1983, S. 16.

mit dem Thema beschäftigte. Ab 1974 experimentierte sie gemeinsam mit einigen Mitarbeitern an Mäusen und Kaninchen. 1981 begannen Voruntersuchungen an Menschen, bis Mitte 1982 die erste extrakorporale (also künstliche) Befruchtung an der Kieler Klinik vorgenommen wurde."[72] Die Erfolgsquote bei einer künstlichen Befruchtung lag damals bei zehn Prozent; heute hat sie bundesweit 35 Prozent erreicht.

Zu den damaligen Mehrlingsgeburten führte Liselotte Mettler aus, dass Mehrlingsschwangerschaften nach jeder hormonellen Sterilitätsbehandlung verstärkt auftreten können. Über das „Risiko", dass etwa zu 15 Prozent Zwillinge und zu 6,8 Prozent Drillinge geboren werden könnten, werden die Eltern vor der In-vitro-Fertilisation jeweils aufgeklärt. Bei einer Mehrlingsschwangerschaft besteht im Übrigen als ein weiteres Risiko das einer Frühgeburt, die wiederum mit Entwicklungsstörungen für die Kinder verbunden sein kann. Um Mehrlingsschwangerschaften bei einer IVF möglichst zu vermeiden, wird eine ganz gezielte hormonelle Stimulation durchgeführt. Ferner werden auch bei über 35 Jahre alten Patientinnen heute maximal zwei Embryonen transferiert.

Die Reaktionen zum Ergebnis der mit der Geburt der Kinder erfolgreich durchgeführten künstlichen Befruchtung waren sehr widersprüchlich. Einige Persönlichkeiten und Kollegen gratulierten dem Team um Liselotte Mettler zum Erfolg. Bei anderen löste dies Kritik und Feindschaft bis zu ungeahnten Aggressionen aus.

Liselotte Mettler berichtete, dass es Menschen gab, die sich durch das „sündige Handeln" des Kieler Teams provoziert fühlten. „Hat Ihre Frau denn den Glauben an Gott verloren?", wollte ein renommierter Kieler Professor von ihrem Mann wissen. Ein anderer wohlmeinender Kollege in der Universitätsfrauenklinik nahm wiederum die Kritik an der extrakorporalen Befruchtung, die aus kirchlichen Kreisen kam, zum Anlass für den Rat: „Lilo, wir müssen uns täglich eine neue Ethik erarbeiten!"

„Da waren auch Menschen", so Liselotte Mettler, „die uns für unser Vorgehen bestrafen wollten. Sie sagten: ‚Wir bringen die um, die so etwas machen.'" Das Team um Liselotte Mettler und Semm erhielt Morddrohungen. Als sie dann auch noch eine Bombe unter ihrem Auto entdeckten, erbaten sie Polizeischutz. Mehrere Monate lang wurden sie von Polizisten Tag und Nacht bewacht. Auch bei einer schwierigen Geburt in der Klinik durfte Liselotte Mettler nicht allein nachts in das nur wenige Gehminuten entfernte Gebäude laufen, sondern wurde von einem Polizisten begleitet. Für ein paar Monate lebten sie in einem tatsächlichen Ausnahmezustand.

Kritik an der künstlichen Befruchtung kam unter anderem von radikalfeministischer Seite – mitunter mit „handfesten Argumenten" –, erinnert sich Liselotte Mettler. Auf das Konto der Gruppe „Rote Zora" ging der Einbruch in das Reproduktionsbiologische Labor, bei dem Geräte und wissenschaftliches Material zerstört wurden. Der Versuch, mit der Gruppe zu diskutieren, scheiterte. Die Frauenbewegung blieb bei ihrer Ansicht, dass IVF gegen das Interesse der Frauen gerichtet sei.

72 „‚Die Mutter strahlte über ihr dreifaches Glück'" Ihre Jungs aus der Retorte sind wohlauf.", *Kieler Nachrichten*, 31. Dezember 1983, S. 16.

Es bedurfte, so Liselotte Mettler im Rückblick auf die damalige Zeit der Kritik und der Ausgrenzungen, insgesamt viel Zeit und Aufklärungsarbeit, um die vorhandenen Fehleinschätzungen zu widerlegen.

Auf die Stellung Liselotte Mettlers innerhalb der Klinik hatten sich ihre Erfolge bei den Maßnahmen zur künstlichen Befruchtung nicht nennenswert ausgewirkt. Einige Kollegen behielten ihre Distanz, andere sahen sich in ihrer – wenn auch späten – Einschätzung bestätigt und erkannten die damit verbundenen Marktchancen. Dazu zählte auch Semm, der allerdings skeptisch blieb, ob die laparoskopisch entwickelten Follikelpunktionstechniken jemals weltweit anerkannt würden. Wieder andere blieben bei ihrer abwartenden Haltung; nur wenige teilten anfangs die Begeisterung des ausführenden Ärzteteams um Liselotte Mettler.

Als Dozentin gewann Liselotte Mettler an Reputation bei den Studenten sowie als Referentin bei auswärtigen wissenschaftlichen Auftritten. Auch kamen Kollegen von anderen Kliniken, um in Kiel die Retortenbabys zu sehen und sich über die Technik der Reproduktionsmedizin zu informieren. Dann gab es jene kinderlosen Paare, die sich – auch dadurch motiviert – in immer stärkerem Maße für eine extrakorporale Befruchtung interessierten.

Insgesamt wandelte sich in der Folgezeit die Einstellung in der Öffentlichkeit zu diesem Verfahren weg von der Skepsis hin zur Anerkennung als eine erfolgreiche Methode der Sterilitätsbehandlung.[73] Zunehmend wurde die extrakorporale Befruchtung von Patientinnen als reale Möglichkeit zur Erfüllung des Kinderwunsches wahrgenommen.

In der Kinderwunschsprechstunde der Kieler Universitätsfrauenklinik stieg die Nachfrage nach einer zielgerichteten IVF-Behandlung kontinuierlich an und führte zu Wartelisten für die Aufnahme in ein IVF-Programm.[74]

Rückblickend meinte Liselotte Mettler zu den damaligen Leistungen in Kiel im Bereich der IVF:

> Wir waren nicht immer erfolgreich, aber wir haben doch viel erreicht. Insgesamt 241 Kinder sind allein zwischen 1983 und 1994 unter meiner Aufsicht mit Einsatz von IVF/ET[75] an der Kieler Frauenklinik geboren worden. Natürlich freue ich mich darüber, dass diese Technik trotz anfänglicher Widerstände in Medizin und Wissenschaft sowie in der Bevölkerung inzwischen weltweite Routine geworden ist und vielen kinderlosen Eltern den Kinderwunsch erfüllen kann.[76]

---

73 Beispielhaft war der 1983 in Kiel gegründete Verein Extrakorporaler Befruchtung (ECB), der sich als Selbsthilfeverein kinderloser Paare und IVF-Patientinnen verstand und schließlich bundesweit agierte.

74 Siehe dazu Liselotte Mettler und S. Buck, *Reproduktionstechnologien in der Sterilitätsbehandlung (Rückblick über 10 Jahre IVF-ET an der Universitäts-Frauenklinik Kiel)*, in: *Festschrift zum 65. Geburtstag von Kurt Karl Stephan Semm*, Forschungsergebnisse an der Universitäts-Frauenklinik und Michaelis-Hebammenschule Kiel, o. D. [Kiel 1992].

75 Siehe im Anhang die Tabelle 13 „Geborene Kinder nach IVF/ET an der Universitäts-Frauenklinik Kiel 1982–1994“ sowie das Diagramm 12 „IVF/ET an der Universitäts-Frauenklinik Kiel 1982–1994“.

76 Folgerichtig appelliert Liselotte Mettler an alle jene, die ihren Kinderwunsch bisher nicht erfüllen konnten, „alle Möglichkeiten des dritten Jahrtausends“ zu nutzen (UKSH-Broschüre „Unerfüllter Kinderwunsch?“, Neuauflage 2006, S. 5).

Erfolge in der Anwendung neuer Techniken

„Zur Erfüllung des Kinderwunsches haben wir", so Liselotte Mettler, „stets die ganze Skala der Möglichkeiten ausgenutzt; IVF war nur eines der Behandlungskonzepte."[77]

Eine erfolgreiche Wechselwirkung gab es zwischen der Endoskopie, einem Feld, in dem die Kieler Universitätsfrauenklinik besonders gut aufgestellt war, und der Reproduktionsmedizin. Beide Bereiche profitierten wechselseitig von der jeweiligen Fortentwicklung. Beispielhaft dafür waren als Folge der von Semm entwickelten endoskopischen Instrumente die Herstellung und der Einsatz der ersten Follikelpunktionsnadeln. Die ihnen entgegenbrachte Wertschätzung und Unterstützung aus der Endoskopie waren für die Mitwirkenden in der Reproduktionsmedizin von großer Bedeutung. „Umgekehrt wirkte sich", so Liselotte Mettler, „der Aufschwung der Reproduktionsmedizin und der Infertilitätstherapie aufgrund des damit für die Frauenklinik generell verbundenen Reputationsgewinnes mittelbar positiv für die Endoskopie aus."

Probleme im Zusammenwirken gab es für die Reproduktionsmedizin mit der Anästhesie bei dem Einsatz der Narkose für die Eizellgewinnung. Wenn in der Gynäkologie eine Follikelpunktion unter Narkose erfolgen sollte, „mussten wir", berichtete Liselotte Mettler,

> anfangs stets zurückstecken. Die meinten immer, wir können warten. Obwohl wir nicht warten konnten. Wir mussten die Narkose auf den Punkt bekommen. Wenn das Ei erst gesprungen ist, ist es für die Punktion zu spät; wenn man zu früh punktiert, ist die Eizelle noch nicht reif. Deshalb kommt es dabei schon auf Stunden an. Das alles zu koordinieren, gelang später durch präzisere Monitoringsysteme sehr viel besser.

Als Anfang der 1990er Jahre die IVF um die Intrazytoplasmatische Spermieninjektion (ICSI)[78] zur Behandlung der Unfruchtbarkeit des Mannes ergänzt wurde, waren viele beunruhigt. Die Sorgen galten möglichen gesundheitlichen Risiken für die durch ICSI gezeugten Kinder. Auch der Gemeinsame Bundesausschuss hatte Sorge, dass ICSI mit

---

77 Zu den heute bekannten Maßnahmen zur künstlichen Befruchtung zählen: intrauterine Insemination (IUI), In-vitro-Fertilisation und Embryotransfer (IVF und ET), intratubarer Gametentransfer (GIFT), intrazytoplasmatische Spermieninjektion (ICSI), intratubarer Zygotentransfer (ZIFT), microchirurgische epididymale Spermienaspiration (MESA) sowie testikuläre Spermienextraktion (TESE), siehe dazu UKSH-Broschüre „Unerfüllter Kinderwunsch?", Neuauflage 2006, S. 37 ff.

78 Bei einer ICSI wird eine einzelne Samenzelle mit einer sehr feinen Nadel direkt in eine Eizelle eingeführt (injiziert), die zuvor dem Eierstock der Frau entnommen worden ist. Die intrazytoplasmatische Spermieninjektion (ICSI) wurde eher per Zufall durch den amerikanischen Gastarzt Gianpiero Palermo in Belgien an der Freien Universität Brüssel entwickelt, siehe dazu Gianpiero Palermo, Hubert Joris, Paul Devroey, André C. Van Steirteghem: Pregnancies after intracytoplasmic injection of single spermatozoon into an oocyte. In: *The Lancet*, 340, Ausgabe 8810, 04.07.1992, S. 17 f. Relativ schnell nach Einführung der ICSI zeigte sich die ICSI auch der in Asien entwickelten SUZI deutlich überlegen, siehe Van Steirteghem, André C et al. „High fertilization and implantation rates after intracytoplasmic sperm injection" in *Human Reproduction*, 8, Ausgabe 7, Juli 1993, Oxford, S. 1061–1066.

einem erhöhten Fehlbildungsrisiko verbunden sein könnte.[79] In daraufhin durchgeführten Untersuchungen konnten signifikante Unterschiede bei der Risikoerhöhung zwischen IVF und ICSI dagegen nicht festgestellt werden. Allerdings wurden durch die *Richtlinien zur Künstlichen Befruchtung* Ärzte, die reproduktionsmedizinische Leistungen anboten, verpflichtet, über ein erhöhtes Fehlbildungsrisiko bei ICSI oder IVF im Vergleich zur natürlichen Empfängnis zu informieren. Dies war umso wichtiger, als oft argumentiert wurde, dass sich das Risikopotenzial bei künstlicher Befruchtung ändert, auch wenn die Gründe damals wahrscheinlich zumindest teilweise falsch benannt wurden.

Um die Frage nach möglichen Gesundheitsrisiken für die Kinder bei der Anwendung von ICSI zu beantworten beziehungsweise auszuschließen, wurden in der Kieler Universitätsfrauenklinik alle Kinder nach der Geburt engmaschig und langfristig nachuntersucht, und zwar direkt nach der Geburt, dann erneut nach drei Monaten und dann wieder nach sechs Monaten. Es konnten keine besonderen Risiken festgestellt werden. „Außerdem haben wir", sagte Liselotte Mettler, „nach zwei, drei Jahren gefunden, dass keine Unterschiede entstanden waren. Dass eben das Entweder-oder-Prinzip gilt: Entweder wird die Eizelle befruchtet, oder sie wird nicht befruchtet. Und wenn sie befruchtet wird, entstehen bei dieser Methode auch nicht mehr Schäden als üblich."[80]

Die extrakorporale Befruchtung, meist durch ICSI, ist auch Voraussetzung für die Präimplantationsdiagnostik (PID).[81] Laut dem *Dritten Bericht der Bundesregierung über die Erfahrungen mit der Präimplantationsdiagnostik* von 2024 ist die PID im Embryonenschutzgesetz (ESchG) grundsätzlich verboten. Sie darf nur in engen Grenzen sowie in zugelassenen PID-Zentren und nach zustimmender Stellungnahme einer interdisziplinär zusammengesetzten Ethikkommission durchgeführt werden.[82]

79 Bertelsmann, Hilke et al.: „Das Fehlbildungsrisiko bei extrakorporaler Befruchtung" in: *Deutsches Ärzteblatt*, Jg. 105, Heft 1–2 (7. Januar 2008), S. 9 f.

80 Die Aussage, dass kein erhöhtes Risiko bei ICSI im Vergleich zu Nicht-ICSI, unter Berücksichtigung vieler Faktoren besteht, wird u. a. bestätigt durch 1. eine große Kohortenstudie in Australien mit ca. 3.600 Kindern bei Eintritt in die Schule in ihrer Entwicklung im Vergleich zu IVF-Kindern Kennedy, Amber L. et al.: School-age outcomes among IVF and ICSI-conceived children: a causal inference analysis using linked population-wide data. In: *BMC Medicine*, 23 (2025), Art.-Nr. 194; 2. eine internationale Studie zu neuroentwicklungsbezogenen Störungen im Vergleich zu Nicht-ICSI Wang, C.-W. et al.: Association between intracytoplasmic sperm injection and neurodevelopmental outcomes among offspring, in: *PLoS One* 16(9) (2021),; 3. eine Meta-Analyse älterer Studien in Norwegen für große Fehlbildungen bei ICSI gegenüber Standard-IVF Lie, R. T. et al.: Birth defects in children conceived by ICSI compared with children conceived by other IVF methods: a meta-analysis, in: *International Journal of Epidemiology* 34(3) (2005), S. 696–701. Allerdings sind einige wenige Risiken leicht erhöht oder zumindest nicht ganz ausgeschlossen.

81 Nach diesem Verfahren wird der in der Reproduktionsmedizin zur genetischen Untersuchung von Zellen nach künstlicher Befruchtung (in vitro) gezeugte Embryo in die Gebärmutter eingesetzt.

82 Drucksache 20/10.060, 20. Wahlperiode, 12. Januar 2024. Der erste Bericht, BT-Drucksache 18/7020, 10. Dezember 2015, behandelt die ersten Jahre nach Inkrafttreten des Gesetzes zur Regelung der PID

Liselotte Mettler verweist in diesem Zusammenhang auf die internationalen Entwicklungen zu diesem Verfahren: Danach wird am vierten Tag begutachtet, ob eine Eizelle befruchtungsfähig (euploid) oder nicht befruchtungsfähig (aneuploid) ist. Das geschieht vor dem Hintergrund, dass sich 20 bis 30 Prozent der Eizellen – oder vielleicht 40 bis 60 Prozent bei Frauen um 40 Jahre – von vornherein gar nicht befruchten lassen. Liselotte Mettler hält somit PID für sehr sinnvoll. „Aber", so Liselotte Mettler, „auch dies wurde wiederum als zu viel Manipulation angesehen und ist somit nur unter ganz strengen Auflagen und für wenige Indikationen zugelassen."

Standen im Zentrum der öffentlichen Auseinandersetzung mit der Reproduktionsmedizin zunächst die Gefahr von Missbildungen bei Föten, der künstliche Charakter von IVF, die Folgen für etablierte Familienstrukturen, die moralische Integrität der beteiligten Ärzte und Wissenschaftler sowie die Ethik der medizinischen Forschung, so verschob sich die Debatte ab Mitte der 1980er Jahre. Nunmehr wurde zunehmend Kritik an einer Kommerzialisierung des Kinderkriegens geübt. Dies ist auch vor dem Hintergrund zu sehen, dass die IVF, über ihre Funktion als eine Schlüsseltechnologie der Reproduktionsmedizin hinaus, zu einer Vielzahl weiterer reproduktionsmedizinischer Verfahren wie dem Einfrieren menschlicher Keimzellen (Kryokonservierung) oder der Eizellspende geführt hat. Damit waren sicherlich auch wirtschaftliche Interessen verbunden.

In den 1985 aufgestellten *Richtlinien zur Durchführung der In-vitro-Fertilisation*[83] war die Reproduktionsmedizin tendenziell als besonders anfällig für eine weitere Ökonomisierung benannt worden. Eine solche Entwicklung wurde zwar abgelehnt, zwischenzeitlich hatte sich dieser Bereich jedoch deutlich weiterentwickelt. Es entstanden Zentren und private Kliniken, die an der Reproduktionsmedizin viel Geld verdienten. Pharmaunternehmen verdienten mit den zur IVF-Behandlung notwendigen Hormonpräparaten; Samenbanken und Leihmutteragenturen wurden eröffnet. Labore

(2011). Als Beschluss des Bundeskabinetts vom 22. Januar 2020 liegt der *Zweite Bericht der Bundesregierung über die Erfahrungen mit der Präimplantationsdiagnostik* mit Daten bis Ende 2018 vor. Der *Dritte Bericht der Bundesregierung über die Erfahrungen mit der Präimplantationsdiagnostik*, übermittelt am 12. Januar 2024, erfasst den Zeitraum 2019 bis 2022. Es gibt bislang kein abgeschlossenes aktuelles Gesetzesvorhaben, das eine konkrete Änderung der PID-Regelung beschlossen hätte. Im Koalitionsvertrag der vorherigen Bundesregierung war eine Modernisierung der Gesetzgebung zur Reproduktionsmedizin vereinbart, aber nicht umgesetzt worden. Die Ethikkommission hat Empfehlungen im April 2024 u. a. zur Eizellspende und einer begrenzten Liberalisierung der Leihmutterschaft vorgelegt, die aber nicht legislativ umgesetzt wurden. Die Deutsche Gesellschaft für Andrologie (DGA) und andere Fachgesellschaften fordern, dass die neue Bundesregierung die PID-Regelung und generell die Regelungen der Reproduktionsmedizin überarbeitet. Das Kabinett von Nordrhein-Westfalen hat einen Gesetzentwurf beschlossen, der die Zulassungsbehörde für PID-Zentren regelt und darauf abzielt, dass Qualitätsstandards gewahrt werden.

83 *Richtlinien zur Durchführung der In-vitro-Fertilisation und des Embryotransfers als Behandlungsmethode der menschlichen Sterilität*, beschlossen auf dem 88. Deutschen Ärztetag vom 14. bis 18. Mai 1985 in Travemünde.

verdienten daran, vor allem wegen erforderlicher aufwendiger und regelmäßiger Untersuchungen. Für die Arztpraxen rechnete es sich wegen der damit verbundenen hohen Eigenleistung und der Verwaltung eines deutlich höheren Budgets als desjenigen einer normalen Vorsorgepraxis. Insofern ist davon die Rede, dass sich „innerhalb eines Jahrzehnts die Reproduktionsmedizin von einer Forschungsnische zu einem etablierten Forschungsbereich“ entwickelt habe.[84]

Liselotte Mettler verweist dafür auch auf die Lage an den Universitäten am Beispiel des UKSH in Kiel. Danach hatte die Universität zunächst keine Investitionen in die Reproduktionsmedizin getätigt. Semm als Ordinarius hatte zwar die Reproduktionschirurgie propagiert, sah IVF aber auf einem Nebengleis. Erst sein Nachfolger Jonat richtete eine eigene Abteilung für Reproduktionsmedizin am Universitätsklinikum ein.

Die künstliche Befruchtung hat insgesamt einen deutlichen Aufschwung genommen. Die Zahl der behandelten Fälle ist enorm angestiegen; in einigen Zentren und in privaten Kliniken werden Tausende Behandlungen pro Jahr durchgeführt. Dazu Liselotte Mettler: „IVF ist ein millionenschweres Geschäftsfeld geworden. IVF hat starke Auswirkungen auf das Gesamtbudget des Gesundheitssystems, vor allem im privaten Sektor. Und es hat wesentlich zur Erfüllung eines Kinderwunsches bei vielen Paaren beigetragen.“

Richtlinien und Leitlinien für die IVF-Technik

„Anfangs“, so Liselotte Mettler, „mussten wir für die Anwendung der IVF-Technik in Kiel unsere eigenen ethischen Regeln aufstellen, da es keine gab und sich niemand dafür interessierte.“ 1982 wurden dann an der Universitätsfrauenklinik Kiel als Vorgabe für eine Sterilitätsbehandlung *Richtlinien*[85] *für diagnostische und therapeutische Schritte im Rahmen der In-vitro-Fertilisation* erlassen:

- Die In-vitro-Fertilisation (IVF) erfolgt als Sterilitätsbehandlung nur unter Einhaltung einer strengen Indikationsstellung.
- Die IVF erfolgt nach psychischer, endokriner, anatomisch funktioneller und immunologischer Abklärung beider Partner. – Befruchtungen von Eizellen mit Spenderspermien werden nicht durchgeführt; ebenso nicht Embryospende und Ersatzmütter.
- Jede Manipulation an Keimzellen und an Embryonen außerhalb der für die Therapie mit IVF notwendigen Schritte ist unzulässig.
- Alle durchgeführten Maßnahmen sind vollständig zu protokollieren.

84 Siehe auch Ernst Siebzehnrübel, „Aktueller Stand der IVF- und GIFT-Therapie in der Bundesrepublik Deutschland. Bericht vom 3. Bundesdeutschen Auswertungsseminar IVF/GIFT 1989 in Erlangen“, in: *Fertilität*, Bd. 6, H. 1 (März 1990), S. 43–39. Siehe auch Lehner-Renken, D., Zwischen Markt und Moral. Reproduktionsmedizin und ihre Akteure in der Bundesrepublik der 1980er-Jahre, in: *Zeithistorische Forschungen/Studies in Contemporary History*, Online-Ausgabe, 17 (2020), H. 2; (Zugriff 15.01.2026).

85 18. Jahresbericht der Christian-Albrechts-Universität Kiel, Zentrum Operative Medizin 1, Abteilung Frauenheilkunde und MICHAELIS-Hebammenschule, 1988, S. 46.

In seiner Ansprache auf dem Deutschen Ärztetag vom 10. bis 14. Mai 1983 in Kassel stellte Karsten Vilmar[86], damaliger Präsident der Bundesärztekammer und des Deutschen Ärztetages, fest: Die Behandlung der menschlichen Sterilität mittels In-vitro-Fertilisation werfe eine Reihe schwerwiegender ärztlicher, ethischer und rechtlicher Fragen auf, die grundsätzlicher Erörterung und verbindlicher Entscheidungen auf der Basis eines breiten Konsenses der Gesellschaft bedürfen. Dafür reiche das im Vorjahr erstellte IVF-Register nicht aus.[87]

Kurt Semm betonte in seinem Beitrag auf dem Ärztetag, dass Ärzte erstmals in der Geschichte der Medizin „kreativ“ gegen die Ursachen von Unfruchtbarkeit vorgegangen seien: Von 22 deutschen EKB-Zentren[88] hatten acht 102 Geburten mit 131 Kindern gemeldet, die von 1982 bis März 1985 zur Welt gekommen waren.[89]

Um angesichts nicht geklärter rechtlicher Fragen und schwieriger ethischer Probleme zu richtungsweisenden Beschlüssen zu kommen, wurde eine interdisziplinäre, berufsübergreifende Kommission berufen, der auch Semm und Mettler angehörten. Diese Kommission der Bundesärztekammer (BÄK), bestehend aus Medizinern, Juristen, Theologen, Moralphilosophen und Angehörigen staatlicher Forschungseinrichtungen, unterzog sich der Aufgabe, Richtlinien zur Durchführung von In-vitro-Fertilisation (IVF) und Embryo-Transfer (ET) als Behandlungsmethode der menschlichen Sterilität zu erarbeiten und dem 88. Deutschen Ärztetag vorzulegen.[90]

Zeitgleich richtete das Bundesministerium für Justiz (BMJ) gemeinsam mit dem Bundesministerium für Forschung und Technologie (BMFT) eine Arbeitsgruppe „In-vitro-Fertilisation, Genomanalyse und Gentherapie“ ein, umgangssprachlich „Benda-Kommission“ genannt, der Semm und Mettler ebenfalls angehörten. Schließlich berief der Deutsche Bundestag 1984 die Enquete-Kommission zum Thema „Chancen und Risiken der Gentechnologie“, die ihren Bericht 1986 vorlegte.

Zur Zusammensetzung der Kommissionen meinte Liselotte Mettler im Rückblick:

> Frauen – vor allem aus der ärztlichen Praxis – und Männer waren gleichermaßen vertreten. Jedoch war etwa die Hälfte der Mitglieder Ethiker oder Theologen, also deutlich mehr als Biologen oder Mediziner. Eigentlich war das eine falsche Relation, aber einer – so sagten sie – muss ja die Mediziner bremsen, sonst marschieren sie davon. Es sollten Richtlinien aufgestellt werden vor allem zur Wahrung ethischer Grundsätze bei der Forschung an menschlichen Embryonen. Immer

---

86 Karsten Vilmar (* 24. April 1930 in Bremen; † 16. Oktober 2024 in Bremen), deutscher Chirurg und Standespolitiker. Die Teilnahme an dem bereits 1982 erstellten IVF-Register, dessen Ziel die Erfassung aller derartigen Behandlungen war, um einen bundesweiten Standard abbilden zu können, war damals nicht verbindlich.

87 Karsten Vilmar, in „88. Deutscher Ärztetag“, Lübeck-Travemünde, 14.–18. Mai 1985: *Deutsches Ärzteblatt* 82 (29. Mai 1985), H. 22, S. 1649.

88 EKB hier: Zentrum für Extrakorporale (künstliche) Befruchtung.

89 Kurt Semm, „Derzeitiger Stand der In-vitro-Fertilisation“, in „88. Deutscher Ärztetag“, Lübeck-Travemünde, 14.–18. Mai 1985: *Deutsches Ärzteblatt* 82 (29. Mai 1985), H. 22, S. 1683 f.

90 „88. Deutscher Ärztetag“, Lübeck-Travemünde, 14.–18. Mai 1985: *Deutsches Ärzteblatt* 82 (29. Mai 1985), H. 22, S. 1681.

> wieder kommt das Ethische, das in Deutschland wegen der NS-Vergangenheit eine ganz besondere Rolle spielt.[91]

Die Reproduktionsmediziner sahen die BÄK-Arbeitsgruppe als Chance, die Rahmenbedingungen ihrer Tätigkeit im eigenen Interesse mitzubestimmen. Mettler und Semm forderten, die Zulassung einer Einrichtung zur IVF-Durchführung von medizinisch-technischer Ausstattung und fachlicher Qualifikation abhängig zu machen, die sie in vielen kleineren IVF-Praxen nicht gewährleistet sahen.[92] Liselotte Mettler erklärte sich zwar mit dem dann erarbeiteten Richtlinienentwurf „vollständig einverstanden“[93], sah in der weiteren Entwicklung der Reproduktionsmedizin auch die ethisch-moralischen Probleme, teilte jedoch die von Krebs geäußerten erheblichen Bedenken bezüglich einer „allzu restriktiven Formulierung“ der Richtlinien zur Forschung mit menschlichen Embryonen.

Den Delegierten des 88. Deutschen Ärztetages[94] wurden dann die von der Kommission erarbeiteten *Richtlinien zur Durchführung der In-vitro-Fertilisation und des Embryotransfers als Behandlungsmethode der menschlichen Sterilität* zur Beschlussfassung vorgelegt. Ingeborg Retzlaff[95], damalige Vizepräsidentin des Deutschen Ärztetages, stellte als Begründung für die Inhalte der Richtlinien das Besondere des ärztlichen Handelns bei der extrakorporalen Behandlung heraus: „Bisher war die Zeugung des Menschen ein Vorgang, der sich dem ärztlichen Handeln, also dem Handeln Dritter, entzog. Nun aber greifen Ärzte primär kreativ in den originären Schöpfungsvorgang ein. Dadurch wird der Arzt im besonderen Maße zum ‚handelnden Dritten‘, der mit einer

---

91 In der Diskussion verweist Liselotte Mettler ausdrücklich auf die für die NS-Vergangenheit und Biopolitik maßgeblichen Themenbereiche: Im Nationalsozialismus spielte die „Selektion“ insofern eine große Rolle, als damit die Anerkennung eines nach dem NS-Verständnis „guten Menschen“ bei der Auslese von Bedeutung war und aberkannt wurde, dass alle Individuen gleiche Rechte und Chancen haben. Die Eugenik, die „Erbgutpflege“, wurde von den Nationalsozialisten bereits Anfang der 1930er Jahre als „Reinhaltung des deutschen Blutes“ propagiert und 1933 mit dem „Gesetz zur Verhütung erbkranken Nachwuchses“ in Kraft gesetzt. Danach konnten Menschen mit Krankheiten wie Epilepsie, Schizophrenie oder „angeborenem Schwachsinn“ zwangsweise sterilisiert werden – und es wurden bis 1945 ca. 400.000 Menschen zwangssterilisiert. Zum NS gehörten Menschenversuche, bei denen in Konzentrationslagern grausame Experimente an Menschen ohne deren Einwilligung durchgeführt wurden, oft mit Bezug zu Medizin, Genetik oder Fortpflanzung, u. a. Versuche zur Zwillingsforschung oder Experimente an Schwangeren. Schließlich gab es „Euthanasie“-Programme, die dazu führten, dass „zigtausend“ Menschen mit Behinderungen ermordet wurden, weil sie als „lebensunwert“ galten und die Gesellschaft von „erblich belastetem“ und „unnützem Leben entlastet“ werden sollte.

92 Vgl. Brief von Liselotte Mettler an Hanns Peter Wolff, 13. Februar 1985, in: BArch, B 417/2161.

93 Vgl. Brief von Liselotte Mettler an Hanns Peter Wolff, 13. Februar 1985, in: BArch, B 417/2161.

94 Der 88. Deutsche Ärztetag fand vom 14. bis 18. Mai 1985 in Travemünde statt.

95 Ingeborg Retzlaff (* 18. August 1929 in Swinemünde; † 17. September 2004 in Lübeck), deutsche Frauenärztin, Geburtshelferin, Psychotherapeutin und Standespolitikerin.

großen Verantwortung belastet wird".[96] Liselotte Mettler unterstützte diese Position nachdrücklich.

Über die Behandlung des Entschließungsantrages durch den Ärztetag wurde berichtet: „Mit den mit großer Mehrheit angenommenen Richtlinien wurde die IVF als medizinisches Verfahren zur Behandlung von Sterilität anerkannt. Sie sollte unter Nachweis einer medizinischen Indikation und nur bei verheirateten Paaren von ausgebildeten Reproduktionsmedizinern durchgeführt werden dürfen. Wie von Semm und Mettler gefordert, wurden umfangreiche fachliche, personelle und technische Kriterien für die Einrichtungen festgelegt, in denen IVF-Behandlungen ausgeführt werden sollten. In diesem Zusammenhang war auch ihre Kritik zu sehen, dass die Richtlinien zu sehr auf die Forschung ausgerichtet waren und die praktische Behandlung von Patienten vernachlässigten. [...] Die Delegierten stimmten zwar gegen eine Erzeugung menschlicher Embryonen zu Forschungszwecken und legten fest, dass nur so viele Embryonen produziert werden dürften, wie es für die Behandlung sinnvoll erschien. Es konnte jedoch Ausnahmen geben, wenn sie ‚der Verbesserung der Methode oder dem Wohl des Kindes' oder ‚hochrangigen Forschungszielen' dienten. [...] Hinsichtlich der Kommerzialisierung der Reproduktionsmedizin einigten sich die Delegierten darauf, dass neben der Leihmutterschaft ebenso der ‚Kauf und Verkauf von Embryonen' abzulehnen sei. Die ‚ärztliche Mitwirkung dabei ist standeswidrig'."[97]

Hinsichtlich der Schwerpunkte der Richtlinien war Liselotte Mettler der Auffassung, dass die reproduktionsmedizinische Forschung die Anwendung ihrer Ergebnisse in der Praxis zwar wissenschaftlich untermauern müsse, dass bei der Umsetzung jedoch die Patientin und deren Behandlung im Mittelpunkt stehen sollen. Die Akademisierung der Diskussion gehe an der Patientenversorgung und dem einfachen Kinderwunsch der Patientinnen vorbei. In ihrer Einschätzung der damals der Forschung und den Ärzten gesetzten Grenzen der Embryonenforschung machte sie auf die besondere Situation in Deutschland aufmerksam. Damals forderten die Ethiker strikte Zurückhaltung unter dem Leitsatz: „Es darf keine Selektion von Menschen gemacht werden." Dadurch entstand nach Liselotte Mettlers Meinung eine in sich widersprüchliche Situation: Einerseits stelle der Embryologe anhand von Laboruntersuchungen fest, dass sich ein Embryo innerhalb eines gewissen Zeitraumes unregelmäßig geteilt habe, also nicht besonders aussichtsreich für eine erfolgversprechende extrakorporale Befruchtung sei. Bereits dadurch führe der Embryologe schon eine Selektion durch. Grundsätzlich hänge das Ergebnis der künstlichen Befruchtung in Bezug auf erfolgreiche Schwangerschaften und Geburten von der Selektion der besten Eizellen und des besten Embryos im Blastozysten-Stadium ab. Insofern müsse wissenschaftlich und patientengerecht

96 „88. Deutscher Ärztetag", Lübeck-Travemünde, 14.–18. Mai 1985: *Deutsches Ärzteblatt* 82 (29. Mai 1985), H. 22, S. 1688.

97 „88. Deutscher Ärztetag", Lübeck-Travemünde, 14.–18. Mai 1985: *Deutsches Ärzteblatt* 82 (29. Mai 1985), H. 22, S. 1690.

selektioniert werden. Andererseits dürfe man nach deutschen Gesetzen eben keine Selektion machen, weil man dann den Menschen schon so früh selektionieren würde. Dies sei letztendlich eine Frage der Ethik.

Anders als in Deutschland, wo es gelte, ein geschichtliches Dilemma abzuarbeiten, hätten es die Nachbarländer auf diesem Feld nicht mit einer solchen Hypothek zu tun. „Sie können“, so Liselotte Mettler,

> die reine Essenz betrachten. Sie sagen: ‚Wir haben ein medizinisches Problem oder eine medizinische Herausforderung und wir haben ethische Bedenken und das müssen wir in Einklang bringen.‘ In Deutschland sind die Regeln dagegen so strikt, dass sie uns leider jetzt immer noch hindern. Und immer wieder werden Sitzungen stattfinden, um die Grenzen zu lockern.[98]

Die Richtlinien an sich lösten ein sehr gemischtes Echo aus. Die *FAZ* deutete die Verabschiedung der Richtlinien durch die BÄK als ein Signal, dass Ärzte sich ihrer Verantwortung stellen und sich explizit gegen Leihmutterschaft und Forschung mit Embryonen positionieren würden. *Die Zeit* und *Der Spiegel* sahen in den Richtlinien und auch in dem Bericht der „Benda-Kommission“ eher „eine Barriere aus Papier, die nur symbolischen Wert haben dürfte“[99].

Liselotte Mettler teilte die Kritik, dass die Richtlinien der BÄK die Forschung eingeschränkt hätten. „Wir konnten international nicht mehr mithalten mit dem, was andere gemacht haben.“ Insbesondere gab es sehr deutliche Kritik an der Vernachlässigung einiger ethischer Fragestellungen. Für die Kieler, so Liselotte Mettler, stellte das Ethische allerdings kein Problem dar.

Um Kritik am IVF-Verfahren auszuräumen, bemühten sich viele Reproduktionsmediziner, das öffentliche Erscheinungsbild ihrer Profession zum Positiven zu beeinflussen. Auch Liselotte Mettler trat in Medien wie *Zeit* und *Spiegel* sowie *FAZ* als Interviewpartnerin auf, berichtete über medizinische Fortschritte, lud zur Besichtigung der Einrichtungen und der Verfahren von IVF vor Ort ein und beteiligte sich an Diskussionen

---

98 Gerade die Naturwissenschaftler wollen die Verschiebung der Grenzen. In der Diskussion gewinnen intrinsische moralische Werte an Bedeutung. Ein Blick auf den technischen Fortschritt wirft ähnliche Fragen wie hier in der Medizin auf. Siehe dazu auch Hans Harald Bräutigam, „Riskanter Reiz der Technik. Reproduktionsmediziner erproben stets neue Werkzeuge. Hat die Moral bereits verloren?“, in: *Die Zeit*, Nr. 14, 31. März 1989.

99 Siehe dazu Reinhard Wandtner, „Richtlinien für die Befruchtung im Reagenzglas“, in: *FAZ*, Nr. 113, 17. Mai 1985, S. 9–10; Günter Haaf, „Hände weg von der Keimbahn. Auf der Suche nach einer neuen Bioethik“, abrufbar unter https://www.zeit.de/1985/21/haende-weg-von-der-keimbahn/komplettansicht, in: *Die Zeit*, (17. Mai 1985); „Barrieren errichtet“, abrufbar unter https://www.spiegel.de/spiegel/print/d-13514663.html, in: *Der Spiegel*, (20. Mai 1985), S. 223–224; Arthur Kaufmann, „Der prometheische Traum des Menschen. Fortpflanzung zwischen Technik und Strafrecht“, in: *FAZ*, Nr. 289, 12. Dezember 1985, S. 10 sowie Justin Westhoff, „Der schöne neue Mensch“, in: *Die Zeit*, Nr. 9, 24. Februar 1984 (Anm. 68), mit Verweis auf die Zeitschrift *Nature*. Vgl. auch Lehner-Renken, D., Zwischen Markt und Moral. Reproduktionsmedizin und ihre Akteure in der Bundesrepublik der 1980er-Jahre, in: Zeithistorische Forschungen/Studies in Contemporary History, Online-Ausgabe, 17 (2020), H. 2, S. 126 & S. 172.

zu ethischen Fragen. Auch sie nutzte die Medien, um das von diesen gezeichnete Berufsbild der Reproduktionsmediziner aktiv mitzugestalten. So empfing Liselotte Mettler mehrfach *Spiegel*-Reporter und ließ sich und ihr Team bei der Arbeit im Operationssaal und im Labor begleiten und fotografieren.[100] Die daraus hervorgegangenen Berichte betonten die sterile Umgebung der OP sowie den rein medizinischen Charakter der dort ausgeführten Behandlung. Neben Semm, der die mediale Aufmerksamkeit genoss, stand auch Liselotte Mettler – ungeachtet ihrer vielfältigen klinischen Aufgaben – gerne den Medien für zusätzliche Auskünfte zur Entwicklung der Reproduktionsmedizin und zu den damit verbundenen Fragestellungen zur Verfügung.

Wenige Monate nach dem Ärztetag 1985 veröffentlichte die *ZEIT* ein auf einem Interview mit Liselotte Mettler beruhendes Porträt. Sie wurde darin einerseits als „Ärztin aus Leidenschaft" und als „eine der wenigen Halbgöttinnen in Weiß" vorgestellt, andererseits als Mutter. In dem Artikel forderte Liselotte Mettler ihre Kritiker auf, mit betroffenen Paaren über deren ungewollte Kinderlosigkeit zu sprechen. Sie selbst hielt es auch im Sinne der medizinischen Ethik für erforderlich, zu helfen, wenn eine Frau oder ein Paar unter unerfülltem Kinderwunsch leide. „Dann ist es eine ärztliche Aufgabe, zu einer Schwangerschaft zu verhelfen." Bei ihrem Vorgehen sei Liselotte Mettler als Ärztin, wie es in dem Artikel auch hieß, gern „exakt", weil eine schwangere Frau kein langes Hin und Her vertrage. Diese sei mit ihrer hormonellen Umstellung beschäftigt und wolle klipp und klar vom Arzt hören, wie das Verfahren ablaufe.[101]

Der 1988 von der „Benda-Kommission" verabschiedete Bericht enthielt Empfehlungen zur Durchführung der In-vitro-Fertilisation, die bewusst hinter dem technisch Machbaren zurückblieben. Die dort enthaltenen Vorschläge zum Umgang mit reproduktionsmedizinischer Forschung und Praxis stimmten in großen Teilen mit den Richtlinien der BÄK überein. Sie gingen jedoch an jenen Stellen darüber hinaus, an denen sie die enge Verflechtung von Reproduktionsmedizin, Genomanalyse und Gentechnik feststellten und damit den Embryo in den Fokus rückten. Auf den Empfehlungen der „Benda-Kommission" basierte wiederum das am 1. Januar 1991 in Kraft getretene Embryonenschutzgesetz.[102] Es stellte jegliche verbrauchende Verwendung von Embryonen

---

100 Vgl. dazu auch Hans-Joachim Noack, „An der Schraube des Weltgeschehens", in: *Der Spiegel*, 16/1987, 6. April 1987 (Anm. 56). In *Die Neue Ärztliche*, 184 (25. September 1989), S. 7, wurde Liselotte Mettler in der Rubrik „Kollegen fragen – Experten antworten" zu möglichen Abortursachen bei immunologischer Infertilität zitiert.

101 Charlotte Kerner, „Ärztin aus Leidenschaft" in *Die Zeit*, 40/85, 27. September 1985.

102 Embryonenschutzgesetz vom 13. Dezember 1990 (BGBl. I S. 2746). Bereits im Februar 2020 hatte der Vorstand der Bundesärztekammer auf Empfehlung des Wissenschaftlichen Beirats ein Memorandum „Dreierregel, Eizellspende und Embryospende im Fokus – Memorandum für eine Reform des Embryonenschutzgesetzes" beschlossen. Im Ergebnis heißt es: „Mit Blick auf die hohe Qualität der medizinischen Versorgung in Deutschland ist insbesondere im Interesse des Schutzes von Mutter und Kind zu fordern, dass derzeit in Deutschland nicht geregelte oder verbotene Maßnahmen der assistierten Reproduktion überdacht und der Schutz des Embryos bzw. des Kindes aktualisiert werden. [...] Eine punktuelle Reform des ESchG ist notwendig, um Risiken sowie Belastungen zu vermeiden und eine entscheidende Verbesserung der Versorgungsqualität der Schwangeren und ihres Kindes sowie mehr

zu Forschungszwecken unter Strafe, gewährte der Forschung mit Embryonen jedoch Schlupflöcher.[103] Wie auch die Richtlinien der BÄK sah das Gesetz das Verbot von Leihmutterschaft und Eizellspende vor.

Die pauschale Ablehnung von Verfahren, die für eine weitere Ökonomisierung der Reproduktionsmedizin förderlich sind, betrachtete Liselotte Mettler als eine erhebliche Einschränkung. Überhaupt hielt sie das Embryonenschutzgesetz für eines der weltweit restriktivsten Gesetze zur Reproduktionsmedizin, das unter anderem Neuentwicklungen anhand neuer Erkenntnisse nicht zulasse. So haben sich im Ergebnis aufgrund der darin enthaltenen Einschränkungen jene warnenden Stimmen bewahrheitet, die einen „Befruchtungstourismus" in Länder mit liberalerer Gesetzgebung prognostiziert hatten. Ebenfalls hat das Verbot der Leihmutterschaft in Deutschland dazu geführt, dass viele Paare unter anderem nach Spanien und nach Polen reisten, um es zu umgehen. Es haben sich in Osteuropa sogar Zentren des boomenden „Reproduktionstourismus" gebildet.[104]

Auch das Verbot der Eizellspende kann Liselotte Mettler nicht nachvollziehen. Sie argumentierte, dass die Adoption eines fremden Kindes möglich sei, „die Eizellspende aber abgelehnt wird, wo die Frau diese doch austrägt und das Kind biologischer ihr

---

Rechtssicherheit für die Beteiligten zu erreichen." Siehe dazu: Bundesärztekammer (Hrsg.), „Dreierregel, Eizellspende und Embryospende im Fokus – Memorandum für eine Reform des Embryonenschutzgesetzes", in: *Deutsches Ärzteblatt*, Jg. 117 (2020), Heft 37, 11. Im April 2024 legte eine von der Bundesregierung eingesetzte Kommission zur reproduktiven Selbstbestimmung und Reproduktionsmedizin ihren Abschlussbericht vor. Darin werden u. a. vorgeschlagen: Legalisierung unter enger Regulierung der Eizellspende; Beibehaltung eines überwiegend restriktiven Umgangs mit Leihmutterschaft oder allenfalls eine eingeschränkte Liberalisierung; Diskussion über eine Reform der strafrechtlichen Regelungen, die derzeit im ESchG verankert sind. Fachgesellschaften und das Deutsche IVF-Register haben in einem offenen Brief (März 2025) die Abgeordneten des Bundestages aufgefordert, Reformen zügig umzusetzen. Sie betonen, dass das über 30 Jahre alte Embryonenschutzgesetz den heutigen medizinischen Möglichkeiten und gesellschaftlichen Realitäten nicht mehr gerecht wird. Die Deutsche Gesellschaft für Andrologie (DGA) hat in einem Presseartikel vom Februar 2025 Reformbedarf angemeldet und fordert die künftige Bundesregierung auf, die Empfehlungen der Expertenkommission in Gesetze zu überführen. Laut Newsletter der *Ärztezeitung* vom Oktober 2025 hat die Bundesregierung alle Erwartungen zur Reform der rigiden Regelung der Eizellspende in Deutschland gedämpft.

103 Schlupflöcher sind: Vor der Kernverschmelzung (also im Stadium der Vorkerne) gilt die befruchtete Eizelle noch nicht als Embryo im Sinne des Gesetzes. Forschung und Manipulation an Eizellen im Vorkernstadium sind nicht vom Gesetz verboten. Explizit nicht verboten ist der Import aus dem Ausland von embryonalen Stammzelllinien, sofern diese vor dem Stichtag 1. Mai 2007 gewonnen und nur wenn sie im Ausland nicht ausschließlich zu Forschungszwecken erzeugt wurden. Ferner ist Forschung an einem nicht mehr lebensfähigen Embryo, der möglicherweise nicht mehr als „entwicklungsfähiger" Embryo gilt, rechtlich nicht explizit verboten. Die Verwendung von iPS-Zellen unterliegt nicht dem Embryonenschutzgesetz, da sie künstlich aus adulten Körperzellen und nicht aus Embryonen gewonnen wurden.

104 *Unterrichtung durch die Bundesregierung: Kabinettbericht zur künstlichen Befruchtung beim Menschen*, Deutscher Bundestag, 11. Wahlperiode, Drucksache 11/1856, 23. Februar 1988.

eigenes ist als das adoptierte. Das ist doch ein Widerspruch!“ Insofern meinte Liselotte Mettler, dass die Eizellspende ebenfalls in Deutschland möglich sein solle. Aber auch in diesem Fall werde, wie sie sagte, das Argument der Selektion gebraucht, um die Ablehnung in Deutschland zu begründen. Und: „In Deutschland muss argumentativ immer die Ethik herhalten und wird stets vorgeschoben.“

Zu der in diesem Zusammenhang geführten Diskussion betonte Liselotte Mettler, wie wichtig es sei, dass Richtlinien überhaupt aufgestellt würden. „Aber in den Diskussionen fand ich stets, dass die Einstellungen zu eng waren, sodass sie uns kaum Freiraum ließen.“ Sie führte das zurück auf die deutsche Restriktivität in all diesen Fragen.

Liselotte Mettler hatte schon als Austauschschülerin in den USA erlebt, dass sie als Deutsche unter einer besonderen Beobachtung stand. Jeder war damals skeptisch, wenn von irgendwelchen Deutschen überhaupt die Rede war. Insofern konnte sie die mahnenden Worte in der damals geführten Diskussion zur Reproduktionsmedizin zwar nachvollziehen, fand sie jedoch aus professioneller Sicht und angesichts ihres eigenen theologischen, medizinischen und ethischen Hintergrundes übertrieben.

Als problematisch sieht Liselotte Mettler nicht die extrakorporale Befruchtung an, wohl aber das Klonen. Dort zeige ihr, wie sie sagt, ihr inneres, moralisches Gefühl Grenzen auf. Am extremsten sei ihrer Meinung nach die Entwicklung einer Chimäre. Zwar sei es möglich, eine menschliche Zelle mit einer tierischen Zelle zusammenzubringen, nur, um zu schauen, was für ein Wesen aus Mensch und Tier entstehen könne. Und obwohl es unwahrscheinlich sei, dass ein Mensch dies bewusst in die Umsetzung bringe, bleibe – wie sie sagt – die Gefahr bestehen, dass jemand „ohne eine gewisse religiöse Fundiertheit oder ein moralisches Gewissen das tut, weil es möglich ist und er dabei der erste sein möchte. Um dem zu begegnen, sind doch Richtlinien erforderlich und muss der Gefahr mit den niedergelegten Verboten begegnet werden.“ Die Debatte darüber erinnere Liselotte Mettler an Albert Einstein, der seine Erfindungen und Weiterentwicklungen dem Vorteil der Menschen vermacht habe und nicht dem, was die Menschen daraus im schlimmsten Fall machen könnten.

Die Grenzen dessen, was die Reproduktionsmedizin erforschen kann, sieht Liselotte Mettler sehr weit gezogen. Sie hält es nicht für ausgeschlossen, dass man ein Kind ganz außerhalb des Mutterleibs erzeugen und dass der Mutterleib durch eine künstliche Gebärmutter ersetzt werden könne. In diesem Fall würde man natürlich fragen, wo dann das geistige, das seelische Leben für das Kind bleibe. An diese Frage sei anfangs nicht gedacht worden, ohne dass dies, so Liselotte Mettler, ein Grund sei, die gesamte Forschung dazu zu beenden. Aus jeder Thematik kann sich etwas anderes, Positives wie Negatives, entwickeln. Unbeschadet der Grenzen, die dort zu ziehen sind, wo die reproduktionsmedizinische Forschung nicht mehr vertretbar ist, beansprucht Liselotte Mettler für sich, die Augen nicht zu verschließen, sondern über das Machbare in der Reproduktionsmedizin immer wieder neu nachzudenken. Für sie gilt, was sie wie folgt formuliert hat: „Ich sehe den Fortschritt, das Gute, ganz klar über allem anderen.“ Bob Edwards ist für sie maßgeblich mit der These, dass die Reproduktionsmediziner in der extrakorporalen Befruchtung besser sein müssen als in der natürlichen

Befruchtungsrate.[105] „Anfangs“, so Liselotte Mettler, „hatten wir nicht die technischen Möglichkeiten dazu. Das ist heute anders.“ Dabei sei es auch erforderlich, so Liselotte Mettler, „ständig neue Ethiken zu entwickeln“.

Mitwirkung in Fachgesellschaften und auf Kongressen

Ihr Engagement für Fort- und Weiterbildung sowie ihre aktive Mitwirkung an unterschiedlichen Formaten der Wissensvermittlung und des Erfahrungsaustausches auf regionaler, nationaler und auch internationaler Ebene setzte Liselotte Mettler für den Bereich der Gynäkologie im Allgemeinen und den der Reproduktionsmedizin im Besonderen fort.[106]

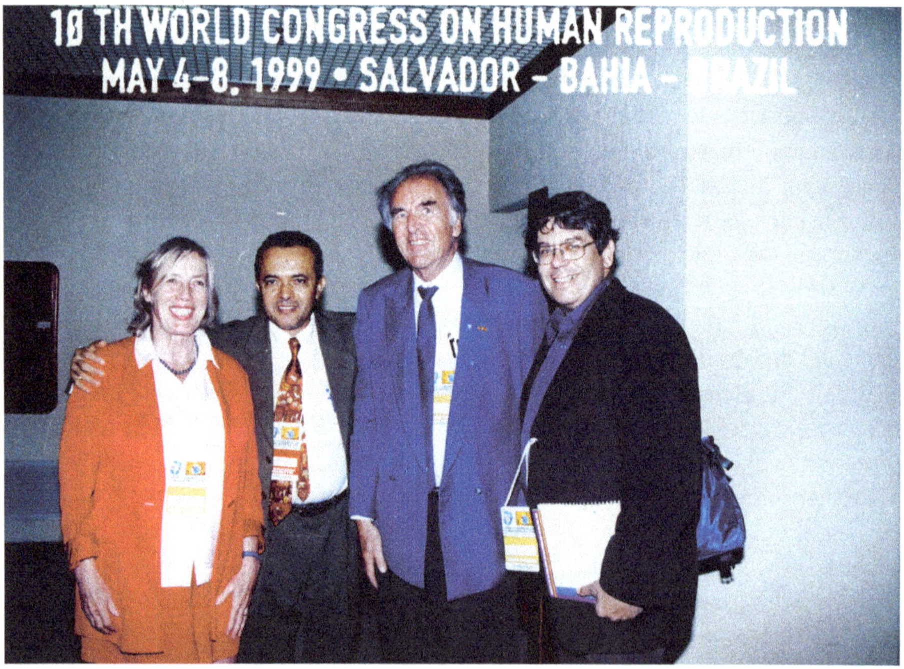
10 TH WORLD CONGRESS ON HUMAN REPRODUCTION
MAY 4-8, 1999 • SALVADOR - BAHIA - BRAZIL

Abb. 4.6: Liselotte Mettler beim 10th World Congress of Human Reproduction in Salvador de Bahia, Brasilien, mit Kurt Semm.

---

105 Laut Edwards war die extrakorporale Befruchtung zu 80 Prozent erfolgreich, bei der „natürlichen“ Befruchtung vielleicht zu 30 Prozent oder 40 Prozent.

106 Im Zeitraum von 1970 bis 1994 führte sie 20 endoskopisch-operative Tutorials in Kiel durch; sie wirkte mit an insgesamt 246 Fortbildungsveranstaltungen.

Neben ihren themenübergreifenden Publikationen verfasste Liselotte Mettler eine große Zahl von Artikeln zu Themen mit besonderem Bezug zu ihrer Forschungsarbeit in der Gynäkologie und Reproduktionsmedizin.[107] Diese dienten, so Liselotte Mettler, als „Vehikel, um Forschungsergebnisse zu publizieren, die Fachkollegen auf breiter Basis zu erreichen und seine eigenen Leistungen herauszustellen". Sie war ferner tätig als Mitherausgeberin und als Mitglied der Redaktion mehrerer wissenschaftlicher Zeitschriften aus diesem Bereich.[108] Mit dem Ziel, insbesondere konkrete Erfahrungen aus der Praxis der Reproduktionsmedizin sichtbar zu machen, hielt Liselotte Mettler weltweit eine Vielzahl von Vorträgen zu dieser Thematik.[109]

Für Liselotte Mettler war die aktive Mitwirkung in einigen überregionalen Fachgesellschaften besonders wichtig. In der DGGG[110] war Liselotte Mettler Mitglied seit

107 Die fachwissenschaftlichen Artikel von Liselotte Mettler erschienen u. a. in der *Zeitschrift für Geburtshilfe* und Gynäkologie sowie in den Zeitschriften *Fertility and Sterility, Human Reproduction, Zuchthygiene, Geburtshilfe und Frauenheilkunde, Gynäkologische Praxis, Andrologia, Gynäkologische Endokrinologie, American Journal of Obstetrics and Gynecology, Archives of Andrology, Archives of Gynecology and Obstetrics* und *Journal of In Vitro Fertilization and Embryo Transfer.*

108 Mitherausgeberin war Liselotte Mettler von *European Journal of Gynaecological Surgery, Journal of Advancing Minimally Invasive Gynecology Worldwide* und *Iranian Reproduction and Infertility Journal.* Sie war Mitglied der Redaktion von *Journal of IVF – International Journal of Reproductive Immunology, Reproductive BioMedicine Online, American Journal of Reproductive Immunology, Geburtshilfe und Frauenheilkunde* sowie 15 Jahre im Editorial Board von *Fertility and Sterility.* Liselotte Mettler war zehn Jahre lang Schriftführerin der Zeitschrift *Fertilität*, die später in die *Zeitschrift für Reproduktionsmedizin* überging und heute noch besteht; sie ist nach wie vor Mitglied im Editorial Board von *gynäkologie + geburtshilfe* des Springer Verlages.

109 Vorträge zu Themen aus dem Bereich der Reproduktionsmedizin hielt Liselotte Mettler u. a. bei den nachfolgenden Veranstaltungen: „Extra-corporal Fertilization", 11th Acta Endocrinologica, Lausanne, 19. bis 23. Juni 1977; „Ovulationssteuerung mit Clomiphen-HMG und HCG beim Menschen und Embryo-Entwicklung nach Insemination", 8. Veterinär-Humanmedizinische Gemeinschaftstagung über Physiologie und Pathologie der Fortpflanzung, München, 17. bis 18. Februar 1983; „Multiple Pregnancies and IVF/ET", 40th Annual Meeting of the American Fertility Society, New Orleans, 2. bis 7. April 1984; „Ultraschalldiagnostik und Verlaufsbeobachtungen von Mehrlingsschwangerschaften nach extrakorporaler Befruchtung", 12. Deutscher Kongress für Perinatale Medizin, Berlin, 3. bis 6. Dezember 1985; „Different supplementation of Luteal Phase Deficiency after IVF and ET" und „Future Aspects in Human In Vitro Fertilization", 2. Internationaler Kongress über In-vitro-Fertilisation (IVF) und Embryotransfer, Wien, 2. bis 4. April 1986; „Ovulation Induction for In-vitro-Fertilization and Embryotransfer and Gamete-intra-Falloppian-Tube-Transfer by recombined Decapeptyl-hMG-Treatment", 8th European Sterility Congress of the European Sterility Congress Organization (ESCO), Budapest, 27. bis 30. September 1987; „Comparison of human menopausal gonadotropin administered once or twice daily in an IVF-ET-program", 5th World Congress on In Vitro Fertilization and Embryo Transfer, Norfolk, 5. bis 10. April 1988; „Welche Ergebnisse zeigt ein Stimulationsprotokoll mit einer FSH-Stimulation in einem IVF-Programm?", 12. Veterinär-Humanmedizinische Gemeinschaftstagung, Hannover, 11. bis 12. Februar 1988; „Semen quality and pregnancy rates in the in vitro fertilization program", 6th World Congress In Vitro Fertilization and Alternate Assisted Reproduction, Jerusalem, 2. bis 7. April 1989.

110 Siehe dazu Hans Ludwig und Walter Jonat, *Deutsche Gesellschaft für Gynäkologie und Geburtshilfe – Vom Programm zur Botschaft. A short history (1886–2008) of the German Society of Gynecology*

1980 und berichtete von 1972 an auf nahezu jeder Jahrestagung über Themen aus ihrer klinischen und wissenschaftlichen Tätigkeit. Sie wurde anlässlich des Jahreskongresses in Stuttgart 2016 zum Ehrenmitglied ernannt.

Die Kieler Universitätsfrauenklinik stand in enger Verbindung mit der DGRM **Deutschen Gesellschaft für Reproduktionsmedizin**. Von Anfang an war es ein Anliegen dieser Fachgesellschaft, so Liselotte Mettler, sich nicht nur weiblichen Sterilitäts- und Reproduktionsproblemen zu widmen, sondern gleichzeitig nach den Ursachen der weiblichen und der männlichen Sterilität von humanmedizinischer Seite und auch aus dem Blickwinkel der Veterinärmedizin zu forschen und neue Therapiemöglichkeiten zu finden. Zu dem interdisziplinären Charakter der Gesellschaft meinte Liselotte Mettler:

> Dabei gingen wir von einer zunächst rein gynäkologisch monomanen Gesellschaft aus, die aber sehr bald die vier Beine, auf denen ein Tisch steht, wahrgenommen hat. Die vier Säulen der Gesellschaft sind die Andrologie (Schwerpunkt Behandlung des Mannes, auch in der Dermatologie und Urologie), die Gynäkologie (Schwerpunkt Behandlung der Frau), die Veterinärmedizin und die Grundlagenwissenschaften (diese bezieht sich insbesondere auf die Laborarbeit und die wissenschaftlichen Untersuchungen).[111]

Eine Aufgabe, der sich die DGRM ständig stellen müsse, sei, so Liselotte Mettler, neue Möglichkeiten in der operativen und konservativen Reproduktionsmedizin zu erkennen, sie zu analysieren, zu akzeptieren oder zu verwerfen. Liselotte Mettler wirkte aktiv in den Gremien der DGRM mit und referierte kontinuierlich auf den Jahrestagungen der Gesellschaft.

Die **Nordwestdeutsche Gesellschaft für Gynäkologie** (NGGG) war eine der ersten Gesellschaften, der Liselotte Mettler beitrat. Sie wirkte kontinuierlich auf den Tagungen der NGGG mit Vorträgen. 2008 wurde sie zum Ehrenmitglied ernannt. Zuletzt fand die Jahrestagung der NGGG 2025 in Kiel unter der Leitung von Nicolai Maas statt. Hier moderierte Liselotte Mettler die Live-Übertragung einer roboterassistierten Operation aus der Kieler Universitätsfrauenklinik in das Auditorium.

Kontinuierlich begleiteten Semm und Liselotte Mettler die ab 1976 regelmäßig durchgeführten **Veterinär-Humanmedizinischen Gemeinschaftstagungen** der Deutschen Gesellschaft zum Studium der Fertilität und Sterilität. Liselotte Mettler bekleidete ab 1976 die Funktion eines „Ständigen Schriftführers" und Sekretärs der jährlichen Gemeinschaftstagungen und beteiligte sich intensiv mit Vorträgen zu einer Fülle unterschiedlicher Themen.

---

and Obstetrics reviewing its 57 congresses, 2., ergänzte und erweiterte Auflage, Basel: Deutsche Gesellschaft für Gynäkologie und Geburtshilfe, 2008.

111 Siehe Grußwort zum 50-jährigen Jubiläum der Gesellschaft von Prof. Dr. med. Liselotte Mettler, in: Deutsche Gesellschaft für Reproduktionsmedizin (DGRM): Jubiläumsbroschüre, S. 8, 2008, S. 8.

Die **Deutsch-französische Gesellschaft für Gynäkologie und Geburtshilfe** e. V. wurde in München am 13. und 14. Oktober 1977 mit Semm als Gründungsmitglied ins Leben gerufen. Liselotte Mettler war Sekretärin der Gründungstagung in München 1977 sowie nahezu aller Folgetagungen bis 1992. An einer Vielzahl von Symposien war sie mit Vorträgen beteiligt. Anlässlich des 4. Symposiums in Paris vom 26. bis 29. April 1984 wurde Liselotte Mettler die Medaille de la Ville de Paris (Echelon Argent) durch den damaligen Bürgermeister der Stadt Paris, Jacques Chirac, verliehen. Von 1990 bis 1996 war sie Präsidentin der Gesellschaft.

Vom 24. bis 27. September 1980 fand der erste **Weltkongress für IVF** in Kiel statt. Liselotte Mettler hatte ihn im Wesentlichen organisiert und hielt mit ihren Kollegen aus der Universitätsfrauenklinik die meisten Vorträge. Der Kongress war insofern ein Erfolg, als er sich schwerpunktmäßig den damals für die IVF wesentlichen bearbeiteten Themenkreisen widmete: immunologische Probleme der Sterilität, Infertilität und Schwangerschaft sowie extrakorporale Befruchtung und Embryotransfer. Semm erkannte zunehmend die Bedeutung der Reproduktionsmedizin, zu der wissenschaftlich fundierte Bewertungen vorlagen, befürwortete im weiteren Verlauf Vorträge, die sich diesem gynäkologischen Fachgebiet widmeten, und unterstützte Kongresse, die diese Thematik in den Mittelpunkt stellten. Häufiger hielt er selbst Vorträge zur IVF. Ihm wurde, so Liselotte Mettler, der maßgebliche Beitrag der IVF zur Herbeiführung erfolgreicher Schwangerschaften immer deutlicher bewusst. „Damit ging“, so Liselotte Mettler, „letztlich auch ein Gewinn an Prestige einher, den er durchaus zu schätzen wusste.“

Ausgelöst durch das Interesse an den deutschen Fertilitätstagungen wurde 1965 die Europäische Sterilitäts-Kongress-Organisation, die **European Sterility Congress Organisation (ESCO)** mit Semm, dem damaligen ständigen Schriftführer der DGRM, gegründet. Anliegen von ESCO war die Durchführung von international besetzten Fachkongressen insbesondere zu den Themenbereichen Sterilität und Fertilität in dreijährigem Abstand jeweils unter dem wechselnden Vorsitz europäischer Länder. Semm hatte dabei maßgebliche Funktionen inne, unter anderem als Generalsekretär und Organisator der Kongresse. Bereits auf dem 3rd European Congress on Sterility and Fertility vom 1. bis 4. Oktober 1972 in Athen hatte Mettler ein Referat gehalten; danach referierte sie kontinuierlich auf weiteren Kongressen. Häufig wurden die Kongresse von ESCO nicht gesondert, sondern gemeinsam mit dem World Congress of Human Reproduction durchgeführt.

Mettler war anwesend, als sich Vertreter von europäischen Zentren, die sich mit der IVF beschäftigten, auf Einladung von Edwards im September 1981 in Cambridge trafen und sich über ihre bisherigen Ergebnisse austauschten.

Beim 3rd World Congress of IVF and Embryo Transfer vom 14. bis 17. Mai 1984 in Helsinki wurde auf Anregung von Edwards beschlossen, eine Europäische Gesellschaft für Reproduktionsmedizin – die **European Society of Human Reproduction and Embryology (ESHRE)** – zu gründen.

Von Anfang an gab es Differenzen zwischen ESHRE und ESCO. Die Vertreter von ESCO stellten stärker die Endoskopie in den Mittelpunkt und befürworteten ein Format von dreijährigen Kongressen als europäische Endoskopie-Gesellschaft. Die Vertreter von ESHRE sahen sich eher als eine Fertilitäts-Sterilitäts-Gesellschaft, die jährliche, international ausgeschriebene Kongresse veranstalten sollte. Unbeschadet dieser divergierenden Zielsetzungen gab es aber auch viele Parallelen, die ein gemeinsames Vorgehen begünstigten. Überlegungen, wie das wechselseitige Verhältnis gestaltet und ob möglicherweise eine Verschmelzung herbeigeführt werden könnte, führten zur Einsetzung eines sogenannten Vorbereitungsausschusses, dem Mitglieder beider Gesellschaften, darunter auch Semm und Liselotte Mettler, angehörten.[112]

Die erste Jahresversammlung von ESHRE, an der auch Liselotte Mettler mit einem Referat teilnahm, fand vom 23. bis 26. Juni 1985 in Bonn statt. Dort wurde die Notwendigkeit einer eigenständigen multidisziplinären europäischen Fachgesellschaft, die sich der Reproduktionsmedizin und der Embryologie widmen sollte, betont. Diese wurde dann am 2. September 1985 unter anderem von Edwards in London gegründet. Bei der Diskussion der Frage des Verhältnisses zu ESCO befürwortete Liselotte Mettler die Durchführung eines gemeinsamen Kongresses mit ESCO sowie wechselseitige Treffen und tauschte sich mit Edwards über den Ablauf einer gemeinsamen Veranstaltung 1987 in Budapest aus.

Zum Beschluss des Exekutivausschusses von ESHRE, das dritte Jahrestreffen der Gesellschaft in Cambridge – ebenso wie den geplanten gemeinsamen Kongress – im Jahr 1987 durchzuführen, schrieb Mettler im Oktober 1986 an Edwards:

> Eine gemeinsame Sitzung der beiden Gesellschaften in Budapest würde gut in das Jahr 1987 passen, eine Parallelveranstaltung in Cambridge dagegen ist ein klarer Schlag ins Gesicht für die Mitwirkenden von ESCO. Ich bin sehr enttäuscht von Ihrem Vorgehen insbesondere deshalb, weil Sie die Hauptfigur für die Durchführung des Treffens in Cambridge sind.

Edwards antwortete umgehend: Das Treffen in Cambridge sei erforderlich, um die British Fertility Society einzubinden. Ferner bestätige Edwards das Engagement von ESHRE beim Kongress in Budapest, glaube jedoch, dass beide parallel staffindenden Ereignisse „outstanding successful" sein würden. Mettler brauche nicht enttäuscht zu sein, es bleibe sein Wunsch, Europa zu einer kohärenten Gruppe auf diesem Gebiet zusammenzuführen. Er danke ihr für ihren Vorschlag, gemeinsame Treffen durchzuführen, und werde dies auch weiterhin im gemeinsamen europäischen Interesse unterstützen.

Der 7th European Congress on Sterility fand in Budapest als Joint Meeting of the European Society of Human Reproduction and Embryology and the European Sterility

112 Anlässlich des 7. ESCO-Kongresses in Monte Carlo vom 23. bis 26. September 1984 wurde in der dritten Sitzung des Vorbereitungsausschusses Kritik an der eher eigenmächtigen Haltung von Semm geäußert. Liselotte Mettler wurde mit Aussagen zu den ablehnenden Äußerungen zitiert, die u. a. Semms Kollegen zu seinem damaligen laparoskopischen Verfahren vorgetragen hatten.

Congress Organisation vom 27. bis 30. September 1987 statt. Differenzen gab es bei der Vorbereitung und angesichts eines fehlenden Konsenses zur Frage der Häufigkeit der Jahreskongresse. Das Beharren auf der Selbstständigkeit der beiden Gesellschaften hing nicht zuletzt mit dem damit verbundenen Maß an Prestige und den Möglichkeiten der Einflussnahme zusammen, wobei aufgrund des dreijährigen Rhythmus von ESCO fiskalische Argumente keine bedeutende Rolle spielten. Einem daraufhin neu gebildeten Vermittlungsausschuss gehörten je drei Vertreter der beiden Gesellschaften an, darunter Liselotte Mettler. Er sollte vor allem ein gemeinsames Vorgehen für den nächsten 1990 in Italien geplanten Kongress abstimmen.

In Mailand wurde dann vom 29. Juni bis 1. Juli 1990 der 9. ESCO-Kongress als „2nd Joint Meeting ESCO/ESHRE“ durchgeführt. Semm eröffnete ihn als Präsident der International Federation of Fertility Societies (IFFS) mit einem Grußwort und hielt – ebenso wie Liselotte Mettler – mehrere Referate. Ein Geschäftstreffen von ESCO-Vertretern während des Kongresses, darunter auch Mettler, kam zu dem Ergebnis, dass die Interessen der verschiedenen nationalen Gesellschaften besser in einem anderen Format als im Zusammengehen von ESCO mit ESHRE gewahrt würden. Obwohl er mit nahezu 1.000 Delegierten ein großer Erfolg war, war der 9. ESCO-Kongress zugleich der letzte dieser Gesellschaft; ESHRE dagegen blieb bestehen.[113]

Wie bereits erwähnt war Liselotte Mettler erstmals auf dem von der IFA ausgerichteten Weltkongress in Tel Aviv im Mai 1968 einer internationalen Organisation begegnet, die sich im Bereich der Fertilität und Sterilität für internationale Zusammenarbeit, für Forschung, Wissensvermittlung, Dialog und Austausch über Landesgrenzen hinweg einsetzte. Auf der 6. Weltkonferenz in Tel Aviv im Mai 1968 entwickelte sich die **IFFS** aus der IFA. Kurt Semm, für einige Zeit ihr Präsident, und Liselotte Mettler, im Jahr 1983 als General Secretary Member of the Executive, waren unmittelbar an dem Wirken der IFFS beteiligt. Liselotte Mettler hielt mit ihren Kieler Fachkollegen wissenschaftliche Vorträge aus dem Bereich der Reproduktionsmedizin auf nahezu allen in dreijährigem Rhythmus durchgeführten *Weltkongressen* der IFFS. In Anerkennung ihres großen Engagements wurde Liselotte Mettler 2004 zum Ehrenmitglied der IFFS ernannt.

An leitender Stelle war Liselotte Mettler in der 1974 gegründeten **International Academy of Human Reproduction (IAHR)** tätig. Sie war General Secretary ab 1995, Executive Director ab 2015 und ist seit 1999 Ehrenmitglied. Dem zentralen Anliegen, den Austausch klinischer Erfahrungen, den wissenschaftlichen Diskurs sowie die Forschung auf diesem Gebiet zu fördern, dienen vor allem die von der IAHR als World Congress of Human Reproduction ausgerichteten regelmäßigen wissenschaftlichen Treffen in zweijährigem Rhythmus, auf denen sie regelmäßig referierte.

Auch für die Mitwirkung Liselotte Mettlers in den Gesellschaften und für ihr hohes Maß an Engagement in Gremien gilt, dass sie damit, trotz ihrer dadurch begründeten

113 Siehe dazu Klaus Diedrich und Ricardo Felberbaum, „Die europäische Gesellschaft für humane Reproduktionsmedizin und Embryologie (ESHRE)“, in: *Der Gynäkologe*, 35 (2002), S. 444–446.

Abwesenheit in Kiel, sehr stark zur Entwicklung ihres Fachbereiches und zur Stärkung des wissenschaftlichen Standortes Kiel beigetragen hat.

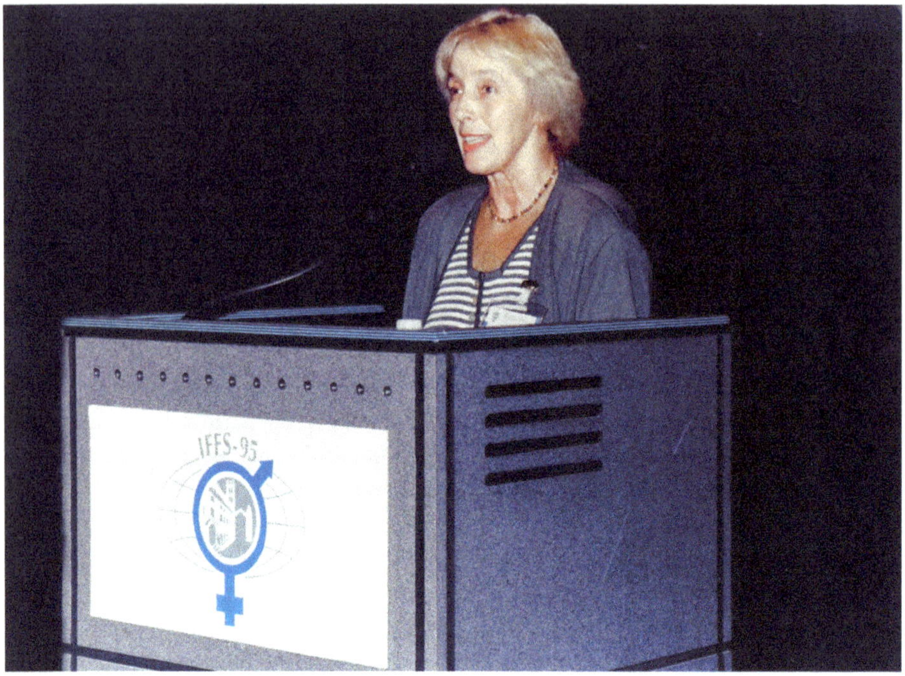

Abb. 4.7: Vortragende Liselotte Mettler auf dem Weltkongress der IFFS 1995.

Sinnhaftigkeit auswärtiger Verpflichtungen und offene Fragen

Zunächst nur auf einige wenige Länder, insbesondere in Europa und auf die USA beschränkt, nahm das Interesse an Fachveranstaltungen mit dem Schwerpunkt Gynäkologie sowie die Zahl der Länder zu, die sich für Foren mit internationaler Besetzung öffneten. Deutlich stieg die Zahl sowohl der Veranstaltungen als auch die der Teilnehmer. Das Bedürfnis in Wissenschaft, Forschung und ärztlicher Praxis, sich über gynäkologische Themen auszutauschen, wuchs weltweit. Dazu trugen die deutlichen Erfolge bei der Erforschung der Ursachen insbesondere von Fertilität und Sterilität bei, die sich wiederum unmittelbar auf die Behandlung von Patienten auswirkten. Gleichzeitig stiegen die Erfolge auch auf dem Gebiet der humanen Reproduktionsmedizin. Zunehmend intensivierten sich die Wechselwirkungen zwischen den Bereichen Gynäkologie, Immunologie, Andrologie und Endoskopie.

Vor diesem Hintergrund ist die große, kontinuierlich anwachsende Zahl der weltweit organisierten Veranstaltungen nachzuvollziehen, die sich der gesamten Bandbreite gynäkologischer Themen widmeten. Der häufig gewählte Begriff „Weltkongress“

bezeichnete zutreffend den grenz- und gesellschaftsüberschreitenden Charakter dieser Veranstaltungen sowie die Heterogenität der Mitwirkenden und Teilnehmer. Zunehmend kam es im Zuge der Weiterentwicklung der Forschung auch zu thematischen Spezialisierungen. Der internationale Austausch[114] war für den Erfolg gerade der Reproduktionsmediziner in der frühen Phase ihrer Forschung von zentraler Bedeutung und führte zu längeren Gastaufenthalten im Ausland und zur Durchführung von Kursen mit Kollegen von ausländischen Universitäten. Häufig waren die Kurse mit praktischen Demonstrationen verbunden. Die Mitwirkung von Medizinern bei Kongressen und Tagungen diente ihnen vornehmlich dazu, sich innerhalb der Fachgemeinschaft zu profilieren.

In der Regel waren es ärztliche Fachgesellschaften, welche die Kongresse organisierten; häufig waren es ihre Jahrestagungen, die mit ihrer Thematik, mit einem erweiterten wissenschaftlichen Programm und mit der Mitwirkung von Experten den Charakter internationaler Veranstaltungen annahmen. Die Mitgliedschaft in den überwiegend international ausgerichteten Gesellschaften und Vereinigungen war sowohl für Wissenschaftler und Forscher als auch für Ärzte in Kliniken und Praxen selbstverständlich. Einige der Gesellschaften waren nur zur Durchführung international ausgerichteter Veranstaltungen gegründet worden. Im Nachhinein gilt, dass die Organisation von nationalen und internationalen Kongressen mit Referaten, Vorträgen und Präsentationen von Experten erheblich zur Anerkennung der Reproduktionsmedizin beigetragen hat.

Das persönliche Auftreten der Reproduktionsmediziner in ihrer Disziplin und ihre Sichtbarkeit nach außen waren, wie Liselotte Mettler bestätigte, darüber hinaus für das Einwerben von Drittmitteln insofern wichtig, als für die Etablierung von Forschungsvorhaben Geld benötigt wurde, unter anderem, um die notwendigen Untersuchungen auch personell durchführen zu können. Zugleich erhöhte deren persönliches Auftreten auch die Akzeptanz der IVF-Forschung in der Öffentlichkeit. „Wir Reproduktionsmediziner", sagte sie im Rückblick, „mussten eine Fülle von Vorträgen halten, uns rechtfertigen und über die Thematik von humaner Reproduktionsmedizin diskutieren. Das galt insbesondere für die Anfangszeit, als dieses medizinische Gebiet von vielen Ärzten noch nicht anerkannt war."

Die Vielzahl der Gesellschaften, in denen Liselotte Mettler mitwirkte, und die große Zahl der Tagungen, Kongresse, Fachkurse und Symposien, auf denen sie vortrug,[115] sind

---

114 In chronologischer Reihenfolge für den Zeitraum 1970 bis 1994 trat Liselotte Mettler als Vortragende bei Fachveranstaltungen in den folgenden Ländern auf: Israel, Dänemark, Argentinien, Brasilien, Frankreich, Honduras, Mexiko, Österreich, USA, Italien, Indien, Bulgarien, Venezuela, Japan, England, Australien, Belgien, Spanien, Kanada, Uruguay, Chile, Kolumbien, Irland, Ungarn, Monaco, Griechenland, Singapur, Schweiz, Holland, Polen, Marokko, Thailand, Finnland, Indonesien, China, Philippinen.

115 Beginnend mit dem Weltkongress über Fertilität und Sterilität in Tokio 1971 referierte Liselotte Mettler in chronologischer Reihenfolge bis 1994 – teils mehrfach – auf den nachstehenden internationalen Veranstaltungen: European Congress on Sterility, International Congress on Human Reproduction, Weltkongress für Gynäkologie und Geburtshilfe, World Congress on Fertility and Sterility, Europäischer Kongress für Sterilität und Fertilität, International Congress on Hormonal Steroids, International

ebenso beeindruckend wie die thematische Vielfalt ihrer Fachvorträge, mit denen sie das gesamte Feld der Gynäkologie und Frauenheilkunde abdeckte. In besonderem Maße engagierte sie sich für die Weltkongresse zum Thema der menschlichen Reproduktion; so war sie Sekretärin des 3. Weltkongresses in Berlin 1981 und Leiterin des wissenschaftlichen Programmkomitees sowie danach bei den Weltkongressen in Indien 1983, in Griechenland 1985, in Japan 1988, in Finnland 1990 und in Indonesien 1993.

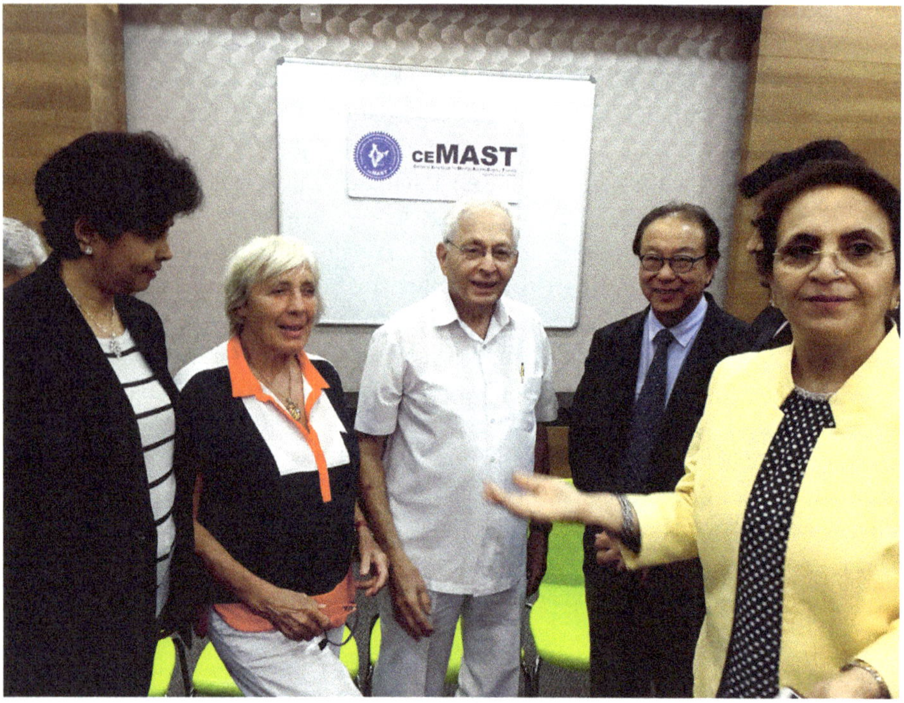

Abb. 4.8: Liselotte Mettler auf einer internationalen Tagung des Center of Excellence for Minimal Access Surgery Training (CEMAST) in Mumbai, Maharashtra, Indien.

Symposium on Immunology of Reproduction, Pan American Congress of Andrology, World Congress on Gynecology and Obstetrics, International Congress of Gynecologic Endoscopy, International Congress on Endocrinology, World Conference on In Vitro Fertilization, World Congress on Human Reproduction, International Conference on Reproductive Immunology, World Symposium on Pediatric and Adolescent Gynecology, International Symposium on Recent Advances in Fertility, World Congress on Gynecologic Endoscopy, Andrology International Symposium, International Congress on Gynecological Endocrinology, International Symposium on GnRH-Analogues in Cancer and Human Reproduction, International Symposium on Immunology of Reproduction, World Congress on Vaginosonography in Gynecology, World Congress In Vitro Fertilization and Alternate Assisted Reproduction, World Congress on Fallopian Tube in Health and Disease, International Congress „Micromanipulation in Human Reproduction“, International Workshop on Gynecological Endocrinology; hinzu kam eine Vielzahl regionaler Kongresse und Symposien.

Eine nüchterne Bewertung dieser Fülle von Verpflichtungen außerhalb des eigenen Tätigkeitsbereiches in der Universitätsfrauenklinik und an der Kieler Universität muss eine Abwägung mit den damit verbundenen Auswirkungen berücksichtigen.

Einerseits gehört zu den zweifellos positiven Aspekten, dass die Wahrnehmung auswärtiger Verpflichtungen dem Erkenntnis- und Wissensaustausch diente. So konnte Liselotte Mettler dadurch ihr in Forschung und Praxis erworbenes Wissen – beispielhaft in der IVF – an interessierte Fachkollegen, an praktizierende Ärzte und Studenten weitergeben. Im Gegenzug konnte sie ihr eigenes Wissen aufgrund der Präsentation und der Vorstellungen von Fachkollegen maßgeblich erweitern.

Weiter- und Fortbildungsveranstaltungen ermöglichten es den in der Wissenschaft Tätigen, somit auch Liselotte Mettler, die erzielten Forschungsergebnisse einem größeren Kreis zu präsentieren. Das musste sinnvoll und nachvollziehbar geschehen und zwang somit zu einer präzisen und überzeugenden Argumentation. Zugleich wurden die Ergebnisse im Diskurs mit Fachkollegen auf den Prüfstand gestellt und konnten somit weiterentwickelt, gegebenenfalls auch korrigiert werden.

Eine weitere sehr unmittelbare Auswirkung hatten Veranstaltungen, welche die im Fachgebiet tätigen Wissenschaftler mit praktisch tätigen Ärzten zusammenführten. Dadurch war es möglich, die Kluft zwischen der forschenden Tätigkeit im Labor und der ärztlichen Arbeit am Krankenbett zu überwinden.[116] Diese als Translation bezeichnete Brücke zwischen Grundlagenwissenschaft und Klinik spielte damals wie heute eine ganz wesentliche Rolle in der Wissensübermittlung und gegenseitigen Befruchtung. Der praktizierende Gynäkologe konnte somit unmittelbar von den auf Kongressen und Gesellschaftstagungen vermittelten Erfahrungen profitieren; der Wissenschaftler erhielt in der Auseinandersetzung mit Vertretern der ärztlichen Praxis neue, teils auch korrigierende Impulse. Insofern hatten beide – sowohl die in der Forschung Tätigen als auch die Niedergelassenen – an den Ergebnissen der Forschung und ihrer Bewertung ein praxisnahes sowie berufs- und einkommensbezogenes Interesse.

Es drängt sich jedoch die Frage auf, ob die mit der Mitwirkung an Kongressen und in Gesellschaften einhergehende Erweiterung des eigenen Erfahrungshorizonts in einem ausgewogenen Verhältnis zur Wahrnehmung der originären Aufgaben in der Klinik und in der Lehre stand. Mit Sicherheit litten der persönliche Einsatz in der

116 Unter der Leitung von Frau Prof. Dr. Liselotte Mettler arbeiteten beispielhaft in den Jahren 1982 und 1983 mehrere Naturwissenschaftler zusammen mit den klinisch-wissenschaftlichen Mitarbeitern und medizinisch-technischen Assistentinnen an folgenden wissenschaftlichen Themenkreisen: Spermatozoenantigenität; Immunologie der Sterilität, Infertilität und Schwangerschaft; Zona-pellucida-Antigene und Ovarperfusion; Plazentaantigene; Early Pregnancy Factor; Radioimmuno- und Enzymimmunoassays; Monoklonale Beta-HCG-Antikörper; Extrakorporale Befruchtung und Embryoübertragung; Hamster-Eizell-In-vitro-Penetrationssystem für menschliche Spermatozoen; Monoklonale Antikörper gegen Ovarialkarzinomantigene. Siehe dazu den Jahresbericht der Christian-Albrechts-Universität Kiel, Zentrum Operative Medizin 1, Abteilung Frauenheilkunde und MICHAELIS-Hebammenschule, Nr. 12, 1982, S. 27 ff., Nr. 13, 1983, S. 37 ff. und 1984, S. 44 ff.

klinischen Arbeit vor Ort sowie die Wahrnehmung der Lehrverpflichtungen unter der Abwesenheit aufgrund auswärtiger Aktivitäten oder Verpflichtungen.

Um diesem Mangel zu begegnen, war es erforderlich, Lösungen sowohl für die Betreuung der Studenten als auch für die Aufrechterhaltung und Weiterführung der Klinikarbeit zu finden. Dies konnte in Übereinstimmung mit den für Hochschulangehörige geltenden Regeln nur durch gute und engagierte Mitarbeiter sowie durch eine reibungslose interne Organisation sichergestellt werden. Auch durfte die Behandlung der Patienten vor Ort nicht gefährdet werden, wenn der Klinikdirektor oder Abteilungsleiter diese wegen Abwesenheit nicht persönlich durchführen konnte. Hierfür waren eine effektive Infrastruktur, vor allem jedoch die Kompetenz und der patientenorientierte Einsatz der gesamten Mannschaft in der Klinik unabdingbar. Nicht selten stellte sich somit die Frage, ob die zwangsläufig herbeigeführte Ersatzlösung die Qualität und die Expertise der für die wahrzunehmenden Aufgaben Verantwortlichen sicherstellen konnte.

Um ihren anderweitigen und insbesondere auswärtigen Verpflichtungen nachkommen zu können, waren auch für Liselotte Mettler zur Aufrechterhaltung ihrer Aufgaben in Kiel die Kollegialität und die Professionalität ihrer Mitarbeiter die essenzielle Voraussetzung. Auch wenn dies gewährleistet wurde, auch wenn Kollegen sich um ihre klinische Arbeit und ihre Lehrverpflichtungen vor Ort kümmern konnten, stand sie stets vor einem Abwägungsprozess. Dieser galt der Frage, inwiefern das für die verpflichtende Anwesenheit von Lehrstuhlinhabern vor Ort geltende Regelwerk durch den auswärts zu erhaltenden Zugewinn an Erfahrungen und Erkenntnissen in der Begegnung mit Fachkollegen aufgewogen werden konnte.

Davon abgesehen stellte sich natürlich auch die Frage, wie der vorhandene Konflikt zwischen der Wahrnehmung der auswärtigen Verpflichtungen und denen gegenüber der eigenen Familiengemeinschaft am besten für alle gelöst werden konnte.

Umgang mit Endometriose

Mit Endometriose[117] hatte Liselotte Mettler sich bereits Mitte der 1970er Jahre[118] beschäftigt, jedoch erst ab 1989 nahm sie diese weibliche, noch stets zu erforschende Krankheit als ein eigenes Tätigkeitsfeld wahr. Ihre Tragweite wurde ihr, wie sie sagte, in der Kinderwunschbehandlung erst wirklich bewusst, und zwar „nicht nur durch den Schmerz.

117 Bei der Endometriose, einer gutartigen, jedoch chronisch verlaufenden Erkrankung, wächst Gewebe, welches der Gebärmutterschleimhaut ähnelt, außerhalb der Gebärmutter. Dieses Gewebe siedelt sich u. a. an den Eierstöcken, im Bauch- und Beckenraum, am Darm oder Bauchfell an. Diese Prozesse führen zu chronischen Entzündungen, Vernarbungen und Verwachsungen der betroffenen Gewebe und können sehr starke Schmerzen verursachen.

118 Von 1976 bis 1995 gab Liselotte Mettler mit Kurt Semm die Zeitschrift *Endometriose* heraus.

Weil Frauen im reproduktiven Alter darunter litten, zeigte sich, dass Endometriose und Kinderwunschbehandlung eng miteinander zusammenhängen."

Als Folge dieser Erkenntnis wurden auf Liselotte Mettlers Initiative seit 1989 jene Patientinnen – etwa 30 Prozent aller Patientinnen – aus der Sterilitätssprechstunde herausgenommen, die unter besonderen, mit der Periode assoziierten Schmerzen litten und getrennt behandelt wurden. Damals entstand an der Kieler Universitätsfrauenklinik eine gesonderte Endometriosebehandlung, die beispielhaft in Deutschland und international war. Neben klinischen Aspekten dieser Krankheit standen auch pathogenetische Mechanismen im Vordergrund.

In einer speziell für diese Krankheit an der Klinik eingerichteten Arbeitsgruppe arbeiteten Liselotte Mettler und ihr Team ab 1989 mit spezialisierten Ärzten verschiedener Fachgebiete (beispielsweise Chirurgie und Urologie) und mit weiteren Kooperationspartnern (unter anderem Ernährungsberatern, Physiotherapeuten, Psychologen, Rehaklinikärzten, Selbsthilfegruppen) zusammen. „Das dabei verfolgte gemeinsame Ziel", so Liselotte Mettler, „war es, die häufig leider viel zu lange währende Zeit vom Auftreten der ersten Beschwerden bis zur Behandlung der Erkrankung zu verkürzen und den Betroffenen eine optimale und nachhaltig wirkende Therapie nach modernsten wissenschaftlichen Gesichtspunkten zukommen zu lassen." Die Qualität der danach geleisteten Arbeit wurde und wird durch die Stiftung Endometriose-Forschung[119] und die Endometriose-Vereinigung Deutschland e. V.[120] regelmäßig überprüft und bestätigt.

Ab Ende der 1980er Jahre wurde wiederum wegweisend von Kiel aus die endoskopische Endometriosechirurgie in Deutschland etabliert. Die Endometrioseforschung an der Kieler Universitätsfrauenklinik wurde um immunhistochemische und molekulargenetische Methoden erweitert; es wurde die Makrophagen-Hypothese der Endometriose vorgestellt und damit die praktische Umsetzung der bisherigen, aus der Universitätsfrauenklinik heraus entwickelten Forschungsmethoden aufgezeigt.[121]

---

119 Die 1999 gegründete Stiftung Endometriose-Forschung (SEF) sieht ihre Aufgabe darin, das Bewusstsein und die Erkenntnis über die Diagnose und die Therapie der Endometriose zu fördern, die wissenschaftliche Forschung zur Endometriose zu unterstützen und den Austausch zwischen Forschung, Klinik und Öffentlichkeit zu verbessern. Zu den aktuellen Projekten zählten aus dem Jahr 2022: „Beschwerden und Lebensqualität bei Frauen mit Verdacht auf Endometriose. Eine prospektive, multizentrische Beobachtungsstudie" sowie „Welchen Effekt (Delta) hat eine operative Therapie bei tief infiltrierender Endometriose in Bezug auf die drei Ausprägungen des C-Kompartiments (C1–3) nach 6 bzw. 12 Monaten?", während die folgenden Projekte 2024 begonnen wurden: „EndoConnect Datenbank" sowie „AWARD-Studie (Versorgungssituation bei Adhäsionen in der DACH-Region)".

120 Die größte und älteste Selbsthilfeorganisation für Endometriosebetroffene in Deutschland, die 1996 gegründete Endometriose-Vereinigung Deutschland e. V., versteht sich als eine Selbsthilfeorganisation von und für die Betroffenen. Sie steht ihren über 3.600 Mitgliedern mit vielfältigen Beratungs- und Unterstützungsangeboten zur Verfügung und setzt sich für eine stärkere Anerkennung dieser Erkrankung ein.

121 Makrophagen sind eine Art von weißen Blutkörperchen, die Krankheitserreger, abgestorbene Zellen und Zelltrümmer aufnehmen und verdauen. Sie spielen eine wichtige Rolle bei der Immunantwort.

Mettler und Semm veröffentlichten die weltweit erste eigene Endometrioseklassifikation. Es handelte sich dabei um eine visuelle Diagnostik, bei der Größe und Charakter sowie Entfernung endoskopisch bestimmt wurden. Diese Klassifikation war damals bahnbrechend und hatte über viele Jahre weltweit Gültigkeit. Sie wurde dann weiterentwickelt und um andere Faktoren wie Schmerzen und Tiefenausdehnung erweitert; dennoch stellte sie über einen langen Zeitraum die Basis dar. Die ursprüngliche Endometrioseklassifikation wurde ab den späten 1980er- und vor allem 1990er-Jahren zunehmend durch die amerikanische, kleinteiligere rAFS/rASRM-Klassifikation verdrängt.[122]

Zwei gesonderte BMFT-Schwerpunktprogramme wurden an der Kieler Universitätsfrauenklinik unter der Leitung von Liselotte Mettler Anfang der 1990er Jahre auf diesem Gebiet umgesetzt. Zum einen war es das Schwerpunktprogramm Endometriose (01 KF 8723), das die Früherkennung und die Drei-Stufen-Behandlung der Endometriosis genitalis externa zum Ziel hatte. Im tierexperimentellen Modell wurde explantiertes Endometrium als „Endometriose" verschiedenen mechanischen und medikamentösen Therapiesystemen ausgesetzt und dann die makroskopische und mikroskopische Auswertung pelviskopisch beziehungsweise mikroskopisch durchgeführt.[123]

Bei dem zweiten Forschungsprojekt der Stiftung Endometriose-Forschung ging es um die „Makrophagen-Hypothese – Ein Beitrag zur Klärung der Pathogenese der Endometriosis genitalis externa als Sterilitätsursache".[124] Seit Juni 2018 ist die Klinik für Gynäkologie und Geburtshilfe des UKSH als Endometriosezentrum der höchsten

Makrophagen können sowohl entzündungsfördernd als auch entzündungshemmend wirken, je nach ihrer Aktivierung und dem Kontext der Entzündung. Die Makrophagen-Hypothese hat weitreichende Auswirkungen für das Verständnis von Krankheitsmechanismen und für die Entwicklung neuer Therapieansätze. Durch die gezielte Beeinflussung von Makrophagen könnte es möglich sein, bestimmte Krankheiten zu behandeln oder zu verhindern. Jonat, W., Andree, Ch., Schollmeyer, Th. Universitäts-Frauenklinik Kiel und Michaelis-Hebammenschule 1805–2005. Eine medizinhistorische Studie zum 200-jährigen Bestehen, Georg Thieme Verlag, Stuttgart 2005, S. 53 f.

122 Die Endometrioseklassifikation dient der Einteilung der Schwere und Ausdehnung der Erkrankung. Es gibt verschiedene Klassifikationssysteme, die je nach klinischem Ziel unterschiedlich genutzt werden. Die wichtigsten sind die rASRM-Klassifikation (revised American Society for Reproductive Medicine) und die eher europäische ENZIAN-Klassifikation sowie der EFI-Score (Endometriosis Fertility Index).

123 Siehe den Jahresbericht der Christian-Albrechts-Universität Kiel, Zentrum Operative Medizin 1, Abteilung Frauenheilkunde und MICHAELIS-Hebammenschule, Nr. 21, 1991, S. 40, Nr. 22, 1992, S. 40 und Nr. 23, 1993, S. 44.

124 Im Jahresbericht der Christian-Albrechts-Universität Kiel, Zentrum Operative Medizin 1, Abteilung Frauenheilkunde und MICHAELIS-Hebammenschule, 1994, S. 38, hieß es dazu: „Nachdem die Messung von Rezeptoren mittels monoklonaler Antikörper immunhistochemisch an Endometriose-Biopsaten für den Makrophagen-Wachstumsfaktor (M-CSF) positiv verlaufen ist, wird nun auf genetischer Ebene mit neuesten Methoden nach dem codierenden Genabschnitt gesucht. Die Methode hierzu ist die ‚in situ RT-Polymerase Chain Reaction' (in situ RT-PCR). Die empfindlich zu behandelnde RNA wird reverse transkribiert und anschließend amplifiziert, damit ein deutlich detektierbares Signal zu erkennen ist. Plazenta dient hier als Positivkontrolle, da der gesuchte Genabschnitt dort schon

Stufe zertifiziert und bietet ein umfassendes Spektrum in Diagnostik und Therapie wie auch in der Wissensübermittlung im Rahmen spezifischer Kurse zur Endometriose an.

Mit dem vorrangigen Ziel, das Wissen um diese Krankheitsentität zu verbreitern, war Liselotte Mettler ab Beginn der 1990er Jahre an der Organisation deutscher und europäischer Endometriosekongresse beteiligt. Sie hielt regelmäßig Referate zur Endometriose bei den Jahreskongressen der DGGG,[125] auf Symposien der Deutsch-Französischen Gesellschaft für Gynäkologie und Geburtshilfe,[126] auf Veterinär-humanmedizinischen Gemeinschaftstagungen,[127] bei ESCO und in Arbeitsgruppen von ESHRE[128] sowie bei einer Reihe international besetzter Fachkongresse.[129] Sie nahm an zahlreichen vergleichenden Studien zur konservativen und operativen Endometriosetherapie teil und wirkte an mehreren Publikationen auf diesem Fachgebiet mit.[130] Von 1996 bis 2015 war

---

nachgewiesen worden ist. Die Etablierung der Methode führt dann zum Abschluss der Untersuchungen der Makrophagen-Wachstumshypothese."

125 Referate von Liselotte Mettler bei den Kongressen der Deutschen Gesellschaft für Gynäkologie und Geburtshilfe (DGGG): „Klinische Erfahrungen – Suprecur bei Endometriose", 47. Kongress der DGGG, München, 9. und 10. September 1988; „Die Interaktion von MCSF und c-fms bei Endometriose", „Endoskopische Diagnostik und Therapie der Endometriose" sowie (als Mitautorin) „Zelluläre Immunmechanismen auf der Stufe des Endometriums bei Endometriose", 49. Kongress der DGGG, Berlin, 9. und 10. September 1992.

126 Liselotte Mettler trug beim 4. Symposium der Deutsch-Französischen Gesellschaft für Gynäkologie und Geburtshilfe in Paris im April 1984 und beim 6. Symposium im April 1988 zu Themen aus dem Gebiet der Endometriose vor. Auf dem 9. Symposium der Deutsch-Französischen Gesellschaft für Gynäkologie und Geburtshilfe in Berlin 1994 referierte sie über „Medikamentöse Behandlung der Endometriose" und „Proliferationsaktivität des Endometriums bei Endometriose und Normalbefund".

127 Exemplarisch für Mettlers Vortragstätigkeit war das Referat bei einer Gemeinschaftstagung in Leipzig, 21. und 22. Februar 1991, als sie und Semm über: „Makrophagen Hypothese als Ursache der Endometriose des Menschen mit tierexperimentellem Vergleich" referierten.

128 Liselotte Mettler wirkte mit in speziellen Arbeitsgruppen, die sich anlässlich der Versammlung von ESHRE am 2. September 1984 in London mit dem Thema Endometriose befassten. Auf dem Kongress in Budapest vom 27. bis 30. September 1984 referierte Mettler zum Thema: „Comparison on the endocrine treatment of genital endometriosis in the three-step-therapy applying Gestrinon, Lynestrenol and Danazol".

129 Liselotte Mettler referierte zu Endometriose-Themen u. a. auf Kongressen wie dem World Congress on Human Reproduction und dem World Congress on Fertility and Sterility.

130 Zu den Publikationen von Liselotte Mettler et al. zum Thema Endometriose zählen: Liselotte Mettler und Kurt Semm, „Therapy of endometriosis genitalis externa in patients with primary and secondary sterility with the antigonadotropin ‚Winobanin'", in: *Arch Gynecol*, 228.1–4 (1979), S. 572 f.; „Lymphocyte subsets in the endometrium of patients with endometriosis throughout the menstrual cycle", in: *Am J Reprod Immunol*, 36 (1996), S. 342–348; „Immuno Histochemical Profile of Endometrium in Patients With Genital Endometriosis", in: *Diagn. Ther Endosc*, 3.3 (1997), S. 127–145; „Accuracy of Laparoscopic Diagnosis of Endometriosis", in: *Journal of the Society of Laparoendoscopic Surgeons*, 7 (2003), S. 15–18; „Identification of the M-CSF receptor in endometriosis by immunohistochemistry and RT-PCR", in: *Am J Reprod Immunol*, 52.5 (2004), S. 298–305; „Genexpressions-Analyse von Endometriose und Endometrium", in: *Geburtshilfe und Frauenheilkunde*, 67 (2007), S. 1046; „Combined surgical and hormone therapy for endometriosis is the most effective treatment: prospective, randomized, controlled trial", in: *J. Minim*

Liselotte Mettler in der Deutschen Gesellschaft für Endometriose und der Europäischen Endometriose-Liga (EEL)sowie in einem Endometrioseexpertenrat[131] aktiv tätig und von 2007 bis 2011 Vorstandsmitglied der World Endometriosis Society (WES). Als Präsidentin des ENDO Dubai Kongresses vom 24.–26. Februar 2023 in Dubai referierte sie über „Endometriosis diagnosis and treatment, the challenge for 2023".

Liselotte Mettler wurde mehrfach für ihr Engagement auf dem Gebiet der Endometriose ausgezeichnet; 2014 erhielt sie den Harry-Reich-Award der Endometriosis Foundation of America; 2015 wurde ihr der Rokitansky-Preis der Deutschen Gesellschaft für Endometriose und der Europäischen Endometriose-Liga zuerkannt.

Akzente in der Reproduktionsmedizin nach 1995

Auf Veranlassung von Walter Jonat wurde im Mai 2002 eine eigene Sektion für Gynäkologische Endokrinologie an der Klinik für Gynäkologie und Geburtshilfe am Universitätsklinikum Kiel eingerichtet; Liselotte Mettler wurde die Leitung übertragen. „Jonat hatte", so erinnerte sich Liselotte Mettler,

> für den Bereich der Reproduktionsmedizin von vornherein erkannt, dass wir mit unserem Team etwas leisten, was er so nicht erbringen konnte. Er betrachtete diesen Medizinbereich zwar als ein Nebenfeld. Indem er jedoch die Verantwortung dafür mir übergab, konnte er sich umso mehr auf das von ihm vertretene Hauptfeld konzentrieren.

Der Schwerpunkt der wissenschaftlichen Arbeit von Jonat sei, so Liselotte Mettler, die Onkologie, besonders auf dem Gebiet des Brustkrebses. Diese Akzentsetzung ermöglichte es ihr wiederum, ihre Vorstellungen von der Entwicklung ihres Fachbereiches umzusetzen. Daneben leitete sie wie früher auch die kindergynäkologische Sprechstunde sowie sämtliche Sterilitäts- und Hormonsprechstunden.

Invasive Gynecol, 20.4 (2013), S. 473–481; *Endometriosis: A Concise Practical Guide to Current Diagnosis and Treatment*, Tuttlingen: Endo Press, 2017.

131 Als Deutsche Gesellschaft für Endometriose wird üblicherweise die Arbeitsgemeinschaft Endometriose e. V. (AGEM) innerhalb der Deutschen Gesellschaft für Gynäkologie und Geburtshilfe bezeichnet. Die 2005 gegründete Europäische Endometriose-Liga (EEL), eine europäische Fachgesellschaft, unterstützt Forschung und sensibilisiert die Öffentlichkeit in den europäischen Ländern zum Thema Endometriose. Ihr Ziel ist es, das Bewusstsein für Endometriose zu stärken und die Behandlungsmöglichkeiten für Frauen mit Endometriose zu verbessern. Der interdisziplinär zusammengesetzte Expertenrat für Endometriose strebt Fortschritte in Diagnose, Behandlung und Forschung durch Austausch sowie Vernetzung von Wissen und Erfahrung an. Ziel ist es, die Lebensqualität von Frauen mit Endometriose zu verbessern und neue Therapieoptionen zu entwickeln. Die 1998 gegründete Welt-Endometriose-Gesellschaft fördert weltweit den fachübergreifenden Wissensaustausch in den Bereichen Endometriose und Adenomyose sowie evidenzbasierte Standards in Bildung, Forschung, klinischer Versorgung und Lobbyarbeit.

Nach wie vor stand – ungeachtet aller bisherigen Erfolge – die Reproduktionsmedizin im Schatten anderer gynäkologischer Fachgebiete. Noch auf dem DGGG-Kongress 2016[132] wurde kritisiert, dass die gynäkologische Endokrinologie und die Reproduktionsmedizin sträflich vernachlässigt würden. Zugleich wurde aber festgestellt, dass es kaum einen Bereich in der Medizin gebe, der sich in den letzten fünfzig Jahren so rapide entwickelt habe[133] wie die gynäkologische Endokrinologie und die Reproduktionsmedizin.

Diesen scheinbaren Widerspruch kommentierte Liselotte Mettler damit, dass die Reproduktionsmedizin für die Universitätskliniken weniger interessant gewesen sei. Anders als etwa die Onkologie, die von den großen Kliniken, oder die Geburtshilfe, die von den geburtsreichen und starken Kliniken – häufig auch den Universitätskliniken – gefördert wurde, blieb die Reproduktionsmedizin ein Randbereich. Auch wurde die für dieses medizinische Feld unerlässliche Laborarbeit von den größeren Kliniken nicht ausreichend unterstützt. Dies führte letztlich dazu, dass kleinere reproduktionsmedizinische Zentren hervorgingen, die durch privates Management in Laborkooperationen deutlich schlankere Organisationsstrukturen entwickelten – bei sich immer verbessernder Ergebnisqualität –, jedoch mit klarem wirtschaftlichem Fokus.

„Insgesamt", meint Liselotte Mettler,

> ist Deutschland ein wenig langsam in der Entwicklung. International gibt es – beispielsweise in den USA – an Kliniken immer die Abteilung für Reproduktionsmedizin. In Deutschland tut man sich schwer, dies richtig anzugehen. [...] Das wird aber kommen. Insofern stimmt die damalige Aussage, dass die Reproduktionsmedizin sich zwar entwickelt hatte, aber gleichzeitig doch vernachlässigt wurde.

In Kiel wurde die Reproduktionsmedizin[134] nach 1995 zunächst durch Andreas Schmutzler und sein Team, dann durch Sören von Otte und dessen Team weitergeführt. Liselotte Mettler trug auch nach ihrem Ausscheiden weiterhin zur Wissensvermittlung auf dem Gebiet der Reproduktionsmedizin, unter anderem mit der Veröffentlichung eigener Lehrbücher, bei.[135]

---

132 Bericht in *gynkongress*, offizielle Kongresszeitung zum DGGG 2016, S. 4.

133 Bericht in *gynkongress*, offizielle Kongresszeitung zum DGGG 2016, S. 4. Als einige Meilensteine in dieser Entwicklung wurden genannt: Hormonale Kontrazeption und Hormonersatztherapie, Stimulation mit Gonadotropinen; Clomifen- und GnRH-Pulstherapie: Radioimmunoassays zur Hormonbestimmung und Diagnostik der ovariellen Funktion und der gynäkologische Ultraschall; In-vitro-Fertilisation mit hormonellen Therapieverfahren; Präimplantationsdiagnostik; Intrazytoplasmatische Spermieninjektion (ICSI) zur Behandlung der schweren männlichen Subfertilität; Interdisziplinäre Aspekte wie z. B. das Insulinresistenzsyndrom und PCO-Syndrom (polyzystisches Ovarsyndrom).

134 Zur Übersicht über die Reproduktionsmedizin am Klinikum der Christian-Albrechts-Universität zu Kiel in der Klinik für Gynäkologie und Geburtshilfe von 1970 bis 1994 siehe Anhang Tabelle 8 Reproduktionsmedizin von 1970 bis 1994.

135 Zu den Lehrbüchern an denen Liselotte Mettler mitgewirk hat, zählen: Mettler, Liselotte (Mithrsg.): Hot Topics in Human Reproduction. Ethics, Law and Society. Mit Joseph G. Schenker, Martin H.

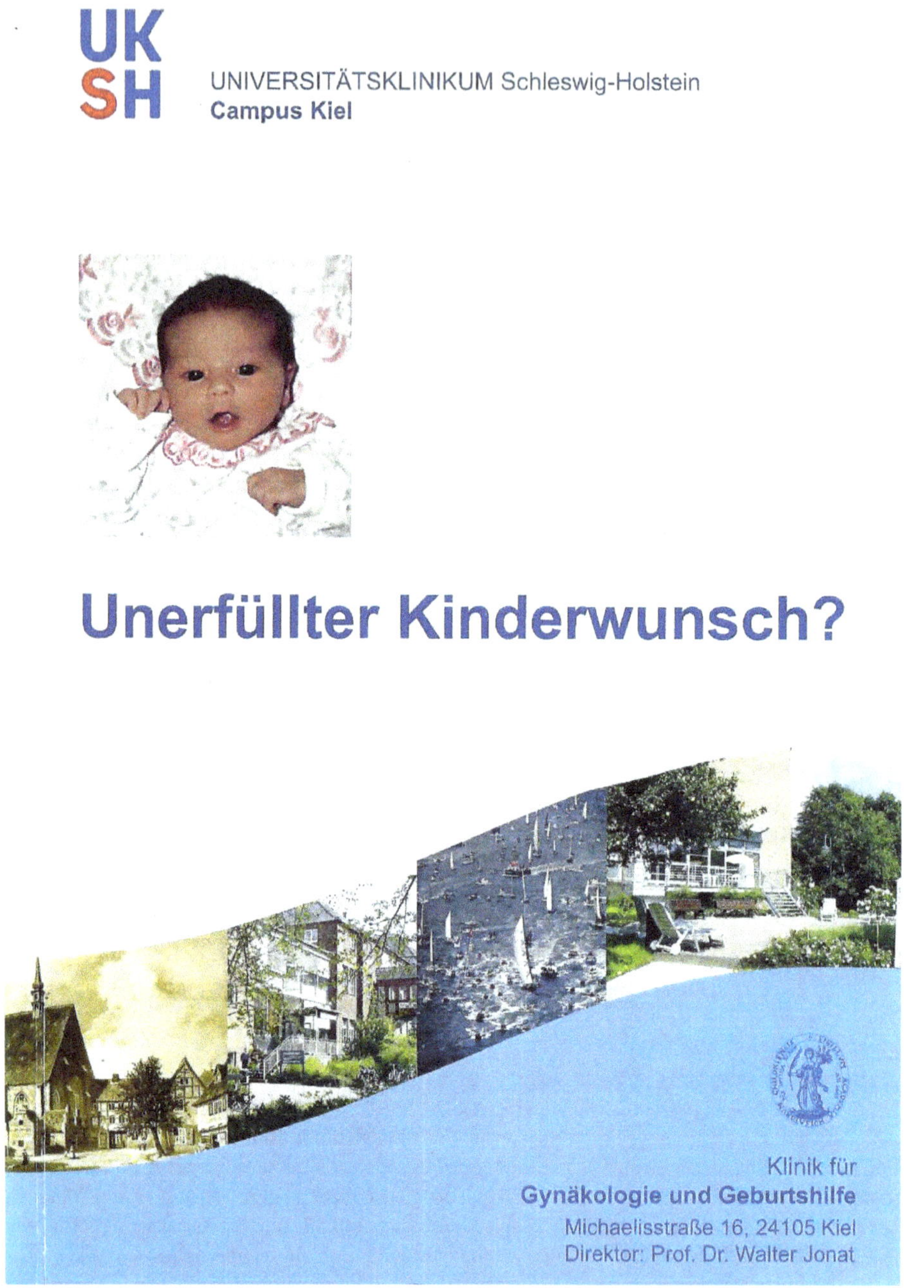

Abb. 4.9: Titelseite der Broschüre der Klinik für Gynäkologie und Geburtshilfe *Unerfüllter Kinderwunsch?*, Neuauflage 2006.

Wie sehr die Reproduktionsmedizin generell an Bedeutung gewonnen hatte, vermittelt ein Blick auf die Zahlen: Nach aktuellen Schätzungen wurden seit der Geburt von Louise Brown im Jahr 1978 weltweit bis Ende 2025 etwa 10 bis 13 Millionen Kinder mithilfe der assistierten Reproduktion (ART), vor allem der In-vitro-Fertilisation (IVF), geboren. Trotz anfänglicher Widerstände aus der Medizin, aus der Wissenschaft und auch aus Teilen der Bevölkerung ist diese Technik mittlerweile weltweit zur Routinemethode geworden. „Die In-vitro-Fertilisation ist eine etablierte Therapie im Rahmen der assistierten Reproduktion, ihre Chancen für die Menschheit sind groß und sollten – entsprechend vorsichtig – positiv genutzt werden" betont Liselotte Mettler.

Liselotte Mettler sieht ihre eigene Tätigkeit in der Reproduktionsmedizin als Teil einer Entwicklung, die zahllosen Familien zum Glück eines eigenen Kindes verhalf. Für sie liegt es daher nahe, dass sie allen jenen, die einen noch unerfüllten Kinderwunsch haben, Mut zu einer reproduktionsmedizinischen Behandlung macht. Ihnen sollte, so die Broschüre *Unerfüllter Kinderwunsch?*[136] des UKSH, an der sie maßgeblich mitwirkte, die Angst vor dem Gedanken einer künstlichen Befruchtung genommen werden.

Dazu heißt es: „Nicht jeder wissenschaftliche Durchbruch ist gleich ein Eingriff in die Evolution, also in die Entwicklung der Menschheit. Genauso wenig ist jede Organverpflanzung und jede IVF- oder ICSI-Befruchtung ein Eingriff in die Schöpfung. Sie ist nur die Folge moderner wissenschaftlich-technischer Erkenntnisse, um Kinderlosigkeit und im anderen Fall Krankheit zu heilen. Von den durch einen verhältnismäßig winzigen Kunstgriff in die IVF- und ICSI-Behandlung auf die Welt gekommenen Kindern gibt es heutzutage über eine Million [Text von 2006]. Es ist kein Tabu mehr, auf diese Art ein Kind zu bekommen, wie noch zu der Zeit im Juli 1978 als Louise Brown auf die Welt kam. Die neugierig starren und bösen Augen der Menschen, die ‚Retorten-Baby' als ein Eingriff in die Führung Gottes ansehen, müssen sich senken. Jedes Kind, das die Welt erblicken darf, ist ein Geschenk Gottes, und dabei gibt es keine Unterschiede."[137]

Zum Schluss

Nachdem die Recherchen abgeschlossen, alle Unterlagen gesichtet, die Texte zu den einzelnen Kapiteln erstellt und die Interviews ausgewertet waren, kam den beiden Autoren die Idee, bei Liselotte Mettler nachzufragen, wie sie im Nachhinein bestimmte

---

Birkhaeuser, Andrea R. Genazzani und John J. Sciarra. Cham: Springer, 2023 sowie Agarwal, Minal / Mettler, Liselotte / Marikinti, K.: Handbook on Ovulation Induction in ART. Knowledge Bridge, Indien, 2024.

136 *Unerfüllter Kinderwunsch?* Ein Patientenratgeber der Universitäts-Frauenklinik Kiel, Neuauflage, Kiel, 2006.

137 *Unerfüllter Kinderwunsch? Ein Patientenratgeber*, Neuauflage, der Kiel: Universitäts-Frauenklinik, 2006, S. 54.

Wegmarken ihres beruflichen Lebenswegs bewerte. Nachfolgend sind die dazu gestellten Fragen und die Antworten von Liselotte Mettler aufgeführt – aus Sicht der Autoren ein ganz persönliches Schlusswort zur Abrundung einer sehr facettenreichen Schilderung ihres Werdegangs.

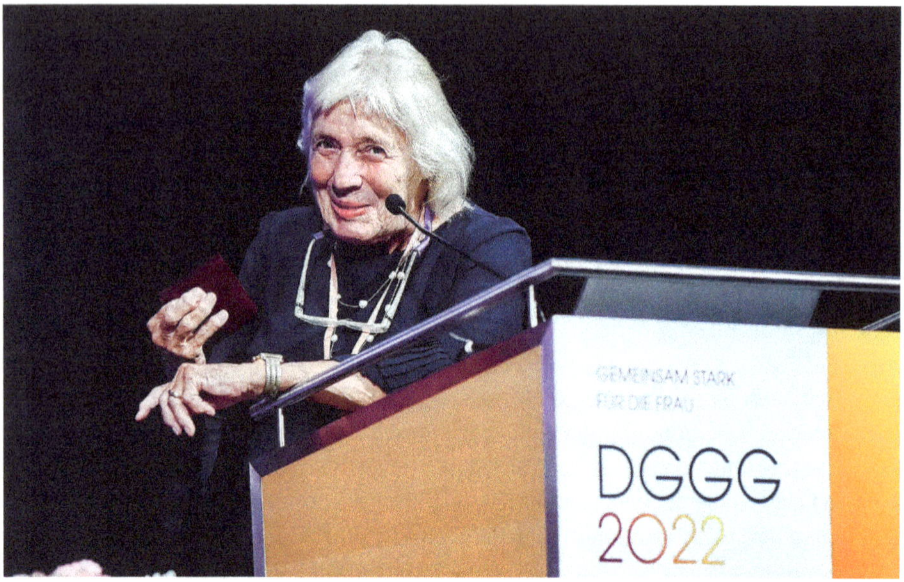

Abb. 5.1: Liselotte Mettler auf dem 64. Kongress der DGGG mit dem Motto „Gemeinsam stark für die Frau" im Oktober 2022 in München.

Frage: Wie hoch schätzen Sie anhand Ihrer Tätigkeit im peruanischen Urwald die Bedeutung von Auslandserfahrungen für den medizinischen Beruf ein?
Im Vergleich mit anderen Ansichten und Kulturen werden wir durch solche Tätigkeit toleranter; wir verstehen und schätzen Errungenschaften und Vermittlungen des eigenen Landes besser und weiten zugleich unseren Horizont für Beruf, Familie, Leben, Religion und alles Weitere aus. Die zwei Jahre mit praktischem Einsatz im Amazonas-Hospital im peruanischen Urwald haben mich für meinen Beruf als Ärztin vieles gelehrt.

Frage: Für wie bedeutsam halten Sie die in Kiel praktizierten OP-Techniken für die Weiterentwicklung der gynäkologischen Chirurgie?
Die in Kiel praktizierte „endoskopische Chirurgie" ist nicht allein in den dortigen Kliniken, sondern weltweit immer noch führend. Diese Chirurgie hat sich nicht nur in der Gynäkologie, sondern in vielen medizinischen operativen Disziplinen verbreitet; sie hat die operative Technik patientengerechter, einfacher und effektiver gemacht.

Frage: Welche künftigen Entwicklungen zeichnen sich Ihrer Meinung nach für die gynäkologische Chirurgie ab?
Mit technischen Entwicklungen wie der Video-Laparoskopie oder seit Langem schon mit der Roboterassistenz gehen wir unaufhaltsam in Richtung einer virtuellen und automatisierten Chirurgie nach präoperativer intensiver bildgebender Diagnostik, beispielweise zwei- oder dreidimensionalem Ultraschall, Magnetresonanztomographie, Computertomogramm und so weiter.

Frage: Wie wichtig ist das Vorhandensein adäquater Instrumente für die gynäkologische Chirurgie? Was hat sich seit der „Ära Semm" und ihrer Bedeutung für die medizintechnische Weiterentwicklung hinsichtlich der Instrumente getan?
Das A und O für gute Chirurgie in allen Bereichen und natürlich in der gynäkologischen Chirurgie sind gute Kenntnisse der Anatomie, adäquate Apparate und Instrumente auf dem neuesten technischen Stand sowie das Wissen, wie diese eingesetzt werden können. Es wurden zahlreiche neue Instrumente für die minimal-invasive Chirurgie entwickelt und weiterentwickelt, die im Vergleich zu früher durchweg schonender und präziser einsetzbar sind – und es wird künftig immer besser.

Frage: Welche Erfahrungen haben Sie als Frau in der Medizin gemacht und welche Schlussfolgerungen ziehen Sie daraus für andere beziehungsweise für das Zusammenwirken von Frauen und Männern?
Anders als noch vor 50 Jahren gibt es heute gleiche Rechte und Möglichkeiten in unserem Beruf für Frauen und Männer. Bei mir war das noch nicht so, aber mit vollem Einsatz, mit Ausdauer und Freundlichkeit bin auch ich schon gut weitergekommen. Ich möchte mich nicht beklagen. Ich habe viele liebe, intelligente, tüchtige, kluge, geschickte und menschlich gute ärztliche Freunde und Freundinnen, Kolleginnen und Kollegen. Heute haben alle gleiche Rechte und Verpflichtungen; heute lässt sich der Beruf auch gut mit der Stellung als Frau und Mutter vereinbaren.

Frage: Unter welchen Voraussetzungen können Frauen mit Familie leitende Positionen in Klinikbetrieben einnehmen?
Die aktive, praktische, tägliche Zeit einer Klinikleiterin oder eines Klinikleiters vor Ort hat für beide – für Mann und Frau – Grenzen. Beide Geschlechter müssen in solchen Positionen ihr Leben stringent organisieren, aber keiner muss 24 Stunden anwesend sein. Für die Wahrnehmung leitender Positionen sind die Voraussetzungen aus meiner Sicht Intelligenz, Können und Wissen, offene Augen und Ohren, Gesundheit, Familie und Freunde, Kollegen und gute Mitarbeiter in der Mannschaft sowie der Glaube an eine höhere Macht.

Frage: Welches sind für Sie die grundlegenden Voraussetzungen, um als Arzt in der Gynäkologie patientenbezogen wirken zu können?
Erforderlich sind meiner Meinung nach Zufriedenheit, Gesundheit, ausgeglichene Familienverhältnisse sowie eine gute finanzielle Basis. Wichtig ist es, Zeit zu haben

für Weiterentwicklung und zur ständigen Erneuerung der Kenntnisse in Theorie und Praxis. Notwendig sind darüber hinaus Zeit für Patientengespräche sowie gute diagnostische und therapeutische, medikamentöse und operative Einsatzmöglichkeiten und Kenntnisse der Medikamente und Operationstechniken. Neben einem guten Vertreter kommt es letztlich auch auf die Arbeit in einem Team mit guten Mitarbeitern in allen Versorgungsbereichen an.

Frage: Gibt es aus Ihrer Sicht Vorgaben für das Verhältnis von Arzt zum Patienten in der Gynäkologie, auch andere als früher?
Da es in der Gynäkologie nicht nur um lebenswichtige Funktionsverbesserungen, sondern auch um Eingriffe in dem Intimbereich bei Frauen geht, sind eine gute Erklärung und eine gute prä- und intraoperative Information sowie die Verständigung zwischen Patient und Arzt unbedingt erforderlich. Das wird heute besser als früher verstanden. Das Wohl der Patienten ist heute als Erweiterung der reinen Krankheitsbehandlung mehr als früher in den Vordergrund gerückt.

Frage: Ihre Erwartungen an die Schule für Gynäkologische Endoskopie seien, so haben Sie es formuliert, *„in jeder Hinsicht erfüllt worden“*. Was verstehen Sie darunter?
Mit meinen Nachfolgern als Leitern der Kieler Schule für Gynäkologische Endoskopie Thoralf Schollmeyer und dann Ibrahim Alkatout und ihrem Team hat die Schule einen weiteren Sprung nach vorn gemacht bezüglich Präzision, klinischer Anatomie, kritischer Auswertungen und modernster technischer Ausrüstung. Mit konsequenter Schulung und der Schaffung von idealen Trainingsmöglichkeiten für Medizinstudenten, Ärzte, Ingenieure und IT-Mitarbeiter und mit der gleichen Begeisterung für unser Fachgebiet wie Kurt Semm und ich haben sie die Schule zu einer national und international anerkannten Bildungsstätte modernster Prägung weiterentwickelt.

Frage: Würden Sie sich als eine Pionierin auf dem Feld der In-vitro-Fertilisation sehen?
In gewisser Weise schon. Zwar war ich in der In-vitro-Fertilisation nicht die Erste, aber doch von Anfang an – seit 1972 – mit dabei. Ich habe sehr früh dazu beigetragen, die mit der Reproduktionsmedizin verbundenen Möglichkeiten kinderlosen Paaren zu vermitteln, vorhandene Missverständnisse aufzuklären und die Technik zu etablieren. Viele Jahre hindurch habe ich mich dafür ganz intensiv eingesetzt; das ging über Tag und Nacht über viele Wochenenden.

Frage: Gibt es Ihrer Meinung nach noch Raum für die weitere Entwicklung der Reproduktionsmedizin? Gibt es dafür auch Grenzen?
Natürlich gibt es noch viele absehbare Weiterentwicklungen wie künstliche Gameten, Eizellen und Samenzellen aus Stammzellen oder auch die Fortsetzung der In-vitro-Entwicklung des Babys außerhalb des Mutterleibes. Das Einfrieren von Eizellen, Samenzellen

und Embryonen mit Vitrifikation hat neue Türen eröffnet. Der Embryotransfer in konsekutiven, nicht intensiv stimulierten Zyklen bringt bessere Schwangerschaftsraten. Es eröffnen sich aber auch viele Fragen.

Frage: Erläutern Sie doch bitte Ihre Motivation, im arabischen Raum aktiv zu sein. Wie sind Sie auf Dubai gekommen?
Als sich mir nach meinem Ausscheiden aus der Kieler Frauenklinik die Chance bot, Leiterin der Gynäkologischen Abteilung des German Medical Centers in Dubai Health Care City (DHCC) zu werden, habe ich sofort zugegriffen. Mit meiner Erfahrung kann ich dazu beitragen, dass den Menschen in dieser Region ein medizinisches Zentrum von exzellenter Qualität zur Verfügung steht. So habe ich auch die arabische Welt schätzen gelernt, und wenn ich heute noch acht bis zehn Tage im Monat dort arbeite, kann ich weiterhin in dem von mir geliebten Beruf einer Ärztin tätig bleiben.

Anhang

1 Tabellarischer Lebenslauf von Liselotte Mettler

Liselotte Mettler, geboren am 6. Juni 1939 in Wien, Österreich.

Jahr	
1945–1947	Volksschule in Westendorf, Tirol, Österreich
1947–1958	Volksschule, Gymnasium in Wien, Stuttgart und Humboldt, Iowa, USA
	(1 Jahr Internationaler Christlicher Schüleraustausch)
1959–1965	Studium Humanmedizin in Tübingen, Wien und Kiel
	Medizinsemester in Buenos Aires und in Boston, USA
1965–1968	Medizinalassistentin u. a. im Urwaldkrankenhaus „Albert Schweitzer" in Peru sowie in Kiel und in Stuttgart
1967	Promotion in Kiel mit dem Dissertationsthema: *Über die Bedeutung der klinischen Diagnose einer Alkoholwirkung*
1968	Bestallung als Ärztin, Tätigkeit als wissenschaftliche Assistentin u. a. in Kiel und in Peru
1970	Anstellung an der Kieler Universitätsfrauenklinik unter Kurt Semm
	Heirat mit Mohammed Reza Parwaresch, († 2005)
1970–1973	Facharztausbildung in Gynäkologie und Geburtshilfe an der Kieler Universitätsfrauenklinik
1971	Erstmals Teilnahme an einem Weltkongress in Tokio zur Reproduktionsmedizin
1972	6 Monate Tätigkeit in der Endokrinologie am Weizmann-Institut in Rehovot, Israel
1973	Anerkennung als Fachärztin für Frauenheilkunde und Geburtshilfe
1975/76	Forschungsaufenthalt in der Abteilung Physiologie bei Robert (Bob) Edwards, Cambridge University, UK
1976	Habilitation zum Thema *Immunologische Aspekte der weiblichen Sterilität*
1976	*Venia legendi* für das Fach Geburtshilfe und Gynäkologie
	Ernennung zur Oberärztin an der Kieler Universitätsfrauenklinik
1978	Ernennung zur leitenden Oberärztin an der Kieler Universitätsfrauenklinik

https://doi.org/10.1515/9783112256350-005

(*Fortsetzung*)

Jahr	
1981	Außerplanmäßige Professorin an der Medizinischen Fakultät
	Stellvertreterin des Direktors für die Abteilung Frauenheilkunde im Zentrum Operative Medizin I
1980–1995	85 deutsche und internationale Fortbildungskurse in der gynäkologischen endoskopischen Chirurgie mit Prof. Kurt Semm
1980–1990	Ständige Schriftführerin der Deutschen Gesellschaft zum Studium der Fertilität und Sterilität (heute DGRM), von 1990 bis 1992 Präsidentin
1983	Geburt des ersten Retortenbabys an der Kieler Universitätsfrauenklinik
1983–2004	Stellvertretende Direktorin der Kieler Universitätsfrauenklinik und der Michaelis-Hebammenschule Kiel
1983–1995	Vielzahl von Vorträgen auf nationalen und internationalen Veranstaltungen zu IVF und Reproduktionsmedizin
1990–1996	Präsidentin der Deutsch-Französischen Gesellschaft für Gynäkologie und Geburtshilfe
1992–1995	Präsidentin der Europäischen Gesellschaft für Gynäkologische Endoskopie
seit 1995	General Secretary der International Academy of Human Reproduction (IAHR)
1995–1997	Präsidentin der Arbeitsgemeinschaft für Gynäkologische Endoskopie (AGE) der Deutschen Gesellschaft für Gynäkologie und Geburtshilfe (DGGG)
1995–2000	Vorstandsmitglied der Internationalen Gesellschaft für Gynäkologische Endoskopie (ISGE)
seit 1996	Mitwirkung in deutschen, europäischen und internationalen Gesellschaften für Endoskopie, Endokrinologie, Reproduktionsmedizin, Gynäkologie und Geburtshilfe
1996–2015	Kontinuierliche Mitarbeit in der Stiftung Endometriose-Forschung und der Europäischen Endometriose-Liga; Mitarbeit im Endometriose-Expertenrat
seit 2000	Ehrenmitgliedschaft verschiedener deutscher und internationaler medizinischer Fachgesellschaften (u. a. DGGG, ESGE, IFSS, ESHRE)
2002	Verleihung des Excel Awards der Society of Laparoendoscopic Surgeons
2004	Eintritt in den Ruhestand

(*Fortsetzung*)

Jahr	
2007–2011	Vorstandsmitglied der World Endometriosis Society
seit 2008	Ehrenschirmherrin der Kieler Schule für Gynäkologische Endoskopie
	Stellvertretende Direktorin der Reproduktionsmedizin am UKSH
seit 2008	Consultant Doctor, Direktorin und Gastprofessorin am German Medical Center in Dubai Healthcare City
2014	Zuerkennung des Harry-Reich-Award der Endometriosis Foundation of America
2015	Executive Director der International Academy of Human Reproduction (IAHR)
2021	Verleihung des Verdienstordens des Landes Schleswig-Holstein
2022	Verleihung der Carl-Kaufmann-Medaille der DGGG
2025	Verleihung des Bundesverdienstkreuzes I. Klasse

2 Anzahl gynäkologischer Karzinome 1985 bis 1994

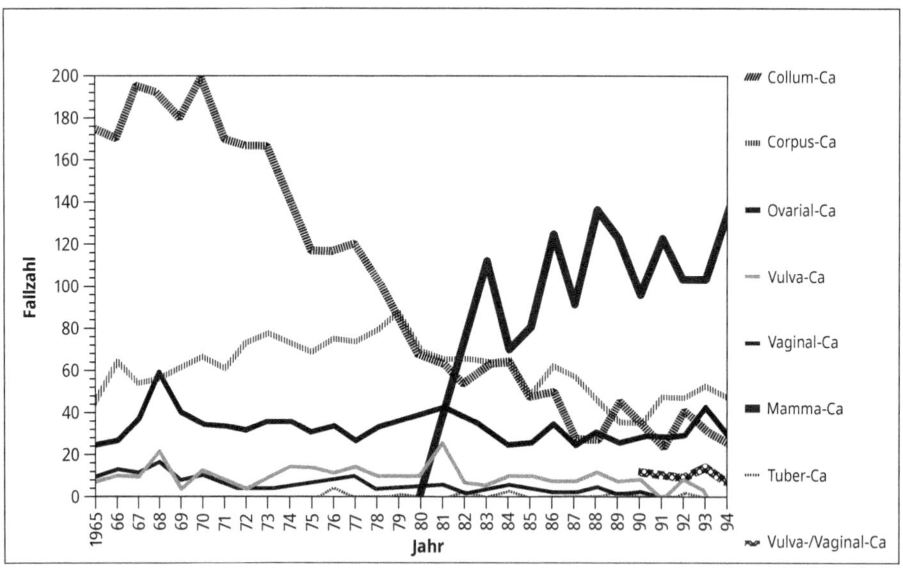

3 Gynäkologisch-operative Tätigkeit von 1970 bis 1994

Jahr[1]	Vaginaloperationen	Abdominaloperationen	Mammaoperationen	Operative Pelviskopie
1970	143	301	-	34
1971	71	329	-	247
1972	152	446	-	375
1973	167	454	-	495
1974	106	323	-	785
1975	162	573	-	835
1976	200	532	-	600
1977	191	456	-	944
1980	124	385	-	968
1981	130	376	163	860
1982	95	305	275	684
1983	97	415	348	748
1984	110	391	262	795
1985	120	257	321	924
1986	102	347	461	905
1987	115	286	354	843
1988	188	454	531	815
1989	76	297	420	805
1990	105	164	303	1.044
1991	72	236	274	1.069
1992	67	243	291	1.207
1993	209	309	213	857
1994	107	262	388	1.057

1 Operationen am Klinikum der Christian-Albrechts-Universität zu Kiel sowie an der Klinik für Gynäkologie und Geburtshilfe laut Jahresberichten der Frauenklinik der Christian-Albrechts-Universität Kiel und Staatliche Hebammenlehranstalt in den Jahren 1972/73–1994 (sofern vorliegend) unter „Klinische Tätigkeit – Stationäre Behandlung".

4 Pelviskopiestatistik 1971 bis 1994

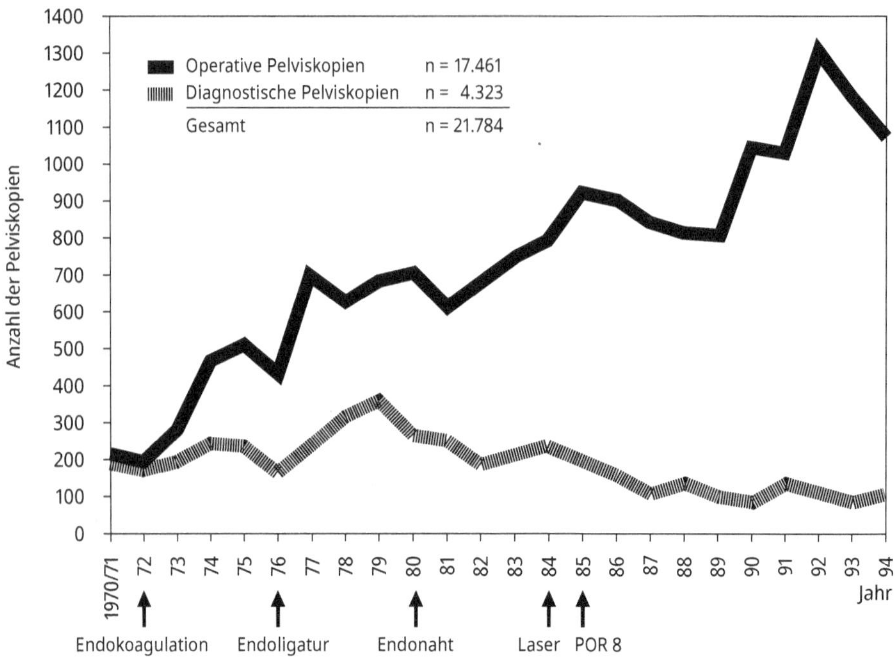

5 Pelviskopiefrequenz von 1970 bis 1994

Jahr[2]	Diagnostische Pelviskopie	Operative Pelviskopie	Gesamt
1970/71[3]	192	211	403
1972	173	194	367
1973	196	282	478
1974	247	469	716
1975	236	511	747
1976	168	432	600
1977	241	703	944
1978	315	627	942

2 Pelviskopien am Klinikum der Christian-Albrechts-Universität zu Kiel in der Klinik für Gynäkologie und Geburtshilfe laut Übersicht im 24. Jahresbericht der Christian-Albrechts-Universität Kiel, Zentrum Operative Medizin I, Abteilung Frauenheilkunde und MICHAELIS-Hebammenschule, 1994, S. 90 f.

3 November 1970 bis Dezember 1971 (Einführung der Pelviskopie in Kiel: 1. November 1970).

(*Fortsetzung*)

Jahr	Diagnostische Pelviskopie	Operative Pelviskopie	Gesamt
1979	362	684	1.046
1980	262	706	968
1981	249	611	860
1982	188	684	872
1983	217	748	965
1984	239	795	1.034
1985	194	924	1.118
1986	158	905	1.063
1987	108	843	951
1988	138	815	953
1989	98	805	903
1990	88	1.044	1.132
1991	79	1.069	1.148
1992	95	1.207	1.302
1993	87	857	944
1994	94	1.057	1.153
Gesamtzahl	4.424	17.183	21.607

6 Laborleistungen 1970 bis 1994

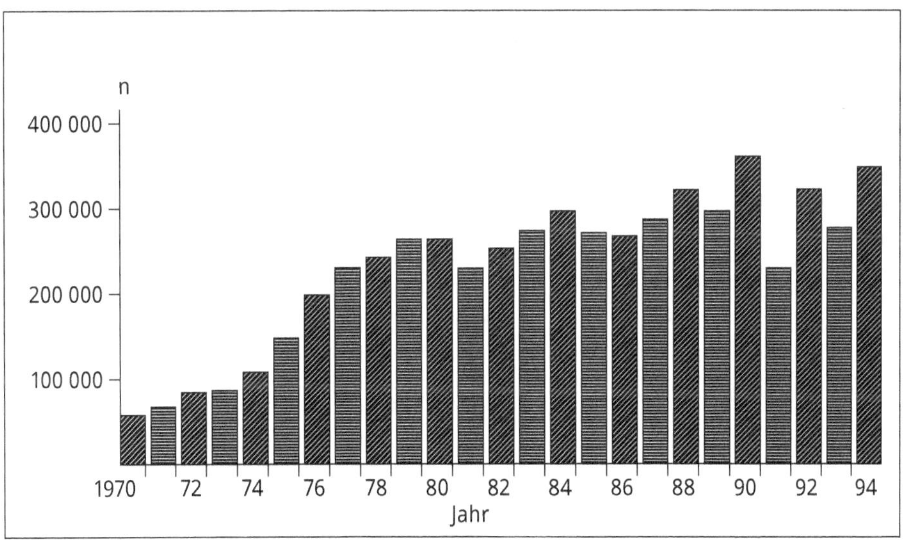

7 Mammadiagnostik im Zeitraum 1970 bis 1994

Jahr[4]	Karzinomvoruntersuchungen
1970	2.741
1971	2.479
1972	1.781
1973	1.731
1974	1.798

Jahr	Zahl der Patientinnen			Anzahl der angefertigten Bilder[5]		
	Mammografierte Patientinnen	Nachgehende Karzinomsprechstunde	Mammasprechstunde[6]	Mammografien	Stereotaktische Punktionen der Mamma	Stereotaktische Chromolokalisationen
1975	–	4.196	–	–	–	–
1976	–	2.761	–	–	–	–
1977	–	2.507	–	–	–	–
1980	–	1.911	–	–	–	–
1981	60	1.867	218	–	–	–

4 Tätigkeiten am Klinikum der Christian-Albrechts-Universität zu Kiel in der Klinik für Gynäkologie und Geburtshilfe laut Jahresberichten der Frauenklinik der Christian-Albrechts-Universität Kiel und Staatliche Hebammenlehranstalt in den Jahren 1972/73–1994 (sofern vorliegend) unter „Klinische Tätigkeit". Die Zahlen in den Jahresberichten der Frauenklinik der Christian-Albrechts-Universität Kiel und Staatliche Hebammenlehranstalt beruhen häufig nicht auf der gleichen Berechnungsgrundlage und sind nur eingeschränkt miteinander vergleichbar. Statistisch erfasst wurden – von den Behandlungen in der Krebsnachsorge abgesehen – die Leistungen in der Mammadiagnostik erst ab 1981. 1983 wurde die Mammadiagnostik neu eingerichtet.

5 Zum Teil wird die Zahl der Röntgenaufnahmen angegeben – in der Regel über 2.000, teilweise nur die Zahl ohne Gliederung. Dies erklärt die unterschiedlich hohen Zahlen. Ein teilweise deutlicher Rückgang beruht – so die Jahresberichte der Frauenklinik der Christian-Albrechts-Universität Kiel und Staatliche Hebammenlehranstalt – auf Anordnungen seitens der Ärztekammer bzw. des Gesundheitsministeriums zur Verringerung der zu erbringenden Leistungen.

6 Die Zahl enthält alle Patientinnen die erstmalig, wiederholt oder als Nachsorge in die Sprechstunde der Klinik kamen.

(*Fortsetzung*)

Jahr	Zahl der Patientinnen			Anzahl der angefertigten Bilder[5]		
	Mammografierte Patientinnen	Nachgehende Karzinomsprechstunde	Mammasprechstunde[6]	Mammografien	Stereotaktische Punktionen der Mamma	Stereotaktische Chromolokalisationen
1982	157	1.681	660	-	-	-
1983	-	1.433	844	1.518	106	129
1984	426	1.453	1.146	426	123	140
1985	506	1.229	1.264	506	196	115
1986	573	972	1.406	573	271	157
1987	619	320	946	619	288	110
1988	618	274	756	2.458	1.317	421
1989	748	294	592	798	268	81
1990	788	208	629	3.152	1.108	240
1991	760	208	561	3.040	1.444	188
1992	760	98	587	2.841	1.377	322
1993[7]	771	87	530	627	257	55
1994	-	85	531	3.066	1.576	401

7 Die Angaben im Jahresbericht 1993, S. 89, sind nicht korrekt: Die Gesamtzahl der angefertigten Bilder wird dort mit 1.878 vermerkt ohne Bezug auf tatsächlich erbrachte Leistungen.

8 Reproduktionsmedizin von 1970 bis 1994

Jahr[8]	Schwangerenambulanz	Sterilitätsbehandlungen			
	Zahl der ambulanten Behandlungen	Zahl der behandelten Sterilitätspatientinnen	Pertubationen und Hydropertubationen	Zahl der diagnostischen (chirurgischen) Pelviskopien	Operative Pelviskopien und Chromosalpingoskopien[9]
1970/71[10]	n. n.	–	–	192	–
1972[11]	n. n.	–	–	173	–
1973	4.615	–	–	196	–
1974	6.760	–	–	247	–
1975	7.469	–	–	236	–
1976	7.947	–	–	168	–
1977	6.644	–	–	241	–
1978	n. n.	–	–	315	–
1979	n. n.	–	–	362	–
1980	5.714	–	–	262	–
1981	4.574	–	–	249	–
1982	4.322	–	–	188	–
1983	3.088	–	–	217	–
1984	2.938	–	–	239	–
1985	3.069	–	–	194	–
1986	3.488	–	–	158	–
1987	3.252	–	–	108	–
1988	3.262	363	462	138	172 u. 206[12]

8 Behandlungen am Klinikum der Christian-Albrechts-Universität zu Kiel in der Klinik für Gynäkologie und Geburtshilfe laut Jahresberichten der Frauenklinik der Christian-Albrechts-Universität Kiel und Staatliche Hebammenlehranstalt in den Jahren 1972/73–1994 (sofern vorliegend).

9 Inklusive Endometriosepatientinnen.

10 Trotz vorhandener Schwangerenambulanz keine Behandlungszahlen.

11 Trotz vorhandener Schwangerenambulanz keine Behandlungszahlen.

12 Getrennte Zahl für Pelv. Endometriose.

(*Fortsetzung*)

Jahr[8]	Schwangerenambulanz	Sterilitätsbehandlungen			
	Zahl der ambulanten Behandlungen	Zahl der behandelten Sterilitätspatientinnen	Pertubationen und Hydropertubationen	Zahl der diagnostischen (chirurgischen) Pelviskopien	Operative Pelviskopien und Chromosalpingoskopien[9]
1989	2.613	1.168	418	98	418
1990	2.549	410	296	88	1.044
1991	2.239	1.755	248	79	235
1992	2.189	1.251	459	95	294
1993	2.057	1.065	270	87	294
1994	2.826	1.143	258	94	308

9 Poliklinische Tätigkeit im Zeitraum 1975 bis 1994

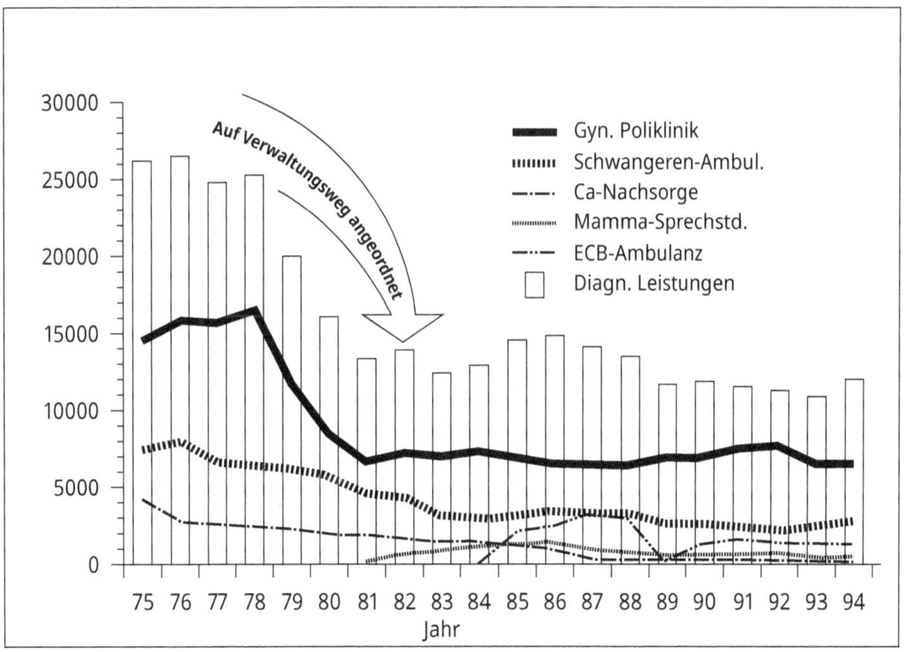

10 Reproduktionsbiologische Laboruntersuchungen

In-vitro-Fertilisation ab 1987: Embryotransfer und intratubarer Gametentransfer					
Jahr[13]	**Tierexperiment**	**Menschliche extrakorporale Befruchtung**			
		Pat. mit Follikelpunktionen	**Mit vaginaler, ultra-schallkontrollierter Foll.**	**Embryotransfers**	**Graviditäten**
1981	540	50			
1982	260	95		52	4
1983	750	194		101	18
1984	662	120		75	18
1985	249	177		142	36
1986	255	60	109	152	43
1987	–	330	195	253	71
Gesamtzahl der Untersuchungen im Rahmen der IVF-Behandlung					
1990	18.344	1991	17.779		

11 Reproduktionsbiologisches Labor im Zeitraum von 1992 bis 1994

Labor	Jahr[14]	Zahl der Leistungen
Reproduktionsbiologisches Labor	1992	2.929
	1993	5.908
	1994	1.914
Andrologisches Labor	1992	3.306
	1993	4.081
	1994	2.819

13 Zahlen aus den Jahresberichten der Frauenklinik der Christian-Albrechts-Universität Kiel und Staatliche Hebammenlehranstalt für die Jahre 1981 bis 1987 und 1990/1991.

14 Laborleistungen am Klinikum der Christian-Albrechts-Universität zu Kiel in der Klinik für Gynäkologie und Geburtshilfe laut den Jahresberichten der Frauenklinik der Christian-Albrechts-Universität Kiel und Staatliche Hebammenlehranstalt für die Jahre 1992, S. 82, 1993, S. 88, 1994, S. 8, verzeichnet unter „Klinische Tätigkeit“ hier „Labordiagnostik“.

(*Fortsetzung*)

Labor	Jahr	Zahl der Leistungen
IVF-Labor	1992	11.137
	1993	15.628
	1994	27.998
Endometrioselabor	1992	3.960
	1993	2.496
	1994	9.318
Gesamt	1992	21.332
	1993	28.113
	1994	42.039

12 IVF/ET an der UFK Kiel im Zeitraum 1982 bis 1994

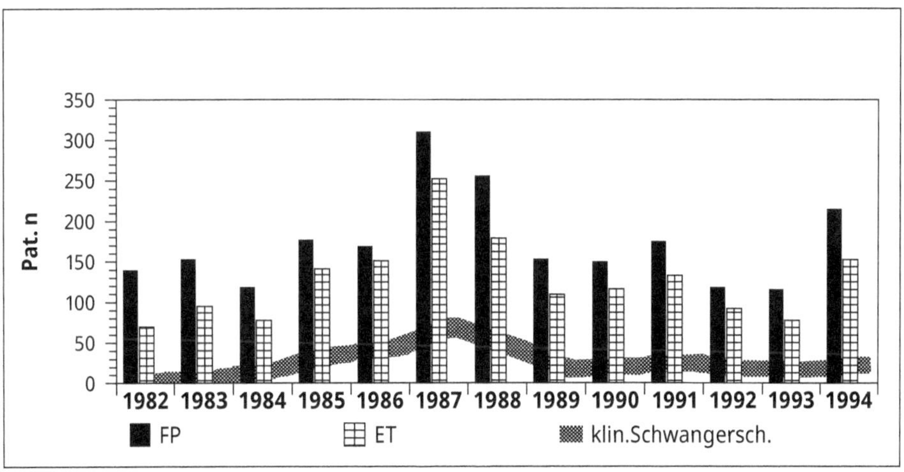

13 Kindergeburten nach IVF/ET im Zeitraum 1982 bis 1994

Einlinge (n)	-	1	3	12	20	24	42	16	13	14	14	6	8	**173**
Einlinge (%)	-	*16,7*	*25,0*	*66,7*	*46,5*	*36,9*	*58,3*	*61,5*	*61,9*	*77,8*	*87,5*	*50,0*	*44,41*	***52,9***
Zwillinge (n)	-	1	3	3	7	10	10	5	1	2	1	3	5	**51**
Zwillinge (%)	-	*33,3*	*50,0*	*33,3*	*32,6*	*30,8*	*27,8*	*38,5*	*9,5*	*22,2*	*12,5*	*50,0*	*55,1*	***31,2***
Drillinge (n)	-	1	1	-	3	7	2	-	2	-	-	-	-	**16**
Drillinge (%)	-	*50,0*	*25,0*	-	*20,9*	*32,3*	*8,3*	-	*28,6*	-	-	-	-	***14,7***
Vierlinge (n)	-	-	-	-	-	-	1	-	-	-	-	-	-	**1**
Vierlinge (%)	-	-	-	-	-	-	*5,6*	-	-	-	-	-	-	***1,2***
	1982	**1983**	**1984**	**1985**	**1986**	**1987**	**1988**	**1989**	**1990**	**1991**	**1992**	**1993**	**1994**	∑

14 Statistik Wissenschaftliche Filme und Video-Tapes im Zeitraum 1972 bis 1995

Wissenschaftliche Filme (auf Celluloid, Autor u. Kamera: K. Semm)[15]

Titel	**Gestaltungsmittel**	**Laufzeit**	**Erstellt im Jahr**
Reanimation des Neugeborenen	16 mm Color	9 Min.	1972
Die Gynäkologische Pelviskopie	16 mm Color	18 Min.	1972
Ausräumung einer Schwangerschaft	16 mm Color, ohne Ton	13 Min.	1972
Hysteroskopie	16 mm Color	12 Min.	1973
Eileitersterilisation per endocoagulationem	16 mm Color	12 Min.	1974
Therapie der gutartigen Portio-Erosion	16 mm Color	10 Min.	1975
Operativ-therapeutische Pelviskopie	16 mm Color	20 Min.	1976
Hystero-Fetoskopie	16 mm Color	15 Min.	1976
Die Ventrosuspension der Urethra nach TAUBER	16 mm Color, ohne Ton	12 Min.	1978
Follikelpunktion	16 mm Color, ohne Ton	4 Min.	1979

15 Filme und Video-Tapes erstellt an der UFK Kiel laut Jahresbericht 1994/1995.

(*Fortsetzung*)

Wissenschaftliche Filme (auf Celluloid, Autor u. Kamera: K. Semm)			
Titel	**Gestaltungsmittel**	**Laufzeit**	**Erstellt im Jahr**
Fetoskopie	16 mm Color, ohne Ton	10 Min.	1980
Endoskopische Adnektomie	16 mm Color	10 Min.	1981
Endoskopische Appendektomie	16 mm Color	15 Min.	1982
Die gynäkologische Untersuchung	16 mm Color, deutsch	13 Min.	1982
Konservierende Therapie der Eileiterschwangerschaft	16 mm Color	10 Min.	1982

Video-Tapes			
Operative Therapeutische Pelviskopie	Color	60 Min.	1988
Operative Behandlung der Endometriose	Color, ohne Ton	12 Min.	1988
Sicherheitsschritte	Color, deutsch	45 Min.	1989
Extrauteringravidität	Color, ohne Ton	10 Min.	1989
„Mareile" – Eine Spontangeburt	Color, deutsch	30 Min.	1990
Pelviskopische Adnektomie	Color, ohne Ton	9 Min.	1990
Myomenukleation mit S.E.M.M.-Set	Color, ohne Ton	30 Min.	1990
Endoskopische Ovarialcysten-Enukleation	Color, ohne Ton	24 Min.	1990
Ovar-Adnektomie	Color, englisch	10 Min.	1991
Colposuspension	Color, englisch	11 Min.	1992
C*I*S*H*-Hysterektomie ohne Kolpotomie	Color, ohne Ton	17 Min.	1992
Myoma-Enucleation with Loop-Ligation	Color, ohne Ton	8 Min.	1992
C*I*S*H*	Color, deutsch, englisch, spanisch	17 Min.	1993
News from Kiel	Color	10 Min.	1993
Pelviscopic Appendectomy	Color	7 Min.	1993
IVH (Subtotale vaginale Hysterektomie)	Color	8 Min.	1993
Bloodless Myoma-Enucleation by R. r. uterine ligation	Color, ohne Ton	10 Min.	1993
TUMA bei Klippel-Trenaunay-Weber-Syndrom	Color, ohne Ton	11 Min.	1993

(*Fortsetzung*)

Wissenschaftliche Filme (auf Celluloid, Autor u. Kamera: K. Semm)			
Titel	**Gestaltungsmittel**	**Laufzeit**	**Erstellt im Jahr**
Video-Tapes			
Colposuspension (2. Fassung)	Color, ohne Ton	8 Min.	1994
TUMA (Total Uterine Mucosa Ablation)	Color	7 Min.	1994
Extrakorporale Ovarialcystenenukleation	Color, ohne Ton	8 Min.	1994
Einstich unter Sicht	Color, ohne Ton	20 Min.	1994
Konservative Therapie der cornual/interstitiellen extrauterinen Gravidität	Color, ohne Ton	7 Min.	1994
I. Operatives Tutorial	Color, deutsch	180 Min.	1995

Quellenverzeichnis

Jahresberichte der Universitäts-Frauenklinik
Hrsg. Semm, K., Universität Kiel

1.–3. Jahresbericht der Frauenklinik der Christian-Albrechts-Universität Kiel und Staatliche Hebammenlehranstalt 1970–1973, Erschienen: 1974, Seiten 1–65

4. Jahresbericht der Christian-Albrechts-Universität Kiel, Zentrum Operative Medizin 1, Abteilung Frauenheilkunde und Staatliche Hebammenlehranstalt, 1974, Erschienen: 1975, Seiten 1–45

5. Jahresbericht der Christian-Albrechts-Universität Kiel, Zentrum Operative Medizin 1, Abteilung Frauenheilkunde und Staatliche Hebammenlehranstalt, 1975, Erschienen: 1976, Seiten 1–50

6. Jahresbericht der Christian-Albrechts-Universität Kiel, Zentrum Operative Medizin 1, Abteilung Frauenheilkunde und Staatliche Hebammenlehranstalt, 1976, Erschienen: 1977, Seiten 1–53

7. Jahresbericht der Christian-Albrechts-Universität Kiel, Zentrum Operative Medizin 1, Abteilung Frauenheilkunde und Staatliche Hebammenlehranstalt, 1977, Erschienen: 1978, Seiten 1–70.

8. Jahresbericht der Christian-Albrechts-Universität Kiel, Zentrum Operative Medizin 1, Abteilung Frauenheilkunde und Staatliche Hebammenlehranstalt, 1978, Erschienen: 1979, Seiten 1–56

9. Jahresbericht der Christian-Albrechts-Universität Kiel, Zentrum Operative Medizin 1, Abteilung Frauenheilkunde und MICHAELIS-Hebammenschule, 1979, Erschienen: 1980, Seiten 1–81

10. Jahresbericht der Christian-Albrechts-Universität Kiel, Zentrum Operative Medizin 1, Abteilung Frauenheilkunde und MICHAELIS-Hebammenschule, 1980, Erschienen: 1981, Seiten 1–101

11. Jahresbericht der Christian-Albrechts-Universität Kiel, Zentrum Operative Medizin 1, Abteilung Frauenheilkunde und MICHAELIS-Hebammenschule, 1981, Erschienen: 1982, Seiten 1–137

12. Jahresbericht der Christian-Albrechts-Universität Kiel, Zentrum Operative Medizin 1, Abteilung Frauenheilkunde und MICHAELIS-Hebammenschule, 1982, Erschienen: 1983, Seiten 1–151

13. Jahresbericht der Christian-Albrechts-Universität Kiel, Zentrum Operative Medizin 1, Abteilung Frauenheilkunde und MICHAELIS-Hebammenschule, 1983, Erschienen: 1984, Seiten 1–163

14. Jahresbericht der Christian-Albrechts-Universität Kiel, Zentrum Operative Medizin 1, Abteilung Frauenheilkunde und MICHAELIS-Hebammenschule, 1984, Erschienen: 1985, Seiten 1–174

15. Jahresbericht der Christian-Albrechts-Universität Kiel, Zentrum Operative Medizin 1, Abteilung Frauenheilkunde und MICHAELIS-Hebammenschule, 1985, Erschienen: 1986, Seiten 1–161

16. Jahresbericht der Christian-Albrechts-Universität Kiel, Zentrum Operative Medizin 1, Abteilung Frauenheilkunde und MICHAELIS-Hebammenschule, 1986, Erschienen: 1987, Seiten 1–195

17. Jahresbericht der Christian-Albrechts-Universität Kiel, Zentrum Operative Medizin 1, Abteilung Frauenheilkunde und MICHAELIS-Hebammenschule, 1987, Erschienen: 1989, Seiten 1–204

18. Jahresbericht der Christian-Albrechts-Universität Kiel, Zentrum Operative Medizin 1, Abteilung Frauenheilkunde und MICHAELIS-Hebammenschule, 1988, Erschienen: 1990, Seiten 1–221

19. Jahresbericht der Christian-Albrechts-Universität Kiel, Zentrum Operative Medizin 1, Abteilung Frauenheilkunde und MICHAELIS-Hebammenschule, 1989, Erschienen: 1992, Seiten 1–208

20. Jahresbericht der Christian-Albrechts-Universität Kiel, Zentrum Operative Medizin 1, Abteilung Frauenheilkunde und MICHAELIS-Hebammenschule, 1990, Erschienen: 1993, Seiten 1–225

21. Jahresbericht der Christian-Albrechts-Universität Kiel, Zentrum Operative Medizin 1, Abteilung Frauenheilkunde und MICHAELIS-Hebammenschule, 1991, Erschienen: 1994, Seiten 1–136

22. Jahresbericht der Christian-Albrechts-Universität Kiel, Zentrum Operative Medizin I, Abteilung Frauenheilkunde und MICHAELIS-Hebammenschule, 1992, Erschienen: 1995, Seiten 1–111

23. + 24. Jahresbericht der Christian-Albrechts-Universität Kiel, Zentrum Operative Medizin I, Abteilung Frauenheilkunde und MICHAELIS-Hebammenschule, 1993 + 1994 Erschienen: 1997, 1993: Seiten 1–119 / 1994: Seiten 1–110

https://doi.org/10.1515/9783112256350-006

Literaturverzeichnis

(Auswahl)

Alkatout, I., Die frühen Gegenstimmen der Laparoskopie: Kurt Semm und Kiel im Fokus, https://www.springermedizin.de/endoskopie/laparoskopie/geschichte-der-laparoskopie/23313382

Brown, S., The First 21 Years. ESHRE, 2006, online (PDF-Dokument)

Edwards, R., Steptoe, P., A Matter of Life. How the first ‚Test Tube Baby' was Conceived and Born., Morrow, New York 1980

Fischl, F. (Hrsg.), Kinderwunsch – Neueste Erkenntnisse und Therapiekonzepte. Möglichkeiten, Erfüllbarkeit und Machbarkeit in unserer Zeit, 2. überarbeitete und ergänzte Aufl., Krause und Pachernegg GmbH, Verlag für Medizin und Wirtschaft, Purkersdorf 2000

Grell, M., Bilanz des In-vitro-Fertilisations-Programmes der Universitätsfrauenklinik Erlangen, Dissertation Erlangen-Nürnberg 1987

Jonat, W., Andree, Ch., Schollmeyer, Th. Universitäts-Frauenklinik Kiel und Michaelis-Hebammenschule 1805-2005. Eine medizinhistorische Studie zum 200-jährigen Bestehen, Georg Thieme Verlag, Stuttgart 2005

Lehner-Renken, D., Zwischen Markt und Moral. Reproduktionsmedizin und ihre Akteure in der Bundesrepublik der 1980er-Jahre, in: Zeithistorische Forschungen/Studies in Contemporary History, Online-Ausgabe, 17 (2020), H. 2

Litynski, G., Highlights in the history of laparoscopy, Barbara Bernert Verlag, Frankfurt a.M. 1996

Mettler, L., Wandel operativer Techniken von der Laparotomie zur Pelviskopie in der operativen Gynäkologie, in: Festschrift zum 60. Geburtstag von Kurt Semm, (Kiel 1987)

Mettler, L., Realität der operativen endoskopischen Chirurgie in der gynäkologischen Chirurgie, in: Archives of Gynecology and Obstetrics, Volume 254, December 1993, Verlag Springer Medizin, Berlin Heidelberg

Mettler, L. (Hrsg), Semm, K., Gebhardt, J., Schollmeyer, Th. et al, Endoskopische Abdominalchirurgie in der Gynäkologie, Schattauer Verlag, Stuttgart 2002

Mettler, L., Stand der Hysterektomie in der Gynäkologie 2010 in: „gynäkologie + geburtshilfe", H. 10, Jg. 2010, Georg Thieme Verlag, Stuttgart

Mettler, L., Law, E., Long long ago, a love story that is true (Ausgabe 2012), Lovers to Spouses, a story of enduring love, Branden Books, Wellesley, Ausgabe 2017

Mettler, L., The evolution of gynecologic endoscopic surgery over 50 years – a pleasant adventure, in: Medical Research Archives, Vol 5, issue 6, June 2017, Elsevier–Harvard

Mettler, L., Entwicklung der minimal-invasiven Chirurgie in der Gynäkologie und Überwindung assoziativer Herausforderungen, in: Der Gynäkologe, Ausgabe 9 / 2018, Verlag Springer Medizin, Berlin Heidelberg

Schreiber, Ch., Natürlich künstliche Befruchtung? Eine Geschichte der In-vitro-Fertilisation von 1878 bis 1950, Vandenhoeck & Ruprecht, Göttingen 2007

Semm, K. (Hrsg.), Die Kieler Universitäts-Frauenklinik und Michaelis-Hebammenschule 1805–1980, eine medizinhistorische Studie zum 175jährigen Bestehen, 2. erweiterte Aufl. (Kiel 1980)

Semm, K., Operationslehre für endoskopische Abdominal-Chirurgie: Operative Pelviskopie – Operative Laparoskopie, Schattauer Verlag, Stuttgart 1984

Semm, K., Weichert-von Hassel, M., Universitäts-Frauenklinik Kiel – ihre Bedeutung für die Frauenheilkunde 1805 bis 1985. Eine medizinhistorische Studie zum 180jährigen Bestehen, Alpendruck, Geretsried 1985

Semm, K., Universitäts-Frauenklinik Kiel und Michaelis-Hebammenschule – ein Bilderbogen seit der Gründung 1805, in: Deutsche Gesellschaft für Gynäkologie und Geburtshilfe – Mitteilungen, Demeter Verlag, Gräfelfing 1986

https://doi.org/10.1515/9783112256350-007

Semm K., The life of IFA, IFFS: 1951–1989; a medical and historical review of the International Fertility Association (IFA), International Federation of Fertility Societies (IFFS), European Sterility Congress Organization (ESCO), International Academy of Reproductive Medicine and the men who created them. Kiel, K. Semm, 1989

Semm, K. (Hrsg.), Chronik, Kieler Universitäts-Frauenklinik und Michaelis-Hebammenschule 1805–1995, eine medizinhistorische Studie zum 190jährigen Bestehen, Kiel 1995

Index

Abdominalchirurgie 67, 89, 116
Adnexektomie 72, 79
Alkatout, Ibrahim VII, 56, 103, 123, 180
American Association of Gynecologic Laparoscopists (AAGL) 92, 97, 109–111
Andrologie 63, 162, 166
Appendektomie 79, 94–97, 102, 195
Arbeitsgemeinschaft Gynäkologische Endoskopie e. V. (AGE) 50, 81, 88, 117
Audiovisuelles Lehrmaterial 85, 86, 88

Bauchspiegelung 52, 102–106
Beckenchirurgie 55, 116
Befruchtung, künstliche 49, 65, 124, 136, 138, 141, 145, 147, 150, 152, 155
Siehe auch Extrakorporale Befruchtung
„Benda-Kommission“ 153, 156, 157
Brustkrebs 51, 60, 117, 174
Bundesärztekammer (BÄK) 127, 153, 154, 156–158

Cambridge 49, 133, 134, 139
Carl-Kaufmann-Medaille IX, 64, 65
C*A*S*H*-Technik 88, 93, 107–110
C*I*S*H*-Technik 107, 109–111
C*U*R*T*-Instrument 107, 109, 110

Deutsche Forschungsgemeinschaft (DFG) 50, 51, 130, 135
Deutsch-Französische Gesellschaft für Gynäkologie und Geburtshilfe e.V. 50, 91, 163, 173
Deutsche Gesellschaft für Andrologie (DGA) 151, 158
Deutsche Gesellschaft für Endometriose 174
Deutsche Gesellschaft für Gynäkologie und Geburtshilfe (DGGG) IX, 53, 64, 71, 81, 89, 90, 96, 99, 111, 161, 173–175, 178
Deutsche Gesellschaft für Reproduktionsmedizin (DGRM) 51, 162
Deutsche Gesellschaft zum Studium der Fertilität und Sterilität 32, 50, 162
Diedrich, Klaus 140, 141
Dokumentation 83–85, 116
Dubai (Dubai Health Care City) VIII, 62, 63, 181

Edwards, Robert (Bob) 48, 124, 125, 128, 133, 134, 136, 137, 139, 146, 159, 160, 163, 164
Eidtmann, Holger 59, 60
Eileiter 52, 71, 78, 79, 102, 111, 125, 131, 142, 194
Eizelle 129, 133, 134, 143–145, 149–152, 155, 158, 180
– Eizellspende 151, 157–159
Ektogenese 134
Embryologie 124, 136, 164
Embryonenschutzgesetz 150, 157, 158
Embryotransfer (ET) 51, 90, 114, 130, 131, 134, 136, 138, 139, 143, 145–147, 149, 151, 152, 161, 163, 181, 192, 193
– Embryonenforschung 127, 153–156, 158
Endokoagulator 40, 78, 79
Endokrinologie VIII, 49, 61–63, 66, 100, 113, 123, 124, 126–128, 132, 133, 136, 138, 174, 175
Endometriose 51, 64, 90, 94, 103, 131, 170–174, 193, 195
Endometrioselabor 193
Endoskop 66, 67, 71, 86, 96, 99, 117, 172
Endoskopie IX, 36, 52, 66, 68, 71–74, 79, 89, 90, 93, 95, 100–102, 105, 149, 164, 166
– Endoskopische Chirurgie VII, IX, X, 36, 46, 53, 57, 62, 65–67, 71–74, 76, 77, 79–82, 86–92, 94, 95, 97, 99, 100, 104, 107, 108, 111, 116, 119, 121, 124, 125, 131, 160, 171, 178, 195
Enquete-Kommission 153
Erlangen 125, 139–141, 146
– *Siehe auch* Trottnow
ESCO, European Skills, Competences and Occupations 163–165, 173
ESHRE, European Society of Human Reproduction and Embryology 163–165, 173
ET *siehe unter* Embryotransfer
Ethik 86, 134, 135, 137, 140–142, 146, 147, 151–157, 159, 160
Ethikkommission 76, 150, 151
Exstirpation 109–111
Extrakorporale Befruchtung IX, X, 51, 90, 113, 124–126, 129, 130, 134, 136–140, 142, 143, 147, 148, 150, 154, 155, 159, 160, 163, 169, 192
Extrakorporale Knotung 79

Fédération Internationale de Gynécologie et d'Obstétrique (FIGO) 92
Fertilität 126, 163, 165, 166
– *Siehe auch* Infertilität
Follikel 129, 133
– Follikelpunktion 76, 133, 148, 149, 192, 194

https://doi.org/10.1515/9783112256350-008

Fotolabor 85, 87
Frangenheim, Hans 66, 69, 70, 77, 89, 104, 106
Frauen in leitenden Positionen 44, 45, 47, 48, 179

Gameten 51, 90, 127, 131, 135, 149, 180, 192
Gebärmutter 39, 71, 95, 99, 105, 107, 108, 110, 114, 145, 150, 159, 170
Geburtshilfe VIII, IX, X, 20, 25, 32, 55, 57, 58, 60, 66, 69, 72, 91, 92, 175
Genomanalyse 153, 157
Gynäkologische Endokrinologie 55, 61, 113, 123, 128, 132, 133, 138, 174, 175
Gynäkologische (operative) Endoskopie 32, 60, 62–64, 74, 79, 81, 122, 123, 180
– Gynäkologisch(-endoskopische) Chirurgie IX, X, 49, 53, 55, 62, 65–67, 71, 75, 78, 89–91, 105, 116, 117, 125, 178, 179, 185

Habilitation 40–42, 44, 45, 57, 134
Hämatopathologie 26, 33
– *Siehe auch* Pathologie
Hallermann, Wilhelm 15, 21, 22, 26
Hamburg *siehe unter* Krebs, Dieter
Hirsch, Hans 73, 99, 116
Hormon(e) 113, 127, 129, 132, 151
– Hormonanalysen 113–115, 128, 131
– Hormonbehandlung 39, 147, 175
– Hormonbestimmungen 114, 129, 175
– Hormonuntersuchungen 115
Hormonlabor 112, 128, 129, 132
Hormonsprechstunde 113, 128, 132, 174
Hysterektomie 55, 94, 97, 99, 107–112

ICSI *siehe unter* Intrazytoplasmatische Spermieninjektion
Immunologie (der Reproduktion) 49, 50, 124, 126, 127, 129, 166, 169
– Immunologische Aspekte VIII, 40, 51, 114, 126, 130, 134, 152
– Immunologische Sterilität 129–131, 157, 163
Infertilität 90, 127, 129, 130, 149, 157, 163, 169
Instrumente 67, 68, 74–77, 79–81, 94, 95, 97, 100, 118, 119, 121, 122, 133, 149, 179
Insufflator (CO_2) 67, 77, 78
International Academy of Human Reproduction (IAHR) 165
International Fertility Association (IFA) 87, 124, 165
International Society of Fertility and Sterility 125
Intrazytoplasmatische Spermieninjektion (ICSI) 55, 149, 150, 175, 177
In-vitro-Fertilisation (IVF) X, 42, 49, 55, 124, 127, 128, 130, 131, 135, 136, 138–141, 146, 147, 149, 151–154, 158, 163, 175, 177, 180, 192
– IVF-Anwendung 90, 124, 131, 134, 137–142, 147–156, 163, 167, 169, 177, 192
– IVF/ET-Behandlung 127, 139, 148, 193, 194
Isotopen(-Hormon)labor 112–114, 128, 129, 132
IVF-Labor 193
IVF-Sprechstunde 131

Jahresberichte X, 55, 83–86, 113–115, 117, 129, 131, 197
Jonat, Walter VII, 53, 54, 59–61, 64, 66, 85, 88, 117, 121, 152, 174

Karzinom 49, 51, 52, 112, 115–117, 184, 188
Karzinomsprechstunde 188, 189
Kinderwunsch 27, 62, 132, 135, 141, 148, 149, 152, 155, 157, 177
– Behandlung 64, 135, 142, 170, 171
– Therapie 40, 135
Kiel School of Gynaecological Endoscopy *siehe unter* Schule fur Gynakologische Endoskopie Kinderwunsch-Sprechstunde VIII, 62, 148
Knoten 79
– *Siehe auch* Extrakorporale Knotung
Komplikationen 39, 70, 71, 100–107, 110, 132
Künstliche Intelligenz (KI) 119
Krebs, Dieter 106, 127, 134, 154
Krebsnachsorge 115, 188
Krebsvorsorge 107, 114

Labor(-arbeit) 28, 42, 84, 112, 114, 128, 133–135, 139, 140, 151, 155, 157, 162, 169, 175, 187
Siehe auch Endometrioselabor, Fotolabor, IVF-Labor, Isotopenlabor sowie Reproduktionsbiologisches Labor
Laparoskopie 66, 68, 69, 71, 74, 77, 79, 89, 91, 92, 94, 95, 103, 105, 106, 109, 120
– Laparoskopische Appendektomie 94–97
– Laparoskopische Chirurgie X, 32, 36, 49, 66–69, 71, 72, 74, 79, 81, 86, 87, 89, 91, 94–97, 107, 108, 116, 118, 133, 164
– *Siehe auc*h Hysterektomie
– Für Video-Laparoskopie *siehe unter* Video
Lauritzen, Christian 126

Leihmutterschaft 151, 155, 156, 158
Lennert, Karl 16, 26, 33, 42, 126
Louise (Joy Brown) 124, 136, 177
Lübeck 57, 139, 141, 146
– *Siehe auch* Diedrich, Klaus

Maass, Nicolai VII, 121, 162
Makrophagen(-Hypothese) 51, 171–173
Mammachirurgie 51, 55, 60, 85, 112, 115–117, 185
– Mammadiagnostik 188
– Mammakarzinom 51, 112, 115, 184
– *Siehe auch* Karzinom
Mammasprechstunde 115, 116, 188, 189, 191
Melbourne 138, 139
– *Siehe auch* Trounson und Wood
Minimal-invasive Chirurgie (MIS) VI, X, 73–79, 82, 88–90, 93–100, 102, 107–110, 118, 179
Müller-Ruchholtz, Wolfgang 42, 126
Myom 71, 77, 89, 112, 113, 195

Naht 77, 79, 95, 97, 186
Norddeutsche Gesellschaft für Gynäkologie und Geburtshilfe (NGGG) 52, 90, 91
Nordwestdeutsche Gesellschaft für Gynäkologie 162

Ober, Karl 69, 70, 125
Offene Chirurgie 66, 68, 69, 74, 95
Onkologie 33, 60, 66, 85, 174, 175

Parwaresch, Reza 13, 14, 25–27, 30, 33, 43
Pathogenese 42, 172
Pathologie 33, 112, 115
Pelviskopie 51, 52, 60, 66–72, 86, 89, 103–106, 115, 186, 187, 190
– Pelviskopische Chirurgie 49, 53, 55, 67–71, 86–90, 93, 94, 103, 108, 109, 111, 116, 117, 131, 185–187, 190, 191
– *Siehe auch* Bauchspiegelung, C*I*S*H*-Technik und C*U*R*T*-Instrument
Pelvi-Trainer 120–122
Peru (Krankenhaus) VIII, 18, 22, 24, 25, 178
Phillips, Jordan M. 92, 97, 98
Präimplantationsdiagnostik (PID) 150, 151, 175

Reich, Harry 107, 108, 174
Reproduktionsbiologisches Labor 129–131, 133, 136, 147, 192
Reproduktionsimmunologie 49, 50, 52, 124, 126, 129
Reproduktionsmedizin VI–X, 48, 55, 58, 61–66, 76, 113, 123–125, 127–129, 131–134, 136–138, 141, 148–152, 154–167, 174, 175, 177, 180, 190
Retortenbaby IX, 124, 125, 131, 136–143, 146, 148, 177
– Retorten-Drillinge 144–146
– Retorten-Vierlinge 143
Retzlaff, Ingeborg 154
Richtlinien (zur Durchführung der In-vitro-Fertilisation) 127, 150–159
Roboterassistierte Chirurgie X, 60, 77, 81, 93, 117–119, 162, 179
Röder, Gustav 79
Röhrl-Technik 46, 68, 95
„Rote Zora" 134, 147

Schauer, Roland 126
‚Schlüsselloch'-Chirurgie 82, 98, 105
Schule für Gynäkologische Endoskopie VII, VIII, XI, 52, 58, 62, 119, 121–123, 180
Schwangerenambulanz 49, 132, 133, 190, 191
Selektion 141, 154–156, 159
Semm, Kurt VII, VIII, X, 25, 32–40, 42–44, 48, 50–54, 61, 66–85, 87–92, 94–98, 100, 102–111, 117, 120, 121, 125, 126, 132–135, 138, 142–144, 146–149, 152, 153, 155, 160, 162–165, 172, 173, 179, 180
Spermaantigene 40, 89, 130, 135
Spermatozoen 51, 52, 125, 129, 131, 135, 169
Steptoe, Patrick 124, 133, 134, 136, 137, 139, 146
Sterilität VIII, 32, 40, 42, 125, 126, 130, 131, 134, 151, 162–165, 169
– Behandlung 60, 147, 148, 152–155, 190, 191
– Diagnostik 67, 127
– Therapie 67, 124, 133
– Ursache 129, 131, 166, 172
Sterilitäts-Sprechstunde 113, 128, 131, 171, 174

Troidl, Hans 82, 95, 97
Trokar 68, 79
Trottnow, Siegfried 139, 140
Trounson, Alan 139
TUMA. Total Uterine Mucosa Ablation 87, 88, 110

Vaginale Chirurgie 37, 51, 55, 107, 108, 116, 117, 185
– *Siehe auch* Hysterektomie
Veterinär-Humanmedizinische Gemeinschaftstagungen 134, 162, 173
Veterinärmedizin 42, 124, 134, 136, 162

Video-Laparoskopie 71, 81, 82, 86, 179
Video-Übertragung 56, 73, 80–83, 85–88, 120, 179, 194–196

Wallwiener, Diethelm IX, 64, 65, 89, 100
Weltkongress (der DGRM) 51, (der IFA) 124, 126, 165, (für IVF) 163, 165, (der IFFS) 125, 165–168, 173
WISAP 75, 76, 122
World Endometriosis Society (WES) 174
Wood, Carl 139

Zyste 49, 67, 69–71, 83, 96, 102

www.ingramcontent.com/pod-product-compliance
Lightning Source LLC
LaVergne TN
LVHW081913220926
848675LV00029B/322
* 9 7 8 3 1 1 2 2 5 6 3 4 3 *